AF231795

eine – et – e ' me

L'Ouvrage enregistré sous le N.º 529 de l'État A du 17 9bre dernier a été imprimé sans feuille de titre, ni couverture.

LISTE DES OUVRAGES RÉCLAMÉS

TUMEURS DE L'ENCÉPHALE

Par M. DURET (de Lille).

————

Dans la grande simplicité de sa formule, la question « Tumeurs de l'Encéphale » pouvait laisser supposer, qu'il incombait au rapporteur, d'exposer l'état de nos connaissances, sur les symptômes révélateurs de ces néoplasmes, et sur leur chirurgie. Conduit par cette idée, je m'étais proposé de diviser le présent travail en deux parties : 1° *Manifestations* des tumeurs cérébrales; 2° *Opérations* qu'elles nécessitent.

J'ai poursuivi cette étude jusqu'au bout; mais, l'ayant terminée, j'ai reconnu que si je la transcrivais ici, je dépasserais, de beaucoup, les limites ordinaires d'un rapport. J'indiquerai, seulement, relativement à la première partie, les points principaux, qui ont été l'objet de mes recherches.

J'ai d'abord considéré que le complexus clinique, qu'on désigne communément sous la dénomination de symptômes généraux des tumeurs cérébrales, avait toute la valeur et l'importance d'un *syndrome*, et j'ai étudié chacun de ses éléments constitutifs : céphalée, vomissements, vertiges, crises convulsives, torpeur intellectuelle, œdème papillaire, etc. Les travaux nombreux et récents des ophtalmologistes, rendaient particulièrement intéressant, ce dernier symptôme. J'ai exposé les *variations cliniques* de ce syndrome, si protéiformes, si multiples, et parfois si embarrassantes, puisqu'il peut faire défaut, et qu'un certain nombre de tumeurs restent absolument *latentes*. J'ai apprécié sa valeur *séméiologique*, et recherché sa *pathogénie*; à cette occasion, je faisais connaître les théories modernes de la *compression* et de l'*hypertension* cérébrales (sujet qui m'était déjà familier, en raison de mes recherches personnelles), celles de la *toxi-infection*, de l'*œdème* et de l'*irritation* cérébrales, ainsi que le rôle qu'elles jouent, dans l'évolution et la symptomatologie des tumeurs. Je terminais ces premiers chapitres par la *séméiologie générale*, si complexe, des tumeurs encéphaliques; c'est-à-dire par l'analyse des troubles intellectuels, moteurs, sensitifs, qu'elles sont susceptibles de produire.

Mais, la partie la plus importante pour le chirurgien, celle qui lui permet de diriger son habileté manuelle avec intelligence, a trait aux *symptômes de localisation* des tumeurs cérébrales, selon qu'elles occupent les lobes frontal, pariétal, occipital, sphéno-temporal, ou qu'elles ont leur siège dans la région profonde du cervelet. En consultant l'enseignement des maîtres en neuropathologie, et en parcourant les observations contenues dans nos trois grandes revues de maladies nerveuses, j'étais parvenu, à cet égard, à quelques déductions intéressantes, qu'il serait trop long de reproduire ici[1].

Je limiterai donc ce rapport à l'étude des points suivants : histoire des longs et persévérants efforts des chirurgiens, pour ouvrir le crâne rapidement, et pratiquer, avec le moins de danger possible, l'ablation des tumeurs encéphaliques; — indications principales des interventions; — méthodes opératoires; — résultats obtenus, d'après les documents les plus récents, et nos tableaux statistiques.

HISTORIQUE

Les paroles prononcées, il y a quelques années, par deux maîtres en neuropathologie, que la chirurgie des tumeurs cérébrales est « une triste chirurgie », et qu' « elle ne donne que des déceptions », doivent être laissées dans l'oubli[2], nous semble-t-il, en présence des efforts incessants et des progrès réalisés, dans tous les pays, pour de plus heureux résultats. La chirurgie cérébrale des tumeurs est délicate et difficile, mais elle arrivera, bientôt, à la période des succès fréquents. Les débuts de la chirurgie abdominale furent aussi assez tristes : aujourd'hui, que de vies humaines conservées par elle! Ils ne désespèrent pas les médecins qui, comme Allen Starr, quoique non opérateurs, écrivent un livre justement admiré sur la chirurgie de l'encéphale; qui, comme Bruns, font suivre leur Traité des tumeurs du système nerveux, d'un précis opératoire; ou encore, comme Winkler, en Hollande, forment une petite école du groupe des chirurgiens,

1. Je reproduirai, à la suite de ce rapport : 1° Une étude clinique du *syndrome des tumeurs cérébrales*; 2° les symptômes de localisation des tumeurs du *lobe frontal*, à cause de leur intérêt spécial, à l'heure présente.

2. En 1898, le professeur D. Ferrier écrivait : « The treatment of intracranial tumours forms rather a melancholy chapter in therapeutics. » (*Brit. méd. Journ.*, 1898, II, p. 964. The treatment of cranials tumours.)

qu'ils assistent de leurs conseils expérimentés. Il importe de ne pas oublier que les premiers essais de la chirurgie des tumeurs encéphaliques, datent à peine d'une quinzaine d'années : malgré ce court laps de temps, elle a franchi plusieurs étapes, qu'il est important, et intéressant de rappeler.

Première période : les trépanations larges. — Horsley et Lucas-Championnière. — Les Congrès de chirurgie de 1890 et de 1891.

Lorsque la doctrine des *localisations cérébrales* eut atteint un développement physiologique et clinique suffisant, ce ne fut pas vers l'*extirpation des tumeurs encéphaliques*, que furent dirigées les premières applications thérapeutiques : le diagnostic *topographique* des néoplasmes cérébraux était entouré de trop d'obscurités, *même aux yeux des maîtres de la neuropathologie*, pour que les entreprises allassent de ce côté. D'autre part, la trépanation était encore ensevelie dans le discrédit, où l'avaient plongée les critiques de Malgaigne, et les discussions de la Société de Chirurgie. A l'étranger, l'opinion lui était aussi défavorable. On appliqua les nouvelles notions acquises, à l'ouverture des abcès intracérébraux, ou à la cure des lésions traumatiques primitives ou secondaires, et à celle de l'épilepsie essentielle ou jacksonnienne. Broca, le premier, ayant fixé le centre de l'aphasie dans la 3⁶ circonvolution frontale, fit une trépanation pour un abcès, qu'il avait prédit exister dans cette région, et l'y rencontra (1871).

Les premiers chirurgiens assez audacieux pour procéder à l'énucléation d'une tumeur intracérébrale furent : Bennett et Richemann Godlée (1884), Durante (1885) et Mac Ewen (1885)[1]. A la même époque, Demons extirpa un foyer de méningo-encéphalite. — En Amérique, Hirschefelder et Morse (1886), Kéen (1887), et Péan, en France (1889), enlevèrent un gliome, un fibrome, et un fibro-lipome de la zone motrice.

C'est à Victor Horsley, que revient le mérite d'avoir, dès 1886, dans une *lecture*, à la *British medical association*, esquissé, le premier, les règles générales à suivre pour l'ablation d'un néoplasme du cerveau[2]. Parmi diverses observations, il en rapporte

1. D'après Broca et Maubrac, Mac-Ewen est le premier chirurgien, qui ait enlevé une tumeur cérébrale, en se guidant sur les données de la physiologie (1879 : il s'agissait d'un néoplasme secondaire. La première guérison appartiendrait à Horley (1885). (Broca et Maubrac, *Traité de Chir. cérébrale*, 1896, p. 385.) Cependant Roncali, réclama, pour Durante, la première guérison de tumeur endocranienne (tumeur du lobe frontal en 1884, réoperée, en 1896, avec succès; la malade vit encore). (In Chipault, *Chir. nerveuse*, 1903, III, p. 232.)

2. Cette leçon a été traduite dans les *Archives de Neurologie*, 1886, p. 382.

une relative à un *tuberculome* du centre du pouce, dont il avait diagnostiqué le siège, avec Hughlings Jackson, et qu'il enleva avec succès. Depuis, l'habile et savant chirurgien anglais extirpa bon nombre de tumeurs encéphaliques, et eut ainsi l'occasion de poser les bases de la chirurgie cérébrale des néoplasmes. Nous lui sommes encore redevables des progrès qu'il fit faire au *diagnostic*, par ses remarquables recherches avec Schäeffner, sur le cerveau des singes, et à la *technique opératoire*. Il montra qu'il était, selon lui, préférable d'opérer *en deux temps*, et de désunir la plaie vers le 3e ou le 4e jour, pour aller à la recherche de la tumeur. D'autre part, il fut un des chirurgiens qui s'ingénièrent à trouver des procédés d'ouverture du crâne, larges et rapides. Il étudia, dans ce but, les scies rotatives mues par le tour ou l'électricité, bientôt modifiées, en Amérique, par Cryer et Wright. Déjà, à cette époque, Allen Starr de New-York, et Keen de Philadelphie, s'occupaient d'une manière suivie, de la chirurgie cérébrale, et de l'ablation des tumeurs du cerveau (1889).

La *nécessité* de l'ouverture large du crâne fut aussi, dès le début, comprise par notre collègue Lucas-Championnière, qui apporta d'heureuses modifications au *trépan*, et étendit sa *couronne* jusqu'à trois centimètres : en même temps, il faisait fabriquer une série de *pinces-gouges* destinées à agrandir encore, par morcellement, les bords de l'orifice du trépan. Quelques années plus tard, au congrès international de Rome, tout en relevant 64 cas de chirurgie cérébrale, empruntés à sa pratique personnelle, il insistait sur ces deux points : que la trépanation large, méthodique, et bien faite, n'a pas de gravité par elle-même; que la trépanation ne devient grave, que chez les sujets qui ont des lésions encéphaliques généralisées[1]. C'était la réhabilitation de l'instrument cranien, condamné par les chirurgiens de la génération précédente. Déjà, pour faciliter les recherches des lésions encéphaliques, le savant chirurgien avait publié un opuscule, sur la « *Trépanation guidée par les localisations, et sur une méthode pratique de trépanation cranio-cérébrale* ».

C'était d'ailleurs le moment où, de divers côtés, on s'appliquait à préciser, avec soin, les rapports des nouveaux centres fonctionnels de l'écorce cérébrale, avec la surface de l'hémisphère cranien : on s'efforçait de fixer soigneusement des *lignes* et des *points de repère*, susceptibles de guider le chirurgien. Ces recherches, inaugurées par P. Broca, Féré, Turner, etc., furent continuées, en France, par Poirier, Chipault, Clado, Lannelongue et

1. Lucas-Championnière, Étude sur 64 cas de trépanation du crâne du *Journ. de méd. et chir. pratiques*, 1895. p. 101).
2. Lucas-Championnière, Paris, 1878.

— 5 —

Mauclaire, Lefort et Deblorre, etc., et à l'étranger, par divers auteurs, que nous mentionnerons ultérieurement ; l'importance de tous ces travaux devait passer au second plan, lorsqu'il fut de plus en plus établi, au moins pour l'extirpation des tumeurs, que les *voies d'accès* devaient être largement ouvertes.

C'est à la fin de cette première période, que fut réellement commencée l'évolution chirurgicale vers l'ablation des tumeurs encéphaliques. Elle fut l'œuvre de trois congrès, comme le fait remarquer le professeur Terrier, dans son intéressante leçon clinique de la *Gazette hebdomadaire*, en 1894[1] ; elle date, du Congrès international de médecine de Berlin, en 1890, où s'est produite une discussion intéressante[2], qui s'est continuée en 1898 à la Société de médecine d'Édimbourg, et au *Congrès de la British medical Association*, à Newcastle. En 1891, le Congrès français de chirurgie mit à l'ordre du jour la question : « de *l'intervention chirurgicale dans les affections des centres nerveux* ». En outre des intéressantes communications de Lannelongue, Th. Anger, Maunoury, Heurtaux, R. Boyce, sur la *craniectomie* dans la microcéphalie et l'idiotie, et de celles de Duret, Michaux, Jeannel, Picqué, Girard, sur diverses complications traumatiques cérébro-crâniennes, on y trouve la relation d'interventions pour *tumeurs cérébrales*, opérées avec succès par Reynier, Doyen, et Broca. Reynier, appuyé par le diagnostic de Charcot et Blocq, chez un enfant de dix ans, enleva un *gliome* de la région des opercules rolandiques. Doyen incisa largement le cerveau et draina un large kyste, qui avait soulevé le crâne, et rendu presque idiot, un jeune homme de seize ans ; il obtint un résultat très satisfaisant. Broca, sur l'avis favorable du professeur Charcot et de Marie, assisté du professeur Terrier, trépana avec succès un jeune homme de dix-huit ans, atteint de monoplégie spasmodique infantile et de sclérose cérébrale, qui présentait des crises d'épilepsie jacksonniennes, et avait un kyste du volume d'une forte noix dans la région motrice, au niveau du centre des mouvements du bras. A peu près à la même époque, Poirier communiqua à l'Académie de médecine, la relation d'une résection temporaire crânienne, faite selon son procédé, à la gouge et au maillet, à l'aide de laquelle il enleva, heureusement, un *angiome* de la région rolandique, siégeant au niveau du centre du membre supérieur et de la face.

Malgré ces succès, les interventions qu'on trouverait ensuite dans nos comptes rendus, sont très disséminées : c'est que l'extir-

1. Terrier, Traitement chirurgical des tumeurs cérébrales. *Gaz. hebd.*, 1894, p. 573.

2. Il en avait déjà été question à la Bristish medical association en 1888.

pation des tumeurs encéphaliques constitue une chirurgie non
seulement délicate et difficile, mais rare. Il faut en suivre l'évolution dans tous les pays, dans toutes les régions où l'on fait de
la chirurgie, pour en avoir une idée suffisamment exacte. —
Quoi qu'il en soit, les communications suggestives, faites dans les
Congrès que nous venons de citer, éveillèrent l'attention, et sus-
citèrent de nouvelles entreprises. Elles provoquèrent surtout un
grand nombre d'études spéciales, et poussèrent les opérateurs, à
entrer plus largement dans la voie de la chirurgie nerveuse. C'est
de cette époque, que nous faisons partir notre seconde période.

Deuxième période.
Les craniectomies larges et l'hémicraniotomie. — Études spéciales.

Les communications du professeur Lannelongue à l'Académie,
en 1890, et au Congrès de chirurgie en 1891, sur la craniectomie
chez les microcéphales, ne furent pas étrangères aux progrès de
la chirurgie cranienne, à cette époque; elles montrèrent qu'on
peut, sans danger, faire de larges pertes de substance à l'enveloppe rigide de l'encéphale. Les pinces-gouges et la pince-trépan
de Farabœuf permettaient ces larges résections, dans tous les sens.

Ce fut cependant d'Allemagne, que nous vint la modification
opératoire, qui devait permettre aisément de larges ouvertures,
et conduire à la *résection temporaire*. On allait pouvoir pénétrer
dans l'encéphale, comme par la laparotomie on pénètre dans la
cavité abdominale, et l'ablation faite, refermer le crâne, quitte à
laisser un orifice suffisant pour le drainage. L'opération *mutilante*
de la craniectomie ne serait plus indispensable. Dans les premiers temps, cependant, l'ouverture fut étroite, limitée, et il
sera nécessaire d'aller plus loin. Ce fut Wagner de Königshütte
qui, en 1889, animé sans doute des préventions communes contre
le trépan, imagina d'ouvrir le crâne au ciseau et au maillet, et de
tailler un lambeau ostéo-cutané, qu'on peut ensuite réappliquer.
Il est juste, cependant, de reconnaître qu'il avait été précédé
dans cette voie de la résection temporaire du crâne, par Ollier et
surtout par Chalot, qui, en 1886, trois ans auparavant, dans son
Traité de médecine opératoire, décrit un procédé tout à fait comparable. — Le procédé de Wagner fut d'ailleurs, modifié et per-
fectionné, par Poirier (1891), Bruns 1890. Toison (1891), Muller
(1890) et surtout par Chipault (1893). Vers la même époque, les
chirurgiens italiens, Durante, Scafi, Roncali, Zuccero, Secchi,
Padula, Codivillot (1893-1900) apportèrent, successivement, quelques modifications intéressantes, que nous rappelerons ultérieu-

rement. Nous-même, dans notre communication au Congrès de 1891, et plus tard, dans la thèse de Leplat, nous avions montré, qu'on pouvait étendre considérablement les dimensions du lambeau ostéo-cutané, à la Wagner [1].

Pendant que les voies d'accès vers le cerveau, allaient ainsi se perfectionnant, des travaux importants et nombreux sur la nature, la fréquence, la symptomatologie et l'évolution des tumeurs cérébrales, virent le jour. Il nous suffira de rappeler les études anatomo-cliniques d'Oppenheim, dans le *Traité* de Nothnagel, de Hales White (1886), de Byrom Bramwell (1888), qui, le premier, exposa bien les effets physio-mécaniques des tumeurs, sur la masse encéphalique, de Knapp (1891), et l'importante thèse de Peitavy (1893), etc.

En 1894, dans son *Traité de chirurgie opératoire du système nerveux*, Chipault, avec un luxe de figures, fort utile en pareille matière, exposa les principaux résultats, en divers pays, des recherches sur la *Topographie cranio-cérébrale*, et de la résection du crâne : son ouvrage contient un tableau, *uniquement technique*, de 135 tumeurs intracraniennes, traitées chirurgicalement.

La première, et la seule monographie, que nous possédions, en France, sur la chirurgie des tumeurs cérébrales, est la thèse d'Auvray. Elle contient une riche moisson de faits opératoires (79 cas de trépanations curatives et 66 trépanations palliatives, pour des tumeurs du cerveau ou du cervelet); elle expose fidèlement et avec lucidité, l'état de la question en 1896, et renferme la description de la technique d'Horsley. Elle avait été précédée des thèses de Muret, qui contient la relation de l'opération de Péan (1890), de Thirrion (de Lille) sur les tumeurs encéphaliques et les localisations fonctionnelles de l'encéphale (1892-93), et de celle de Decressac, qui est une revue générale de la chirurgie du cerveau, basée sur la connaissance des localisations (1890).

Le *Traité de Chirurgie cérébrale* de Broca et Maubrac, paru la même année que la thèse d'Auvray, renferme un excellent chapitre sur la chirurgie des tumeurs intra-craniennes : les indications de l'intervention thérapeutique, les dangers et les résultats des opérations, y sont étudiés avec une grande compétence chirurgicale.

C'est à la même époque, que se rattachent, tenant plus ou moins à la question des tumeurs cérébrales, les *Travaux neurologiques* de Chipault, et, un peu plus tard, ses trois beaux volumes sur l'*État actuel de la Chirurgie nerveuse* (1902-1903), les manuels de Terrier et Péraire, de Glantenay, de Sebilleau, et en particulier l'ouvrage d'Allen Starr, où se reflète le génie novateur, éminem-

<hr>

1. Leplat, Des esquilles pénétrantes du crâne. Thèse, Paris. 1898.

ment pratique et habile, des médecins et chirurgiens américains [1].

Enfin, dans une question nouvelle et aussi difficile que celle des tumeurs encéphaliques, il est juste de citer les noms des chirurgiens de tous les pays, qui, par les cas publiés et commentés, ont contribué à l'édifier. En France : Lucas-Championnière, Péan, Demons, Reynier, Doyen, Broca, Poirier, Chipault, Terrier, Jaboulay, Le Dentu, Schwartz, Monod, Duret, Marcau, Vidal, Villard, etc. En Allemagne : Bruns, Bergmann, Czerny, Von Beck, Krönlein, Bramann, Erb, Friedlander et Schlésinger, Kappeler, Heidenhain, etc. En Angleterre : Horsley, Mac Ewen, Godlée, Byrom-Bramwell, etc. En Amérique : Keen, Allen Starr et Mac Burney, Knapp, Diller et Buchanan, Abrams et Dudley, Syme, Diama et Conway, Olliver et Williamson, Lavista, Beevor et Ballance, Maundsley et Fritz Gérald, et dans ces derniers temps, Mills et Pfahler, qui ont fait d'heureuses applications des rayons de Röntgen. En Australie, où sont fréquents les kystes hydatiques : Graham, Verco, Llobet, Chiselhom, etc. En Italie : Durante, Roncali, Albertoni et Brigatti, Rossolimo, Sciammana et Postempski, Obici, Codivilla, Carle et Pescarolo. Enfin, en Hollande, sous l'impulsion de Winkler, Guldenarm, Rotgans, Wertheim, Korteweg, Eiselberg, Pel, Stokvis, Hermanidès, Renssen, Gohl et Jacobi, Wayenburg et Woestermann, Salomonsen, Ziegenweidt, etc.

La fin de cette deuxième période de l'histoire de la *Chirurgie des tumeurs encéphaliques*, qui se prolonge jusqu'à l'époque actuelle, est marquée par deux faits importants : l'un appartient à la technique opératoire, l'autre à la pathologie et à la chirurgie des tumeurs.

Les perfectionnements successifs, apportés par Horsley à sa méthode, à l'aide des scies circulaires ou des scies à main, eurent pour effet d'élargir, de plus en plus, la *brèche* faite à la paroi cranienne : une des pertes de substance, qu'il produisit, est représentée dans la thèse d'Auvray, et elle mesure une étendue de 10 centimètres sur 7 centimètres. Le cerveau, sans doute, peut supporter sans graves inconvénients, d'être ainsi dépouillé de son enveloppe osseuse : le fait précédent le prouve, ainsi que celui de Marcau, où la perte de substance est aussi de 10 centimètres sur 7 centimètres; et un cas de traumatisme, que nous avons relaté, où elle fut de 10 centimètres sur 12 centimètres. Mais il reste, en réalité, une *mutilation*, qui, malgré la facilité de décompression qu'elle procure, expose à des accidents traumatiques. La résection temporaire en met à l'abri. La large voie idéale, sans perte de substance, a été réalisée par l'emploi des procédés de

1. Terrier et Peraire, *L'Opération du trépan*, 1895. — Glantenay, *Chir. des centres nerveux*, 1897. — Schilleau, *Thérapeutique chirurgicale des maladies du crâne*, 1898. — Allen Starr, *La Chir. de l'Encéphale* (trad. Chipault, 1895).

Doyen, par l'opération qu'il désigne sous le nom d'*hémicraniectomie temporaire* (1897). Cet opérateur, modernisant les fraises et les mortaises des anciens chirurgiens, les a utilisées pour perforer le crâne, et permettre un sciage, d'autant plus rapide, qu'il peut être actionné, au besoin, par l'électricité. C'est là le fait pratique, le plus nouvellement acquis.

A côté de ce progrès technique, les ouvrages de Ludwig Bruns *sur les Tumeurs du système nerveux* (1897), d'Oppenheim, *sur les Tumeurs de l'Encéphale* (1902), et celui d'Ernst Von Bergmann sur la *Chirurgie cérébrale* (3⁰ édition remise à jour, 1899), font époque, et apportent une contribution importante à l'étude des tumeurs encéphaliques. Le livre de Bruns renferme une étude assez complète de l'anatomie pathologique, de la symptomatologie et du diagnostic des néoplasmes, des différentes régions du cerveau et du cervelet. Celui d'Oppenheim est une réédition très augmentée de son premier ouvrage : on y remarque surtout une étude très soignée des symptômes généraux, et des signes de foyer des tumeurs des différents lobes, exposés dans des chapitres successifs, en particulier, les données nouvelles sur le lobe frontal et le cervelet.

Dans l'ouvrage du chirurgien, on trouve un exposé des recherches modernes, sur la compression cérébrale, dont Von Bergmann s'est personnellement occupé, et des tableaux statistiques des opérations exécutées jusqu'en 1899, le procédé de l'auteur pour le tracé des lignes de repère, à la surface du crâne; au point de vue opératoire, il adopte en partie, et décrit la technique de Doyen. — Dans ses *Leçons cliniques*, depuis 1896, Raymond poursuit, avec prédilection, l'étude séméiologique des tumeurs de l'encéphale; en particulier, on y trouve une vue d'ensemble sur le diagnostic des tumeurs cérébrales (t. III, 1898), une étude des troubles de la sensibilité dans les lésions cérébrales, sur l'épilepsie partielle, sur les tumeurs du cervelet [1].

Tel est le bilan des efforts tentés par les médecins et chirurgiens, pendant ces quinze dernières années, sur la question difficile et compliquée du diagnostic et du traitement des tumeurs de l'encéphale : il nous semble, que l'avenir prépare une nouvelle évolution.

Troisième période.

C'est celle qu'inaugure aujourd'hui le Congrès. — 1⁰ Il est utile de remarquer, que les procédés opératoires de *craniotomie*, sont

1. L. Bruns, *Die geschwulste der Nervensystem*, Berlin, 1897; H. Oppenheim, *Die Geschwulste der Gehirns*, Wien, 1902; Ernst Von Bergmann, *Die chirurgische Behandlung, von Hirnkrankeiten*, Berlin, 1895; Raymond, *Leçons cliniques*, I à VI (1896-1903), O. Doin, éd.

susceptibles de perfectionnement, et de certaines variations com-
plémentaires. Si le temps nous l'eût permis, nous eussions voulu
établir et décrire, en détail, les règles de la *craniotomie antérieure*
ou *frontale*, qui, découvrant la partie antérieure des lobes frontaux, faciliterait l'accès entre les deux hémisphères, pour extirper,
aisément, les tumeurs de leur face interne, ou du corps calleux; *la
craniotomie postérieure*, qui ouvrirait une large voie sur les fosses
cérébelleuses, que nous avons utilisée dans un cas personnel, et
dont nous parlerons plus loin, et enfin les diverses *craniotomies
sagitales* ou *latérales*; — 2° les faits de Raymond-Poirier, de Krogius, de Guldenarm, montrent que certaines tumeurs de la base ne
sont pas inaccessibles. En présence d'une tumeur, qui avait déterminé des douleurs atroces par compression du trijumeau, et des
troubles dans les fonctions des deuxième, troisième et quatrième
paires, Raymond fit appel au concours de Poirier : celui-ci réséqua
et morcela, dans ses parties profondes, l'écaille temporo-sphénoïdale, comme pour l'extirpation du ganglion de Gasser; mais le chirurgien, se trouva en présence de l'extrémité d'une tumeur diffuse,
et il s'arrêta. Krogius, dans un cas analogue, procéda de même, et
put enlever un *endothéliome* de 4 centimètres sur 2 cent. 1/2 de
largeur et d'épaisseur. Son opéré succomba le treizième jour. Les
deux opérations eussent pu réussir, si l'intervention avait été
moins longuement retardée. Le malade de Raymond avait des
symptômes assez caractéristiques depuis dix-huit mois, avant qu'il
eût été soumis à son examen, et celui de Krogius, depuis deux ans
et demi; le diagnostic, dit ce dernier chirurgien, pouvait être soli-
dement établi depuis huit mois. Nous ajouterons que, dans ce
dernier cas, la carotide fut mise à nu complètement, et que l'énucléation fut faite avec les doigts, sans hémorragie. Si on attend
trop, les tumeurs de la fosse cérébrale moyenne poussent des
prolongements vers la fosse postérieure, la selle turcique, la
cavité de l'orbite, par la fente sphénoïdale; l'extirpation en est
forcément incomplète. L'opération remédie, dans tous les cas,
aux douleurs atroces éprouvées par le malade : elle devrait être
assez hâtive pour être radicale [1].

Les faits de Guldenarm se sont passés dans une autre région
du crâne : il s'est agi de néoplasmes, situés à la partie antérieure
de la fosse cérébrale postérieure, aux côtés de la protubérance et

---

1. Poirier, in *Leçons cliniques de Raymond*, III, p. 56; — Krogius, Le traitement chirurgical des tumeurs de la fosse cérébrale moyenne, *Rev. de Chir.*,
1896, p. 131. — On pourrait rapprocher de ces faits le cas de Durante, qui,
pour une tumeur faisant saillie dans l'orbite, dut pénétrer jusqu'à la selle
turcique et l'apophyse crista-galli : sa malade, opérée en 1884, se portait bien
encore trois ans après (cas cité in Broca et Maubrac, p. 381).

du bulbe. Deux fois, le chirurgien hollandais, pénétrant par une large porte occipitale, se dirigeant sur la crête et la face postérieure du rocher, qui lui servaient de guide, fut assez habile pour enlever, avec les doigts recourbés en crochet, des tumeurs, qui avaient le volume d'une grosse châtaigne, et qui purent être amenées au dehors, avec la plus grande facilité, sans qu'il y eut d'hémorragie. La mort survint, il est vrai, deux jours après, d'une façon imprévue, alors que tout allait bien. On peut espérer que, dans l'avenir, avec plus de douceur encore, on obtiendra un succès complet [1].

3° Enfin, il nous semble qu'aujourd'hui, la voie d'accès, étant largement établie par la craniotomie à lambeau, il convient de ne considérer celle-ci, que comme une *opération préliminaire*. Dans l'avenir, pour obtenir des résultats réellement satisfaisants, c'est vers la technique de l'extirpation des tumeurs, *hors de leur lit cérébral*, que doivent se concentrer les soins de l'opérateur. Malgré les progrès réalisés, il semble que notre outillage et nos procédés, n'ont pas encore atteint tout le perfectionnement désirable. Nous reviendrons sur le point dans le cours de ce rapport.

INDICATIONS

I. — OPÉRATIONS CURATIVES.

La chirurgie abdominale, en France, n'atteignit que très lentement sa brillante apogée : ses débuts furent timides et quelque peu assombris. Deux simples médecins de province firent les premières ovariotomies : Koeberlé et Péan vinrent ensuite. On commença par les kystes; plus tard, on osa les hystérectomies; puis, successivement, on entreprit l'extirpation des autres viscères malades, les résections intestinales, et le reste. En chirurgie cérébrale, cette gradation progressive est impossible. Nous ne pouvons choisir les tumeurs les plus simples, les mieux encapsulées, les mieux placées, et ne compter que des succès, dus à un choix habile. Nous devons, toutefois, être prudents et rationnels : c'est pour cela, qu'il importe de discuter les indications et contre-indications de l'intervention. Elles ont pour bases des considérations relatives à l'âge des opérés, aux manifestations symptomatiques des tumeurs, à leur siège et à leur nature.

1. Guldenarm et Winkler, et Guldenarm, Hermanides et Winkler, in *Chir. nerv. de Chipault*, 1902, I, p. 685 et 686.

A. *Age et sexe.*

Les statistiques d'Allen Starr établissent, que chez les enfants et adolescents de un à vingt ans, la proportion des tumeurs cérébrales est aussi grande que chez les adultes : sur 600 cas qu'il a recueillis, 300 appartiennent à des enfants. Cela tient à la grande fréquence des tubercules dans le jeune âge : ils représentent la moitié des cas, soit 50 p. 100. Les sarcomes, gliômes, glio-sarcomes sont dans la proportion de 25 p. 100 et les kystes de 10 p. 100. Voici d'ailleurs les chiffres indiqués par le médecin américain :

Tuberculose	152
Gliômes	37
Sarcomes	34
Glio-sarcomes	5
Kystes	30
Carcinomes	10
Gommes	2
Indéterminées	30
	300

Il résulte de ces chiffres, que les occasions d'intervenir, chez les enfants, pour tumeurs cérébrales, sont relativement fréquentes, et qu'on est exposé à rencontrer surtout des tuberculomes, des sarcomes ou des kystes. Dans nos tableaux, comprenant 260 cas d'opérations, nous trouvons qu'on est intervenu 42 fois chez des enfants ou adolescents de un à vingt-ans : cela représente, à peu près, un sixième des opérations. La plupart de ces trépanations ont été faites, chez des adolescents de douze à vingt ans : on en trouve 12 chez des enfants au-dessous de dix ans, quelques-uns de cinq et demi, un de trois ans et deux ou trois, de dix-huit ou neuf mois. C'est de quatre à douze ans, que la tuberculose atteint son maximum de fréquence, et, d'autre part, à cet âge, les productions tuberculeuses sont souvent *multiples*. Ce fait constitue une *contre-indication* assez importante : nous reviendrons sur ce point, à propos des indications fournies par la nature des néoplasmes. On rencontre aussi, chez les enfants, quelques faits d'*hérédo-syphilis* intéressants : ils sont dus à Henoch, Siemerling et Barcou[1]. — Les tumeurs sarcomateuses, qui sont dans la proportion d'un quart, ont une évolution comparable à celle qu'on observe chez l'adulte : le développement de l'appareil symptomatique, au début,

---

[1]. Baginsky, *Traité des mal. des Enfants*, 1892 (Trad. Guinon et Romme), p. 87.

se fait d'une façon lente et sourde : l'enfant est triste, morose, irritable ; il dort mal, a des cauchemars et des terreurs nocturnes ; la céphalée fait son apparition, d'abord intermittente, puis continue ; souvent surviennent, à l'état de veille, des vertiges, des étourdissements, des troubles de la marche, et de l'obnubilation intellectuelle. Les irrégularités du pouls et de la respiration sont fréquentes. Enfin, apparaissent les convulsions cloniques et toniques, qui laissent après elles, des paralysies et des contractures localisées. Ajoutons que, les sutures craniennes n'étant pas très resserrées, le crâne se dilate, se déforme, et quelquefois éclate sous la pression de l'hydrocéphalie, survenue par l'irritation du néoplasme[1]. L'examen du fond de l'œil révèle de l'œdème et de l'étranglement papillaire, quelquefois des granulations tuberculeuses (Bouchut). Les néoplasmes conjonctifs nous ont paru avoir, après une période sourde et latente, une extension plus rapide chez les enfants, avec une tendance aux formes diffuses : il importe, si l'on s'y décide, que l'intervention ne soit pas trop retardée.

En résumé, chez les enfants, lorsque surviendront des symptômes de néoplasie cérébrale, on devra, surtout dans la deuxième enfance, penser à des lésions tuberculeuses, et, plus tard, dans un nombre de cas important, à des sarcomes et glio sarcomes. Il faut aussi noter que les kystes parasitaires se rencontrent dans la proportion de 10 p. 100, soit que les enfants aient pris des viandes contaminées, soit en raison de leur contact avec les chiens.

Enfin, dernière remarque, chez eux, *les tumeurs du cervelet* sont assez fréquentes, puisque Allen Starr relève 96 tumeurs du cervelet chez les enfants (deux fois plus fréquentes), contre 45 chez l'adulte ; et que, dans notre statistique d'opérations sur le cervelet, nous trouvons 15 enfants sur 52 cas, soit 1/3 environ.

Chez *l'adulte*, le plus grand nombre des tumeurs cérébrales se rencontrent de vingt à quarante ans. Dans la statistique de Ball et Krishaber (portant sur 172 cas), on trouve 37,1 p. 100 des cas de tumeurs se rapportant à l'âge de vingt à quarante ans, 26,7 p. 100 de quarante à soixante ; de soixante à soixante-quinze ans, on n'en trouve plus que 9,9 p. 100. Dans notre statistique d'opérations, nous relevons environ 6 opérations de vingt à trente ans, 70 de trente à quarante ans, 50 de quarante à cinquante ans, 18 de cinquante à soixante ans, et 6 de soixante à soixante-quinze ans ; dans 50 cas, l'âge n'est pas indiqué. Il semble donc que l'âge de l'intervention la plus fréquente, chez l'adulte, est de vingt à cinquante

---

1. Dans quelques cas, il y a eu issue de liquide céphalo-rachidien, par le nez ou par une fissure.

ans. Passé cet âge, on n'est presque plus intervenu, parce que les tumeurs sont plus rares.

Au point de vue du *sexe*, les auteurs sont d'accord pour admettre que les néoplasmes sont notablement moins fréquents chez la femme que chez l'homme. Ball et Krishaber indiquent la proportion de 2 à 1. Dans nos tableaux, nous ne trouvons que 70 femmes opérées sur un total de 348 cas : ce qui donne une proportion de 1/5.

B. *Manifestations symptomatiques.*

Les manifestations symptomatiques des tumeurs cérébrales, fournissent des éléments précieux, pour juger de l'opportunité de l'intervention.

Les phénomènes de *syndrome général* (céphalée, vomissements, torpeur, etc.), s'ils sont très accusés, très intensifs, sont en général défavorables aux bons résultats de l'action chirurgicale. Ils indiquent non seulement la souffrance des centres nerveux, mais parfois une intoxication, une altération de leurs éléments. D'où ce précepte important : *qu'il est préférable de ne pas attendre que les signes du syndrome soient au complet*, pour décider de l'opération. Il faut agir, dès que le diagnostic de tumeur est suffisamment établi, par quelques-uns d'entre eux, en particulier, par *l'œdème papillaire caractéristique.*

Ce n'est pas à dire, cependant, que l'existence de symptômes généraux très prononcés soit une *contre-indication*, puisque Horsley, au Congrès de Berlin en 1890, disait avoir opéré un malade qui, amené dans le coma, put sortir de l'hôpital en marchant. Mais on n'est pas dans de bonnes conditions pour une *opération curative.*

Un syndrome accusé d'emblée, et rapidement progressif, laisse supposer une tumeur de la base, du tronc cérébral, ou du cervelet, ou encore une grosse tumeur, un néoplasme diffus ou très infectant.

Les tumeurs de la région rolandique, surtout si elles sont peu volumineuses, sont, de tout l'encéphale, celles qui ont les symptômes généraux les plus atténués : il est assez fréquent, au moins au début, de voir la symptomatologie se limiter à des accès d'épilepsie jacksonnienne.

En dehors de ces faits généraux, il est utile encore, au point de vue des indications, de considérer chacun des éléments du syndrome en particulier.

La *céphalée profonde*, paroxystique, généralisée et continue, est d'un mauvais pronostic. Si elle est *localisée*, elle est moins grave, et peut contribuer à fixer le choix du *lieu de l'intervention*, sans cependant qu'il y ait certitude absolue. Si elle est *occipitale*, et s'accompagne de raideur de la nuque, d'opisthotonos, elle indique, assez exactement, le siège *cérébelleux* du néoplasme. Si elle s'accompagne de névralgies dans la face, dans l'œil, avec protusion du globe, elle indique que la tumeur comprime la base et les branches du trijumeau. Dans les tumeurs *sous-corticales*, ordinairement, la céphalée est moins intense. Elle est plus grave, au contraire, si elle s'accompagne de crises de vomissements, de vertiges, d'élévations de température. Enfin, elle est presque constamment améliorée, par la ponction lombaire ou la trépanation décompressive.

Les *vomissements* sont accentués et fréquents, dans les tumeurs de la fosse cérébrale postérieure et du cervelet. Il en est de même des *vertiges* : l'état est particulièrement grave, s'il s'agit de ce qu'on appelle *l'état vertigineux*.

La *torpeur intellectuelle*, qui est ordinairement le résultat de la *compression intracranienne* (Bruns), ou de l'hypertension, de l'œdème, est *précoce*, dans les tumeurs de la base. Il en est de même, pour les *néoplasmes du lobe frontal*, mais il s'agit plutôt alors d'une sorte d'engourdissement psychique, d'obnubilation intellectuelle, avec état d'inertie du sujet, immobilité du masque facial, une expression mimique d'absolue indifférence. Il semble, comme le disent Dupré et Devaux, dans leur *observation-type*, qu'il s'agisse : « d'une sorte *d'inhibition* des centres supérieurs de la *conscience intellectuelle* et de *l'activité volontaire*, parfois avec la seule persistance de *l'activité automatique*, réglée surtout par les besoins intérieurs *d'ordre végétatif* ». Lorsqu'elle offre ces *caractères particuliers*, la torpeur intellectuelle, a la valeur d'un signe de *localisation frontale*, et est une indication à intervenir.

L'*œdème papillaire*, la *stauungspapille*, est un des signes *les plus précieux*, des tumeurs cérébrales. D'après Reisch, Annuske, Edmund et Lawford, elle existe dans 80 p. 100 des tumeurs cérébrales; et la statistique de Martin, la plus récente, fait varier son importance, selon le siège des tumeurs, entre 60 et 80 p. 100 des cas [1]. Oppenheim affirme qu'il a pu faire le diagnostic avec certitude, à l'aide de ce signe, dans 86 p. 100 des cas; Krauss l'a fait 11 fois sur 12; et Wilder, dit que la névrite optique vient, par rang d'importance symptomatologique, immédiatement après la

---

1. Martin, The localising value of optic neuritis in intra-cranial tumors, *The Lancet*, 1891, t. II.

céphalée. Sa fréquence est très grande (104 fois sur 140 cas, environ 75 p. 100 des cas). Il y a, il est vrai, des causes d'erreur assez notables : car l'œdème papillaire s'observe aussi dans certaines méningites, dans les tumeurs de l'orbite, dans l'urémie et le mal de Bright : mais il existe des caractères distinctifs. Il serait désirable qu'on en arrive à *réclamer l'action chirurgicale, dès que l'œdème papillaire a été constaté, et s'il est associé à la céphalée, ou à quelque autre symptôme caractéristique des tumeurs cérébrales ; et à ne pas attendre que le syndrome s'exerce dans sa plénitude.* D'ailleurs, les faits recueillis par Rohmer, de Nancy, et par son élève Dupont, suffisent à entraîner la conviction : après la *trépanation curative*, il y aurait eu 60 p. 100 de guérisons de la névrite optique, et 18,3 p. 100 d'améliorations ; dans la *trépanation décompressive*, on compterait 28,56 p. 100 de guérisons, et 42,85 p. 100 d'améliorations. Les résultats nuls auraient été de 26 p. 100 dans le premier cas, et de 18,56 p. 100 dans le second[1].

Les *convulsions localisées, l'épilepsie partielle Bravais-Jacksonienne, sensitico-motrice,* si elles s'associent à quelques-uns des caractères propres des tumeurs cérébrales, sont non seulement des symptômes localisateurs, mais encore, elles prennent *la valeur d'une indication* à l'opération : elles en précisent, d'ailleurs, le lieu. Il importe, pour cela, qu'elles présentent, les caractères indiqués par Pitres, Raymond, dans la discussion soulevée à l'Académie de Médecine par le professeur Dieulafoy, en 1901 (aura précurseur à début partiel, convulsions localisées, se propageant lentement et méthodiquement de la périphérie vers le centre, suivies de paralysies localisées, durables, etc.).

L'épilepsie généralisée, qui se montre quelquefois comme symptôme isolé, unique, des tumeurs cérébrales (cas de Magalhaës, Lemos, Brissaud et de Massary), n'est pas *une contre-indication* à l'acte chirurgical ; mais souvent, les symptômes de localisation font défaut. L'état de *mal épileptique,* lorsqu'il est accusé, met le malade dans de mauvaises conditions de résistance, soit à cause du trouble profond porté au fonctionnement de l'encéphale, soit à cause de l'élévation de température (cas d'Appert et Gandy ; le malade avait jusqu'à 300 crises d'épilepsie par jour ; on lui enleva une tumeur du volume d'une cerise, dans le lobule paracentral, mais il succomba la nuit avec une élévation de température[2]. Les *hallucinations* et l'*épilepsie sensorielle* sont quelquefois le résultat de la compression ou de l'irritation des nerfs sensoriels de la base (nerfs optiques, auditifs, olfactifs).

---

1. Rohmer, *Rev. méd. de l'Est,* 1898, p. 231 ; — Dupont, Thèse, Nancy, 1898.
2. Appert et Gandy, *Arch. de Méd.,* 1900, I, 581.

Les *paralysies*, les *contractures*, l'*atrophie*, ne contre-indiquent pas l'intervention. Dans beaucoup de cas, si l'opération n'a pas été destructive, elles sont améliorées, surtout *en ce qui concerne la marche*. Parfois, il est vrai, le choc traumatique les accuse momentanément, mais ce n'est qu'un phénomène transitoire. Les mêmes considérations s'appliquent aux *paralysies primitives* (symptomatiques des néoplasmes, qui s'établissent sans être précédées de convulsions — monoplégies, hémiplégies). Ce qui fait la gravité des paralysies, ce sont les *dégénérescences*, les *lésions médullaires*, qui les accompagnent, surtout si elles sont anciennes et suivies de contractures.

C. Siège de la tumeur.

En 1896, Auvray, dans sa thèse, indique que la trépanation curative pourra être tentée, toutes les fois que la tumeur sera accessible au chirurgien : « c'est-à-dire, lorsqu'elle occupera la face externe des circonvolutions cérébrales, et *principalement la zone motrice*, ou encore la substance blanche sous-jacente aux circonvolutions, à condition qu'elle ne soit pas située trop profondément, lorsque enfin elle siégera à la partie postérieure des lobes latéraux du cervelet[1] ».

Broca et Maubrac, dans leur *Traité de chirurgie cérébrale*, rapportent les statistiques d'Hales White, discutées par Bergmann, qui trouve seulement 9 tumeurs opérables sur 100; celle de Byrom-Bramswell, qui, sur 87 cas diagnostiqués ou vérifiés à l'autopsie, ne trouve que 5 tumeurs qui auraient pu probablement être enlevées, si un diagnostic avait été posé, et une opération entreprise; et encore, trois de ces tumeurs ne s'étaient accompagnées d'aucun signe de localisation, la quatrième était si étendue, que l'opération aurait été fatale; quant à la cinquième, elle guérit seule pour un temps, jusqu'à ce que le patient, mal avisé, ait fait une chute d'un lieu élevé! Allen Starr, sur 600 tumeurs, en trouve 56 dans le jeune âge et 178 chez les adultes, qui seraient accessibles, mais il ne reconnaît que 37 ablations possibles d'après les symptômes observés, soit une proportion de 6 p. 100. Mills et Lloyd, sur 100 tumeurs, en admettent 10 qui auraient pu être opérées; Knapp, sur 40 cas, n'en trouve que 2, et, d'après la statistique de Bernhardt comprenant 485 cas, il estime à 7 p. 100 le nombre des cas opérables. Mills sur 20 tumeurs qu'il a observées personnelle-

1. Auvray, Thèse, 1896, p. 155.

ment, en trouve la moitié d'accessibles, et un quart d'opérables[1].

Ce ne sont que des calculs de cabinet, et, comme le font observer Broca et Maubrac, des études d'autopsie, c'est-à-dire des examens portant sur des néoplasmes, assez avancés dans leur évolution, pour avoir donné la mort, et qui, au début, n'étaient pas tous inopérables.

Depuis 1896, date de l'édition des ouvrages précités, la sphère d'action opératoire sur les centres encéphaliques s'est considérablement étendue, comme le prouvent nos tableaux statistiques, où figurent 216 cas de tumeurs de la zone motrice, 46 du lobe frontal, 34 des lobes pariétal, occipital, temporo-sphénoïdal, et 52 du cervelet.

Ce n'est pas seulement dans la zone motrice qu'on opère, quoique le plus souvent, et encore, elle soit en question ; c'est sur les lobes frontal, pariétal, occipital, c'est-à-dire sur toute la surface convexe des hémisphères, et on pénètre dans la profondeur jusqu'à 6 à 8 centimètres. Heidenhaim a été jusqu'à réséquer le lobe temporal entier, et Durante, un lobe du cervelet.

La surface interne des hémisphères ne semble pas devoir rester inaccessible, puisque nous y avons enlevé un fibro-sarcome avec résection de la plus grande partie de la faux du cerveau, et que Henssen a extrait une balle, qu'il avait située très exactement, *dans la scissure calcarine*. Par le procédé de résection bi-pariétal que nous avons employé, il est aisé d'observer toute cette région. Par cette voie, ou par une large craniectomie frontale, le *corps calleux* peut être atteint. Barker et Chipault ont enlevé une balle du corps calleux, dont le siège avait été révélé par la radiographie[2]. Si l'attention de Monod avait été dirigée de ce côté, il eut enlevé la tumeur encapsulée du lobe paracentral qui lui échappa, et dont Cottet et Morelly ont rapporté l'observation à la Société anatomo-clinique.

Du côté de la base, dans la fosse cérébrale moyenne, nous avons rappelé les tentatives de Krogius et de Poirier : par ce chemin, on pourrait atteindre une tumeur de la face inférieure du lobe temporo-sphénoïdal.

Vers la région des noyaux (corps strié et couche optique), Chipault et Demoulin ont fait une tentative, pour ouvrir un abcès.

Il n'est resté d'intangible, à l'heure présente, que le *tronc cérébral* et les *ventricules*. On considère comme particulièrement périlleux d'ouvrir ces derniers, à cause de l'écoulement du liquide céphalo-rachidien, et des dangers d'infection. Cependant Hei-

---

1. Cités par Broca et Maubrac, p. 110.
2. Chipault, *Trav. neurol.*, V, p. 1, 1900.

denhaim, en réséquant le lobe temporal, les a ouverts, et d'autres encore, en incisant des kystes (Estèves) : les malades n'ont pas succombé [1].

Dans la *fosse cérébrale postérieure*, on aborde plus largement le cervelet par le procédé de Remy, ou par la craniotomie *à valve occipitale totale*; et nous avons vu Guldenarm, avec les doigts en crochet, détacher des côtés du bulbe et de la protubérance, des tumeurs du volume d'une châtaigne.

D. *Volume de la tumeur.*

Le volume des néoplasmes, ne paraît pas créer une contre-indication absolue (sauf en cas de tumeurs diffuses); car Czerny, Poirier, Bramann ont enlevé des tumeurs de 205, 270 et 280 grammes. Dans d'autres cas, elles avaient le volume d'un œuf de poule, d'une orange, d'un œuf d'oie, ou elles étaient aussi grosses que le poing (voir notre tableau). On a. dans quelques cas, usé du procédé du morcellement. Le volume le plus favorable est celui d'une cerise, d'une noix, d'une châtaigne, etc. Il est impossible de savoir d'avance, si une tumeur est encapsulée, énucléable ou diffuse. Cependant, il semble que, dans ce dernier cas, les symptômes de compression et d'hypertension cérébrales sont ordinairement plus accusés. Il est aussi des petites tumeurs, du volume d'une noix par exemple, qui donnent lieu à des symptômes graves, surtout quand elles occupent la fosse cérébrale postérieure, ou la base, en arrière du chiasma. C'est un effet de l'hydrocéphalie et de l'œdème, qu'elles déterminent par compression du système veineux, en particulier de la veine de Galien (Byrom-Bramwell). Le même fait se produit, s'il s'agit de tumeurs infectantes (tubercules, gommes ou gliômes diffus).

E. *Nature de la tumeur.*

De nombreuses statistiques, « intégrales ou en mosaïque », nous renseignent sur le degré de fréquence de chacune des variétés de néoplasmes, qu'on peut rencontrer dans les centres nerveux. Elles ont presque toutes l'inconvénient, sauf celle d'Allen Starr, de ne pas avoir établi de distinction, entre les enfants et les adultes : la fréquence de la tuberculose, chez les premiers. si on n'en tient

---

1. Estèves, chez un jeune garçon de onze ans, a extrait, avec succès, un kyste hydatique du ventricule latéral, recouvert par toute l'épaisseur, plus de deux doigts, de la substance cérébrale. (In Chipault, *Chir. nerveuse.* 1903. III. p. 831).

compte, trouble les résultats. Toutes concordent d'ailleurs, dans leurs grands traits, et, par ordre de fréquence, en arrivent au classement suivant : tubercules, tumeurs malignes (sarcomes, gliômes, glio-sarcomes); kystes; syphilomes; tumeurs bénignes (angiomes, fibromes, ostéomes, lipomes, psammomes, cholestéatomes, etc.).

Nous partageons en 5 ou 6 groupes tous ces néoplasmes, afin de présenter sur chacun d'eux, quelques considérations importantes.

1° *Tuberculomes.*

D'après la statistique d'Allen Starr, comprenant 600 cas, 300 pour les enfants, 300 pour les adultes, on trouve 152 tuberculomes chez les enfants, et 41 chez les adultes. Pour les premiers, c'est une proportion de 50,66 p. 100 et pour les seconds, de 13,66 p. 100 seulement.

Deux graves objections se présentent, lorsque se pose l'indication d'une opération cérébrale, pour tubercules des centres nerveux, chez les enfants. 1° Le tuberculome y est fréquent et souvent *multiple*. Il n'est pas rare de rencontrer deux ou trois foyers du volume d'un pois, d'une noisette ou d'une grosse amande, dans les hémisphères cérébelleux, tandis que d'autres occupent les couches optiques ou les corps striés, ou encore les régions corticales ou subcorticales. Ils se compliquent parfois, à certaines périodes de leur évolution, de méningites tuberculeuses, d'infiltrations diffuses, miliaires, de la pie-mère. 2° Enfin, peuvent coexister des tuberculoses viscérales, ganglionnaires ou articulaires, plus ou moins avancées. Ces complications possibles n'ont pas empêché Mac Ewen, Horsley, Bennett, Parry, d'extirper, chez des enfants de cinq à sept ans, des tubercules des hémisphères ou du cervelet. Dans deux cas, entre autres, les résultats ont été satisfaisants, même avec guérison prolongée (huit ans dans le cas de Mac Ewen).

Chez l'*adulte*, le tubercule des centres nerveux est ordinairement *solitaire*. Aussi les succès obtenus ont été plus durables. Dans les *hémisphères cérébraux*, Czerny, Krönlein, etc., ont enlevé avec succès des tuberculomes de 205 grammes, ou du volume d'un œuf de poule, etc., et, sur les 23 cas de notre tableau, nous trouvons 17 succès opératoires; dans plusieurs cas, on a constaté que la guérison s'était maintenue deux, trois, cinq et huit ans.

Pour les tuberculomes du *cervelet*, les résultats opératoires sont tout à fait défavorables, à l'heure présente. Seul, Mac Ewen a eu une réussite. Dans tous les autres cas, il y a eu insuccès;

souvent on n'a pu trouver la tumeur, bien qu'elle existât réellement. Il faut attribuer ces insuccès à l'insuffisance de la technique actuelle, en ce qui concerne les opérations sur le cervelet; nous reviendrons sur ce point.

Von Bergmann dit qu'il ne recherchera pas les opérations de tubercules, mais que si, croyant à une tumeur, il en rencontre un, il l'extirpera, autant que possible. Il veut, qu'avant d'opérer, on fasse l'examen de la choroïde et du liquide céphalo-rachidien (par la ponction lombaire) : si le résultat est positif, il s'abstiendra. Dans une excellente revue de la Suisse Romande (en 1900), le Dr Treyer[1], trouve exagérée l'abstention de Von Bergmann, et émet la conclusion que, dans l'état actuel de la question, « l'opération radicale des tubercules cérébraux est justifiée, chaque fois qu'il ne s'agit pas d'un cas de tuberculose avancée ou généralisée[1] ».

En somme, il nous semble que dans les tuberculoses *localisées* des centres nerveux, *chez les enfants*, il ne faut pas se presser d'intervenir, à raison de le multiplicité fréquente des foyers, et de la coexistence possible de lésions viscérales. *Chez les adultes*, à partir de quatorze à seize ans, les *résultats sont meilleurs*. On peut opérer les tuberculoses localisées des centres nerveux, comme on opère celles des tubercules, des ganglions, des articulations, des os, et pour les mêmes raisons : on évite que la *graine* morbide ne se répande. Les tuberculomes solitaires sont de véritables tumeurs : ils en ont les *manifestations graves ordinaires*, et ils en acquièrent assez rapidement la constitution anatomique; ils forment des masses caséeuses entourées d'une coque dure, ou de véritables *fibroïdes*, dont le centre, tantôt est plein, tantôt est creusé d'une cavité contenant un liquide, résidu de la résorption caséeuse, et de sa désintégration. Dans plusieurs cas, ces *fibroïdes* ont donné lieu à des convulsions épileptiformes, et à des troubles fonctionnels graves, comme les néoplasmes vulgaires (Appert et Gandy, etc.).

1. Treyer, Résultats du traitement chirurgical des tubercules cérébraux (*Rev. Suisse Romande*, 1900, p. 229 et 259).

TUBERCULOMES OPÉRÉS.

I. — Hémisphères cérébraux.

N°	AUTEURS	AGE	SIÈGE DE LA TUMEUR	RÉSULTATS	REMARQUES
1	Mac Ewen (*Lancet*, 1885, I, 1881, Auv., 69, Chip. I, 82, Berg., 8).	F., 7 ans.	Nodule tub. vol. d'une noisette, subst. corticale, partie supérieure de F¹.	Guérison complète se maintenant après un an.	Hyperesthésie du gros orteil avant chaque accès.
2	Horsley, 1886 (*Brit. med. Journ.*, p. 864, Auv., 41, Chip. I, 48, Berg., 2).	H., 22 ans.	Tubercule de 2 mm. dans F¹, à gauche, au centre du pouce.	Résection de la tumeur très dure, et de substance nerv. autour. Guér. Paralysie améliorée. 6 ans plus tard tuberculose vertébrale, et 18 mois après, tuberculose testic. et reins.	Spasmes, consistant en une opposition clonique du pouce et doigts.
3	Mac Ewen (*Brit. med. Journ.*, 1888, II, 302, Chip. I, 83, Berg., 5).	H., 35 ans.	Tubercule méningé au niveau de F².	Ablation. Guérison.	
4	Knapp et Bradfort (*Bost. med. and Surg. Journ.*, 4 avril 1889, Auv., 52, Chip. I, 6, Berg., 3).	H., 32 ans.	Tubercule de 63 gr. mes. 7 cm. sur 4 cm. sous-cortical, partie supérieure de scissure R.	Ablation sans hémorragie. Mort de choc.	Convulsions suivies de parésies, bras et jambe g. Contractures bras g. sensibilité tact. dim. av.-bras gauche.
5	Mercanton et Combe (*Rev. méd. de Suisse Romande*, 1889, p. 436, et 1900, p. 295, in *Mém. de Treyer*, Chip. I, 90).	F., 12 ans.	Région rolandique. Céphalées. Crises. Jacks. bras droit, puis gauche. Aphasies transitoires. Parésies: facial inf., bras et jambe droites; atrophie papillaire.	Extirpation d'un tubercule solitaire de la région motrice; survie de 4 à 5 mois.	À l'autopsie, quatre tubercules en divers points du cerveau et du cervelet. Tubercules péri-bronchiques.
6	Audéoud (*Suisse Romande*, 1893, et *Rev. Neurol.*, 1894, 198).	H., 40 ans.	Tuber. du vol. d'une noix, partie supérieure du lobule para-central. Petits tubercules sur F² et Fa.	Trépanation infructueuse. On ne trouve pas la tumeur.	Mort 6 mois après de tuberc. pulm.
7	Czerny, V. Beck (*Beitr. z. klin. chir.*, 1894, XII, 107, Auv., 19, Chip. II, 163, Berg., 4).	H., 23 ans.	Tubercule de 205 gr. dans le centre des membres gauches.	Ablation à la curette en deux portions, et avec les doigts.	Amélioration considérable des convulsions, de l'état psychique et somatique. 10 mois plus tard, trép. inutile sur la zone motrice.
8	Schwartz (*Bull. Soc. chir.*, 1894, 221, Auvray, 69, Chip. II, 246, Berg., 4).	H., 33 ans.	Tubercule du vol. d'une grosse noix, encapsulé 6 cm. sur 2 cm. à cheval sur scissure R. Centre du bras.	Trépanation en deux temps.	Mort 1 mois après, de méningite tuberculeuse et de tub. pulmonaire.
9	Krönlein (*Beitr. z. klin. chir.*, 1895, XV, 251, Chip. II, 207, Berg., 7); et Langenbeck, *Archiv*, 1904, Bd 64, 19.	H., 43 ans.	Tubercule du vol. d'un œuf de poule, partie moy. et inf. de F², P², cortical et sous-cortical.	Trépanation à la Wagner. Ablation nodules tub. avec manche de bistouri.	2 mois après, marche normale. Mouvements de bras améliorés. Parole meilleure. Guérison persistant après 6 ans.
10	Broca (*Arch. gén. méd.*, 1896, 129, Chip. II, 155, Berg., 6).	H., 35 ans.	Tuberculose sur F² et pied de F².	Trép. avec résection parcellaire. Ablation à la curette de masse violacée.	Amélioration des troubles moteurs.
11	Booth et Curtis, *Ann. of Surg.*, 1893, 127, Broca et Maub., p. 422.	H., 24 ans.	Masse tuberculeuse diffuse du lobe frontal g. ayant envahi dure-mère et os.	Guérison opératoire, mais résultat nul. Ablation à la curette.	Tubercule du cervelet à g.
12	Roux, de Cérenville, Treyer (in *Journal de Suisse Romande*, 1900, p. 234.	F., 7 ans 1/2.	Région rolandique. Epilepsie, Jacks. bras droit et face, quelquefois langue. Parésie du facial droit. Bras droit affaibli et incoordoné.	Trépanation région rol. gauche. Tuberculome du volume d'une mandarine de 4 cm. 5 sur 5 cm. Guérison persistant 2 ans 10 mois après.	Reste un peu de contracture de la main et du bras droit, et pied droit légèrement équin. Une seule crise. Conv. post-opératoire.
13	Roux, Bourget, Treyer (*Id.*, p. 239).	H., 38 ans.	Région rolandique. Crises précédées d'une aura sensitive (paresthésies). Mouvements convulsifs du bras droit s'étendant ensuite à la face. Puis parésie progressive du bras et jambe droites. Pas de stase papillaire.	Craniotomie à lambeau. Tuberculome du volume d'un œuf de pigeon dans F². Enucléation avec le doigt. Guérison. Survie constatée jusqu'à 5 mois après.	Persiste une légère contracture bras droit, qui s'élève bien jusqu'en l'horizontale. Fauche légèrement du pied droit.
14	Bayerthal (*Munch. Wochens.*, n° 46, 1899; et *Jaresbericht*, 1899, p. 380).	•	Tubercule solitaire. Epilepsie avec paranoia.	Trépanation. Ablation. Guérison des troubles mentaux aigus, persistant un an après.	•
15	Lunz (*Deutsche Wochens.*, n° 23, 1900).	F., 22 ans.	Tubercule du volume d'une noix, région motrice.	Après l'opération. Aphasie et paralysie transitoires.	Guérison. Les convulsions persistent.
16	Heidenhain (*Congrès allemand et Rev. de Chir.*, 1904, 598).	H., 30 ans.	Tubercule solitaire du lobule para-central.	Enucléation facile. Guérison.	Reste un peu de paralysie du pied, qui ne gêne pas pour la marche.

II. — Cervelet.

N°	AUTEURS	AGE	SIÈGE DE LA TUMEUR	RÉSULTATS	REMARQUES
17	Horsley (*Brit. med. Journ.*, 1887, 864, Auv., 7, Chip. I, 51, Berg., 9).	H., 18 ans.	Tubercule de l'hémisphère dr. du cervelet du poids de 7 drachmes.	Trépanation. Mort 19 heures après.	Tuberculose généralisée.

pas être prolongé plus de six semaines (Congrès de Berlin). En général, on attend trop longtemps, et c'est après quatre à six mois, qu'on demande l'assistance de l'opérateur, quand déjà les lésions périphériques se sont étendues, que les scléroses et les dégénérescences ont fait leur apparition : c'est la plainte unanime des chirurgiens. Ces temporisations trop prolongées des médecins s'observent d'ailleurs, même lorsqu'il ne s'agit pas de syphilis avérées, en raison des heureux effets qu'ont sur la marche des symptômes, l'iodure et les mercuriaux, même lorsqu'il s'agit de tumeurs vulgaires, gliômes, sarcomes, etc. L'attente est d'ailleurs parfois explicable, car l'atténuation, la disparition même des symptômes, fait penser qu'on est en présence d'un syphilome, alors qu'il s'agit d'un néoplasme vulgaire : témoin le fait cité dans la thèse de Herber, où notre distingué collègue Chauffard, devant une disparition complète des accidents, crut à un syphilome : or, dix jours après, le malade revenait mourir dans le service, repris des mêmes accidents; on garda l'opinion qu'il s'agissait d'une lésion syphilitique grave, même après l'autopsie, tant la tumeur ressemblait à une gomme, jusqu'à ce que l'examen histologique, fait au laboratoire de la Salpêtrière par Philippe, démontrât que le néoplasme était un *gliôme*.

Une dernière objection a été faite à l'extirpation des syphilomes cérébraux. Vous enlevez la tumeur, a-t-on dit, mais vous ne pouvez rien contre l'endartérite, la thrombose, le ramollissement qui menace, la dégénérescence et les paralysies! Mais n'est-ce rien que de supprimer les crises de céphalée, la douleur, la torpeur intellectuelle, et de débarrasser la masse encéphalique de ce *caput mortuum* de la gomme, de ce kyste, de ce noyau de sclérose qui, d'après Charcot et Gombault, joue le rôle d'épine, et provoque autour de lui l'irritation, la congestion, et s'entoure, presque constamment, d'une zone d'*encéphalite progressive*?

La réelle solution appartient aux faits. Quoique peu nombreux, ils suffisent à fournir quelques indications. Ils répondent en tout cas, à cette objection spécieuse de Bergmann, « qu'on peut enlever la gomme, mais qu'il restera une cicatrice après l'opération, et qu'on ne peut répondre si le malade aura gagné au change »[1]. Dans les 24 faits que nous avons réunis, on compte 20 cas de guérison opératoire persistante, avec disparition des

1. D'après M. Fournier, les gommes cérébrales périphériques seraient trois fois plus fréquentes que les gommes centrales. Herber arrive à un résultat un peu différent; il trouve : gommes corticales 18, gommes du centre ovale 5, gommes des ganglions centraux et de la capsule interne 9. Sur 22 cas, 10 fois les gommes *siégeaient dans la région préfrontale*. En résumé, sa statistique montre la fréquence des gommes dans la région frontale et dans le noyau strié, la rareté dans la région rolandique et la capsule interne.

troubles généraux, et amélioration des symptômes locaux ;
2 cas de mort du choc, 2 cas de mort de dix-neuf à vingt-cinq
jours après l'opération ; il s'agissait de foyers suppurés avant
l'opération (nécroses, abcès) ; quatre fois les paralysies des membres (3 inf., 1 sup.) ont été améliorées, de telle sorte que les malades ont pu marcher, et faire de longues courses ; trois fois les
attaques épileptiques ont cessé ; deux fois l'aphasie motrice disparaît ; une fois l'aphasie sensorielle ne s'est pas modifiée ; une
fois (cas d'Horsley), il y eut récidive et retour de certains accidents, *après deux ans*, sans doute parce qu'après l'opération, on
avait cessé tout traitement.

Ces divers faits nous permettent les conclusions suivantes,
relatives aux indications opératoires de la syphilis des centres
nerveux. Lorsqu'on se trouve en présence d'un syphilome solitaire et accessible, qui a donné lieu à des troubles fonctionnels
graves, et, si le traitement, après deux mois, reste totalement
impuissant, il est indiqué d'en pratiquer l'extirpation par la trépanation. On obtiendra la disparition des troubles généraux, et
souvent une amélioration des troubles moteurs, et même, dans
quelques cas, des troubles aphasiques. On préviendra aussi les
désordres anatomiques, que sa présence peut produire, par irritation, dans les centres nerveux.

SYPHILOMES OPÉRÉS.

№	AUTEURS	AGE	SIÈGE DES TUMEURS	RÉSULTATS	REMARQUES
1	Mac Ewen (*Lancet*, 1885, vol. I, 934; *Brit. med. Journ.*, 1888, t. II, 362, Berg., 1).	F., 25 ans.	Gomme de partie moy. et sup. de F.	Trépanation. Guérison.	Traitement spécifique avant l'opération, sans résultat.
2	Mac Ewen (*Brit. med. Journ.*, 1888, t. II, 304, Auv., 56, Berg., 7).	H.	Gomme du lobule para-central. Monoplégie brachio-crurale.	Trépanation. Guérison.	Un mois plus tard, marche convenablement, peut faire de longues courses.
3	Rannie, *Brit. med. Journ.*, 1888, I, 1057, Chip., I, 100, Berg., 5.	H. nègre 35 ans.	Gomme de la dure-mère comprimant le centre du bras et de la face. Epil. jacks. brachio-faciale.	2 trépanations. Guérison.	—
4	Parker (*Brit. med. Journ.*, 1889, II, 1212, Chip., I, 97, Berg., 4).	H., 38 ans.	Gommes des méninges sur le sillon R.	Guérison, constatée encore 4 ans après.	Après l'opération, suppuration et hernie céréb.
5	Lampiasi (*Boll. di chir. Bolog.*, 1889, 181, Chip., I, 76, Berg., 3).	H., 25 ans.	Depuis l'âge de 12 ans, épileps. jacks., bras droit. Gomme de la zone motrice.	Trépanation. Guérison.	Aucun renseignement ultérieur.
6	K. Barton (*Ann. of Surg.*, 1889, t. IX, p. 28, Broca et Maubrac, p. 419).	F., 30 ans.	Dépôt gommeux sur le centre du bras dr. avec nécrose syph. suppurée du frontal (signes de compr. cérébrale).	Ablation de la nécrose, puis du dépôt gommeux. Amélioration, puis infection, hernie cérébrale. Mort 25 jours après.	Mort 25 jours après de méningo-encéphalite.
7	Miller (*Lancet*, 1890, t. I, 1008, et Broca et Maubrac, p. 419).	F., 54 ans.	Céphalée depuis 1886. Epilep. jacks. depuis 1887, puis paralysie.	On fit 9 trép. dont les 5 premières ne firent rien trouver. Aux dernières : ramollissement, puis évacuation d'abcès.	La marche redevient possible. La malade meurt 4 mois après d'influenza.
8	Clarke (*Lancet*, 1890, I, 460, Broca et Maub., 419).	H., 47 ans.	Céphal., convulsions, parésie jambe dr. puis du bras.	Excision de la dure-mère, dure et épaissie (12 mm.).	Mort en 19 jours (septicité).
9	Horsley (*Brit. med. Journ.*, 93, II, 1366, Chip., I, 53, Berg., 8).	—	Gomme des méninges.	Opération. Deux ans après, récidive et dégénérescence descendante.	Aucun renseignement ultérieur.
10	Harrison (*Brit. med. Journ.*, 1897, II, 1367, Auv., 31, Chip. I, 45, Berg., 9).	•	•	•	Guérison. Aucun détail clinique.
11	Harrison (*Id.*).	•	•	Guérison.	Aucun détail clinique.
12	Harrison, *Med. New. Philad.*, 1891, t. LIX, 504, et Broca et Maub., 418. Berg. II (?).	H., 28 ans.	Syphilis cérébrale (hémiplégie, épilepsie, imbecillité). Guérison d'abord par KI. puis rechute.	Trépanation, issue d'un liquide séreux, opalescent à l'ouverture de la dure mère.	Guérison parfaite, constatée 5 mois après.
13	Zenenko (*Rev. de chir.*, 1889, p. 329).	»	•	Excision d'une dégénérescence kystique de la pie-mère. Guérison.	Guérison.
14	Abbe, *Soc. Chir. New-York, Presse méd.*, 13 n. 1895, et Broca et M., 419.	H., 35 ans.	Début à 18 mois, épilepsie jacks. (main droite).	Excision d'un foyer de pachyméningite adhérent à l'écorce.	Guérison, qui se maintient depuis 6 mois.
15	Gaskiewicz, *Varsovie*, Chip., II, 192, et Berg., 6.	H.	Gomme corticale de la partie inférieure de la région motrice dr.	Trépanation. Gomme enlevée. Guérison.	Surviennent après l'op. quelques accès épilept. guéris par les spécifiques.
16	Lannelongue de Bordeaux (*Arch. clin. de Bord.*, Cassael, 1895, IV, 385, et Th. Herber, 1900).	F., 40 ans.	Épilepsie jacks. rebelle au trait. (60 crises par jour). Escarre au sacrum. Gomme de F2 dr.	Trép. sur R. à dr. Mort en 24 heures. Os hyperostosé, on trouve sous dure-mère, gomme corticale, à la partie antérieure de F2.	Rien à la zone motrice.
17	Le Dentu, 1893 (in Auvray, 54).	•	Infiltration gommeuse de 5 cm. sur 1 cm. partie inférieure et moy. de F2.	Trépanation sur centre des bras. Curettage sur 2 cm. de profondeur. Ablation d'un petit foyer jaune.	Guérison de la paralysie du membre supérieur, un peu affaibli encore; guérison de l'épilepsie: retour de l'athétose.
18	Durante (*Congr. de chir. it., Rev. de chir.*, 1897, 315).	F.	Syphilome du lobe frontal. Céphalées. Troubles de l'idéation, mémoire et caractère.	Craniectomie.	Guérison des troubles psychiques.
19	Friedlander et Schlesinger (*Rev. neurol.*, 1898, p. 299).	—	Gomme de la dure-mère de la grandeur d'une pièce de 2 fr. au niveau de rég. motrices, auxquelles elle adhère.	Trépanation à la Wagner. Extirp. d'un lambeau de dure-mère et de la tumeur.	2 mois après amélioration considérable de la parole, de la face, de la par. de l'hypoglosse, des troubles de la sensibilité.

N°ˢ	AUTEURS	AGE	SIÈGE DE LA TUMEUR	RÉSULTATS	REMARQUES
20	Briau, Delfas et Chandelux, *Province médicale*, 1899, p. 244. Th. Herber, 1900, p. 135.	H., 57 ans.	Syphilome hypertrophique, en arrière de partie moyenne de F². Ép. leps. jacks. Monoplégie spasmodique du bras g., et parésie de jambe gauche.	1ʳᵉ trépanati n par Chandelux : cessation des crises ; pas de modification des troubles moteurs. 2ᵉ trépanation. Cette fois, on trouve un kyste, et en avant, une zone gommeuse de couleur jaune d'or.	Le kyste s'ouvre de lui-même et laisse couler 15 gr. de liquide clair. Pas d'extirpation, drainage. Mais, après quelque temps, retour des accidents. Mort de pneumonie.
21	W. Elder et Miles, *Brit. med. Journ.*, 1902, I, 269.	H., 47 ans.	Masse nodulaire syphilitique, occupant la pointe du lobe frontal gauche. Troubles mentaux, torpeur, perte de la mémoire, du jugement, de l'inhibition des reflexes ; affaiblissement des mouvements de la face et de la langue. Dysarthrie, usage de mots impropres mais pas d'aphasie. Leger brouillard papillaire et dilatation des veines. Etat de stupeur.	Carie frontale. Trépanation. Tumeur de 2 pouces sur 1 p. 1/2 ; excision de la substance cérébrale voisine. Cavité tamponnée, et drain.	Guérison rapide et complète.
22	Rybalkin (*Zeitschrift f. Nervenk.* Bd 19).	•	Attaques d'épilepsie jacks. paraissant avoir comme départ région motrice. Traitement spécifique par Trochetenberg, reste impuis.	5 trépanations. Ouverture de la dure-mère très altérée.	Amélioration. Mort 2 mois après de tuberculose pulmonaire. A l'aut. épaiss. et adhér. des méninges.
23	Mingazzini (*Rev. neurol.*, 1902, p. 728).	•	Gomme syphilitique du lobe temporal gauche. Aphasie sensorielle. Ataxie, etc.	Ablation. Guérison.	Guérison. L'aphasie sensorielle n'est pas modifiée.
24	Crouzon (*Soc. anat.*, 1902, p. 56).	H.	Plaque de méningite syph. à la pointe du lobe temporal s'étendant jusqu'à F³. Convulsions.	Large craniectomie. On ne trouve rien. La plaque était plus bas.	Mort 3 h. après l'intervention.

3° *Sarcomes. Gliômes. Glio-sarcomes. Endothéliomes.*

Dans l'état actuel de la science, il est rare que nous puissions, avant l'opération, comme cela existe pour les tumeurs des régions superficielles du corps, affirmer la *nature* des tumeurs intracraniennes d'origine conjonctive ou endothéliale. On la soupçonne, par exclusion, lorsque la syphilis et la tuberculose ne sont pas en cause. Il est donc difficile de poser des indications qui puissent renseigner le chirurgien, sur les difficultés qu'il rencontrera, le crâne étant ouvert, pour séparer le néoplasme des parties adjacentes, des centres nerveux : souvent il ignorera, s'il se trouve en présence d'une tumeur localisée, ou diffuse. Mais, il est certaines considérations générales sur la fréquence, la disposition anatomique, et les phénomènes accidentels de ces tumeurs, qu'il est utile de connaitre.

En parcourant les statistiques d'Allen Starr, de Birsh Hirschfeld et de Seydel, les plus récentes, on trouve les proportions suivantes, pour les sarcomes, les gliômes et les glio-sarcomes réunis, 55 p. 100, 51,9 p. 100, et 63,9 p. 100. On peut en conclure que, *chez l'adulte*, ces néoplasmes se rencontrent dans la moitié des cas. *Chez l'enfant*, la proportion est moindre, et est seulement d'un quart (d'après la statistique d'Allen Starr). Les sarcomes sont parfois *encapsulés*, les gliômes généralement diffus. Ces derniers se distinguent à peine, par leur teinte un peu plus rosée, de la substance nerveuse; ils peuvent, dans quelques cas, envahir tout un lobe (Brissaud); leur évolution est souvent lente, dure parfois plusieurs années; de consistance très molle, ils sont aussi très vasculaires et ont des poussées congestives, qui amènent des hémorragies intérieures, et donnent lieu à des *ictus apoplectiques* (Bouveret), caractères qui, dans certains cas, permettent d'en prévoir l'existence, avec quelque probabilité. Lorsqu'ils sont très vasculaires, au moment de l'ablation, des hémorragies profuses sont à redouter. Très fréquemment, ils subissent la *dégénérescence kystique*, et celle-ci est parfois si complète, qu'ils simulent un kyste simple, et qu'on y est trompé, si l'examen histologique ne vient apporter son contrôle. Le contenu est séreux ou séro-sanguin. Il faut se méfier, dans ces cas, de laisser dans la substance voisine une portion néoplasique. — L'*endothéliome*, d'un tissu plus grenu, plus friable, est moins diffus, et dépourvu de vaisseaux importants.

Que ces diverses tumeurs soient localisées ou diffuses, elles sont sujettes à récidives, plus ou moins rapides. Comme pour les tumeurs analogues des autres parties du corps, l'indication est de procéder à leur ablation : outre la cessation, l'atténuation des troubles nerveux et des douleurs, on obtient ainsi des prolongations de l'existence, et quelquefois des guérisons. Nous pourrons apprécier la réelle valeur de l'action chirurgicale, dans ces circonstances, lorsque à la fin de ce rapport, nous supputerons les résultats de nos tableaux statistiques.

4° *Carcinomes.*

Ces tumeurs, dans l'encéphale, sont ordinairement secondaires, quelquefois ont des foyers multiples, et il n'est indiqué de les enlever, que dans quelques cas rares, où les douleurs sont intolérables, et les troubles intenses. Une des premières opérations de la chirurgie cérébrale eut pour objet un noyau carcinomateux, consécutif à une tumeur du sein; elle eut pour auteur Mac Ewen; et, chose remarquable, la malade, huit ans après l'opération, en bon état, vivait encore.

5° *Kystes.*

Les *kystes simples* sont le plus souvent d'origine traumatique, et représentent le reliquat d'un épanchement hémorragique : ils contiennent un liquide séreux ou hématique. Ils ont parfois l'évolution symptomatologique des tumeurs; mais les symptômes sont diffus ou atténués. Ils sont justiciables de l'incision et du drainage. On trouve encore des kystes simples, dans les scléroses cérébrales infantiles, comme dans les faits de Doyen, Broca, Oppenheim et Kohler, etc.

Les *kystes parasitaires* sont, le plus souvent, des kystes hydatiques à échinocoques, rarement des cysticerques (2 cas opérés). Dans quelques cas, ils sont petits et multiples, et constituent une véritable ladrerie cérébrale, non justiciable de la chirurgie[1]. Les kystes hydatiques cérébraux sont fréquents en Australie, et non très rares en Europe. S'ils occupent une région muette du cerveau, ils restent latents; c'est l'exception. Le plus souvent ils donnent lieu à un appareil symptomatique, qui se rapproche de celui des tumeurs cérébrales : céphalées, vomissements, vertiges, névrites optiques, crises épileptiformes généralisées, le plus souvent jacksonniennes, parésies de certains membres ou de certains groupes musculaires. Il y a cependant quelques traits distinctifs, d'avec les néoplasmes malins : intégrité de la santé générale,

1. Cas de Mousseaux, Gothard et Riche, Lévy et Lemaire; P. Sérieux et R. Mignot. *Iconograph. Salpêtrière*, 1900, p. 19, 32, 39.

marche plus lente des accidents, absence de douleurs pongitives, intermittence des symptômes (Westphal), etc. S'ils occupent le voisinage des lobes frontaux, ils donnent lieu à un affaiblissement intellectuel progressif, tel, qu'il peut survenir de la démence, des accès de manie, de l'aliénation mentale (cas d'Harrighton. Leur fréquence est grande dans l'adolescence, particulièrement de seize à vingt-huit ans : alors, ils simulent assez bien la méningite tuberculeuse, de telle sorte que d'excellents observateurs s'y sont laissés prendre (faits de Netter, Guérineau, Landouzy, Flammarion) [1]. Cependant, dans la méningite, il y a du délire, de l'élévation de température, de la rétraction du ventre, et une marche plus rapide, etc. — Leur siège et leur évolution donnent lieu à quelques considérations, utiles à connaître au point de vue pratique : à la *base*, ils compriment la protubérance, le bulbe, les nerfs; dans les *ventricules*, ils produisent une hydrocéphalie interne, progressive, qui repousse et atrophie la substance des hémisphères, et la réduit à une mince coque, en contact avec les méninges et le crâne; ces deux situations sont peu favorables à l'intervention; dans la *partie antérieure ou moyenne des hémisphères*, ils causent les troubles psychiques déjà signalés, et des troubles moteurs; en même temps, ils bombent dans la cavité ventriculaire, dont ils ne sont bientôt plus séparés, que par une mince couche de substance nerveuse, par une membrane qui, dès l'ouverture du kyste, se rompt, et donne lieu à un abondant écoulement de liquide céphalo-rachidien; dans les régions *occipitales ou cérébelleuses*, ils entrent plus rarement en contact avec la cavité ventriculaire. S'ils sont *voisins de la surface*, soit originairement, soit par développement progressif, ils arrivent à soulever, à amincir, à bosseler les os du crâne, et, chez les enfants, à écarter les sutures : au palper, la paroi s'affaisse, en produisant ou non, le *bruit parcheminé*. On a prétendu qu'on pouvait percevoir le frémissement, la vibration hydatide, par la percussion et l'auscultation du crâne, ou dans les mouvements de la parole (Rabot).

Les méthodes thérapeutiques, employées pour tenter la guérison des kystes hydatiques de l'encéphale, ont été : 1° La *trépanation large* et la craniectomie, avec ablation, ou ouverture et drainage du kyste. 2° La *trépanation étroite*, avec ponction du kyste. 3° La *ponction* à travers les os amincis. — L'*extirpation* est indiquée, quand le kyste est de moyen volume, celui d'une pomme ou d'une orange, et ne communique pas avec les ventri-

---

1. Voyez, thèses de Guérineau, 1893, et de Flammarion, 1896, sur les *Kystes hydatiques du cerveau*.

cules (bien que Estèves et Herrera Vegas, aient opéré avec succès des kystes ventriculaires); elle est d'ailleurs facile, car, ordinairement, à moins que le kyste n'ait subi des altérations inflammatoires, les adhérences sont molles, et la poche se détache presque d'elle-même. S'il y a inflammation, suppuration, les dangers d'infection sont plus grands; et, d'ailleurs, il existe parfois un début d'infection méningée; dans ce cas, l'incision et le drainage sont préférables. Cette méthode de la trépanation large, de l'incision et du drainage a donné de beaux succès à Llobet (*Rev. de Chir.*, 1892, p. 970; celui-ci fit en outre l'extirpation de la poche); à Sacré, à Graham, à Mya et Codivilla, et, plus récemment, à Estèves. Ce dernier auteur fit l'ablation, à l'aide d'une pince, de la membrane hydatide, et draina : il y eut pendant douze jours un écoulement de 800 grammes de liquide céphalo-rachidien, par jour : la jeune fille, âgée de treize ans, guérit[1]. Il importe, dans ces cas, que l'intervention soit assez hâtive, pour qu'il n'y ait pas encore d'*altération grave des nerfs optiques* : autrement l'amaurose persiste. Gohl, Jacobi et Winkler enlevèrent, avec un succès opératoire, un conglomérat de kystes hydatiques dans le lobe frontal[2]. Pour les kystes hydatiques du cervelet, nous ne connaissons que le cas de Maunsell; mais Iterson, Hermanidès et Winkler, Korteweg et Winkler, Rotgans et Winkler, rapportent des observations, où ils opérèrent heureusement des kystes néoplasiques du cervelet, soit par la voie directe, soit par ouverture de l'occipital, et drainage à travers la tente du cervelet[3]. — L'insuccès éprouvé par Verco l'a conduit à formuler la proposition de la trépanation étroite et de la ponction, ou encore de la ponction simple, à travers les os amincis du crâne : il ne nous semble pas que cette méthode aveugle présente des avantages sérieux. — Auvray, sur 17 cas de kystes hydatiques des centres nerveux, qu'il a réunis dans sa thèse, mentionne 9 insuccès; il semble, qu'en raison des progrès de la chirurgie cérébrale, et des derniers faits observés, on puisse espérer de meilleurs résultats, dans l'avenir. D'après la statistique récente de Llobet, il y aurait environ 60 p. 100 de guérisons, par l'intervention chirurgicale (in Chip., *Chir. nerv.*, 1903, III, p. 804.

1. José E. Estèves, *Progrès médical*, 1899, p. 479, et *R. N.*, 1900, p. 184. — On trouvera dans nos statistiques un certain nombre de kystes hydatiques opérés : Région motrice : Chislehom, Graham, Sacré, Eischer, O'Hara, Mya, et Codivilla, Llobet. — Lobe frontal : Verco, Estèves, Gohl, Jacobi et Winkler. — Lobe temporal : Fitzgerald. — Cervelet : Maunsell.

2. Gohl, Jacobi et Winkler, *Clin. neur. Chip.*, 1902, 683.

3. Iterson, Hermanidès et Winkler, *Chip. chirurg.*, 1902, p. 670; Korteweg et Winkler, *id.*, p. 694; Rotgans et Winkler, *id.*, 692.

6° *Tumeurs bénignes.*

Elles sont fort rares, et, en compulsant les statistiques de Bernhardt, Starr, Birsch-Hirschfeld, on trouve une proportion de 3 à 6 p. 100. Elles sont ordinairement énucléables ou extirpables, et ne comportent pas d'indications particulières.

II. — OPÉRATIONS PALLIATIVES.

Les opérations palliatives ont pour but de remédier aux symptômes, si pénibles et si graves, des tumeurs cérébrales, quand, à cause de leur siège, de leur étendue ou de leur nature, on ne peut les enlever. Elles soulagent, mais ne guérissent pas.

Nous les rangeons sous quatre chefs principaux : 1° trépanation exploratrice; 2° trépanation décompressive; 3° ponction des ventricules et ponction lombaire; 4° ablation partielle de la tumeur.

1° *Trépanation exploratrice.*

La *trépanation exploratrice* ne constitue pas, à proprement parler, une méthode distincte de cure palliative : mais il arrive fréquemment, en chirurgie cérébrale, que l'opérateur, croyant avoir, comme base de son intervention, des symptômes localisateurs, se guide sur eux, et ne trouve pas la tumeur, soit que celle-ci se dérobe, soit, plus souvent encore, que la symptomatologie ait été trompeuse, ou qu'il y ait eu une erreur commise; on croyait à une tumeur de la convexité, et celle-ci siège à la base. L'opération, si elle a été sagement conduite, ne sera pas inutile pour cela : elle exercera une action *décompressive*, si la cavité cranienne est laissée largement ouverte. Cependant, comme l'ont avec justesse fait remarquer Broca et Maubrac, les opérations exploratrices sont en général défavorables à l'évolution des tumeurs, et aux bons effets de la décompression. La palpation, les ponctions, l'incision, les recherches électriques, fatiguent et altèrent l'encéphale, irritent la substance nerveuse et ses vaisseaux, et les mettent dans de moins bonnes conditions de résistance, outre qu'elles augmentent les dangers d'infection. Il faut être *prudent* et *sobre* dans les *fouilles intra-encéphaliques*, et ne pas trop les multiplier. Et, à ce propos, se pose une importante question : est-il licite d'entreprendre une *trépanation exploratrice*, comme on fait une *laparotomie exploratrice?* En d'autres termes, peut-on ouvrir largement le crâne, pour aller à la recherche d'une tumeur, dont on connaît l'existence certaine par ses symptômes généraux, mais dont ignore absolument la situation dans l'encéphale? En raison des dangers des explorations intempestives ou immodérées, nous croyons que c'est là une entreprise très hasardeuse, et, qu'en général, il ne faut pas entrer dans cette voie, si on n'a pas quelques présomptions sérieuses sur le siège du néoplasme. Mieux vaut, dans ces cas, se contenter d'une trépanation strictement décompressive, qui n'aura pas les mêmes inconvénients.

La *trépanation exploratrice* nous semble cependant acceptable, dans les circonstances suivantes : 1° lorsque les symptômes observés font hésiter, entre un siège frontal et une situation voisine dans la région motrice; 2° lorsqu'on a quelques raisons sérieuses de supposer que la tumeur occupe le lobe temporal, à cause de quelques troubles auditifs sensoriels corticaux, ou qu'elle est voisine du pli courbe à cause d'une hémianopsie transitoire, ou encore dans le voisinage des lobules pariétaux, à cause des altérations de la sensibilité; 3° on connaît approximativement le siège de la tumeur, mais on ne sait si elle est corticale ou sous-corticale; 4° on soupçonne l'existence d'un kyste ou d'une distension ventriculaire, et la ponction est nécessaire; 5° dans les tumeurs du corps calleux, de la face interne, du lobule supra-orbitaire, et du cervelet, quelques recherches du voisinage, faites avec prudence, sont indispensables.

En résumé, ce qui nous paraît très discutable à l'heure présente, c'est *la trépanation exploratrice d'emblée*, sans aucune donnée clinique sur le siège probable de la tumeur, mais non les recherches nécessaires et rationnelles.

2° *Trépanation décompressive.*

La *trépanation décompressive* a vu débuter *sa période de vogue*, au Congrès de Berlin, en 1890, lors de la communication d'Horsley : depuis ce temps, croyons-nous, les progrès du diagnostic topographique et de la technique opératoire, ont diminué, quelque peu, le nombre des cas, où elle est *seule* applicable. Le célèbre chirurgien anglais, pour la préconiser, s'appuyait sur les bons effets, qu'il en avait obtenus, dans des cas personnels : un malade, qui lui avait été apporté dans le coma, à l'hôpital, put s'en retourner en marchant; il mourut de récidive l'année suivante, il est vrai, mais sa fin avait été très soulagée. Dans un autre cas, il s'agissait d'une tumeur du pédoncule cérébelleux moyen, qui déterminait des attaques d'épilepsie violente avec rotation du corps de droite à gauche, et des crises dyspnéiques graves. A deux reprises, Horsley réséque l'écaille occipitale, et le malade, très soulagé de sa céphalée, de ses crises et de ses attaques, vécut deux ans encore, très satisfait de ne plus souffrir. Trois ans plus tard, à la *British medical Association*, Horsley revint sur ce sujet, et Mac Ewen l'appuya, en citant deux cas heureux de trépanation palliative, pour tumeurs du cervelet.

Nous avons aujourd'hui des raisons très précises, pour préconiser la trépanation décompressive, dans les tumeurs encéphaliques inaccessibles ou inopérables : disparition ou atténuation de la céphalée et des douleurs, de la torpeur intellectuelle, atténuation de la fréquence et de la violence des crises convulsives, et souvent amélioration des troubles de la marche, des mouvements du bras, de l'aphasie, etc. Mais, rien ne met mieux *en évidence* les bons effets de la décompression, que le grand nombre d'observations, où on a constaté la disparition de l'œdème papillaire, et le retour, souvent complet, de la *fonction visuelle*. Rappelons, à cet égard, les statistiques déjà citées de Rohmer et Dupont : après les *trépanations palliatives*, on observe 28,56 p. 100 de guérisons, 42,85 p. 100 d'améliorations, contre 28,59 p. 100 de résultats nuls[1].

Dans la dernière édition de son *Traité de chirurgie cérébrale* (1899), Von Bergmann, a établi une statistique de 157 cas de *trépanations décompressives*. En parcourant ses tableaux, nous avons pu en retirer d'utiles renseignements sur la *gravité* de cette opération, et sur ses *principaux résultats*. Au point de vue de la gravité, nous comptons 25 cas, où la mort est survenue dans les premières vingt-quatre ou quarante-huit heures après l'opération, soit 15,90 p. 100 : il s'agit là des effets du *shock*, mais il faut bien tenir compte, que souvent les malades étaient très affaiblis et très anémiés par les progrès du néoplasme; 35 opérés ont succombé dans la première semaine, soit 19,08 p. 100. En résumé, 35 p. 100 des opérés n'ont retiré aucun bénéfice de l'opération palliative. Il en reste 65 p. 100, qui ont été plus ou moins améliorés, parmi lesquels 21 ont survécu de un mois à un an et demi[2]; soit, si l'on retranche 16 cas où les renseignements font défaut, 18,09 p. 100, c'est-à-dire 1/5 ont eu leur existence prolongée. La mention, *amélioration*, figure 32 fois, et celle d'*aggravation* immédiate ou consécutive 42 fois; et la vue a été très améliorée : 10 fois. Il est nécessaire d'ajouter que plus de la moitié des cas manquent des renseignements suffisants. Autre déduction intéressante de cette statistique : les tumeurs des *lobes frontaux* et celles du *cervelet*, sont celles qui fournissent la plus large contribution à la trépanation décompressive : dans le premier cas, on est intervenu 18 fois, et dans le second 33 fois,

---

1. Rohmer, *Rev. méd. de l'Est*, 1898, et Dupont, Thèse, Nancy, 1898.
2. Exactement : 6, 1 mois; 5, 2 mois; 4, 3 mois; 2, 4 mois; 1, 5 mois; 3, 7 mois; 1, 10 mois; 1, 11 mois; 2, 1 an et demi.

contre 20 à la région rolandique, dont les tumeurs sont plus fréquentes, 12 fois pour les tumeurs de la base, 8 fois pour des tumeurs des noyaux centraux. Il est évident que les progrès actuels du diagnostic diminueront de plus en plus le nombre des cas de *tumeurs frontales*, qu'on n'essaie pas de rechercher. Quant aux explorations et trépanations décompressives du *cervelet*, on a dit qu'elles étaient plus graves : cela est dû, selon nous, surtout à *l'insuffisance de la technique*, à *l'ouverture trop étroite*, qui oblige à des recherches dans un espace trop restreint.

En résumé, les malades, que torturent, jour et nuit, pendant des mois, des douleurs violentes, contre lesquelles la morphine est impuissante; qui, plongés dans une tristesse profonde, souvent dans l'obnubilation intellectuelle et physique, agités d'idées de suicide, sont les premiers à solliciter le soulagement que peut leur procurer l'intervention palliative. Après celle-ci, tous se déclarent soulagés; et, vu leur triste état, c'est faire œuvre d'humanité, malgré les effets incertains et précaires de l'opération, de ne pas la leur refuser.

Comment la pratiquer? Deux procédés sont employés. Dans l'un, on se contente de réséquer une étendue plus ou moins grande de l'enveloppe osseuse, et *on laisse la dure-mère intacte*. Dans l'autre, après la trépanation et la résection osseuse, on ouvre, ou on *résèque la dure-mère* : car, on suppose que cette membrane fibreuse, inextensible, s'oppose à la libre expansion de la masse encéphalique, et on redoute que les accidents d'hypertension ne continuent à manifester leurs effets. Quelques opérateurs provoquent, systématiquement, un écoulement du liquide céphalo-rachidien, de manière à diminuer encore la tension. — Il arrive souvent, qu'à travers l'orifice fibreux, le cerveau vient faire hernie. Sahli conseille de pratiquer la résection du champignon qui en résulte, de manière à augmenter encore la place libre dans l'intérieur du crâne : et, quand on a le choix, il est mieux, à cause de cela, de faire la fenêtre *sur une région indifférente* du cerveau. Kocher, ayant procédé ainsi, chez un enfant atteint d'une tumeur du cervelet, qu'on n'avait pu localiser, vit survenir une amélioration considérable de la vue à gauche, et la disparition de l'œdème papillaire : en même temps, la céphalée s'éteignit et la marche devint plus facile; la mort survint quelques mois plus tard [1].

Quoi qu'il en soit, il nous semble qu'au moins dans les cas graves, on peut se contenter de la *seule* résection osseuse : mais elle doit être très large, de 6 à 8 centimètres; le cerveau repous-

---

1. Cité par Broca et Maubrac. *Chir. céréb.*, p. 110.

sant la dure-mère vient bientôt faire, sous la peau suturée, une saillie arrondie, qui bombe plus ou moins fortement, avec ou sans battements. Il sera temps encore, après quelques jours, si les résultats paraissent insuffisants, de réséquer la dure-mère et d'en ourler les rebords de l'ouverture osseuse, en la fixant au périoste voisin, selon le procédé de P. Berezowski [1].

Comme conclusion : *la trépanation décompressive doit être pratiquée, en cas de tumeur inopérable, parce qu'elle soulage les douleurs, prévient l'atrophie optique et la cécité, et assez souvent prolonge la vie.*

3° *Ponction des ventricules, et ponction lombaire.*

La *ponction* et le *drainage ventriculaire*, dans le but de diminuer, plus directement encore, l'hypertension, ont été faits, dans le cas de tumeurs inaccessibles, par Keen, Hahn, Kocher, Lampiesi, et Broca : c'est une opération grave, dont les résultats ne paraissent pas avoir été satisfaisants (sauf dans le cas de Hahn où l'amélioration dura dix-huit mois, et celui de Von Boch [2]). Cette méthode, ne saurait convenir qu'à quelques cas particuliers, par exemple, dans le cas d'*hydrocéphalie ventriculaire* très prononcée ou localisée, par suite de la fermeture de l'aqueduc de Sylvius par la tumeur ou les fausses membranes de la base.

La *ponction simple*, sans drainage, est elle-même assez sérieuse, car les malades de Dercum, de Hearn, de Wymann, ont succombé. Saenger, seul, a obtenu un beau résultat palliatif; car la névrite optique disparut et la vision se rétablit (cité par Broca et Maubrac). Raymond, dans un cas de tumeur rétro-bulbaire, chez un enfant, fit faire une ponction ventriculaire, par Potherat : l'enfant succomba le lendemain, dans le coma et l'hyperthermie, sans qu'à l'autopsie, rien ne vint expliquer le dénouement brusque et imprévu [3].

4° *Ponction lombaire.*

La *ponction lombaire*, selon la méthode de Quincke et Tuffier, par la simplicité de son manuel, avait fait concevoir de réelles espérances. Elle est insuffisante, car le liquide se reproduit rapidement; et il faut la renouveler trop souvent. Dans le cas de tumeurs encéphaliques, principalement si elles sont à la base et voisines du bulbe, elle a pu occasionner la mort brusque, ainsi que le démontrent les six cas rapportés par Fürrbringer, dont quatre survenus subitement, chez des malades atteints de

1. Berezowski, in *Traité neurol.* de Chip., 1899, t. IV, p. 113.
2. Cités par Raymond, *Cliniques*, 1897, t. II, p. 719, 720.
3. Raymond, *Cliniques*, II, p. 712, 713.

tumeurs cérébrales[1]. Il semble donc que, dans les cas de néoplasies encéphaliques, il faut être très prudent, et même réservé, sur l'emploi de la ponction lombaire : il faut éviter la décompression brusque, en ne permettant, que l'écoulement lent du liquide. On a également, dans ces cas, attribué le dénouement fatal et subit, au déplacement de la tumeur, voisine du bulbe[2].

5° *Ablations partielles.*

L'ablation partielle des tumeurs encéphaliques peut être considérée comme une *opération palliative*, dans certaines circonstances. Est-elle à conseiller? Ou, vaut-il mieux laisser la tumeur *in situ*, et se contenter de la trépanation libératrice, sans tentative d'extirpation?

Lorsqu'il s'agit de *tuberculomes* ou de *syphilomes*, il est possible que la tumeur soit un peu diffuse, ait des irradiations à distance, des prolongements, qui échappent à la curette de l'opérateur. Mieux vaut évidemment éviter un curettage incomplet; mais, dans ces cas, comme lorsqu'il s'agit du curettage des abcès froids, ou du raginage des os tuberculeux, l'intervention suffira souvent à enrayer l'hyperplasie; et les débris laissés peuvent subir la rétrocession, s'ils sont peu importants. D'ailleurs, un traitement général intensif pourra activer la guérison.

Les conditions pathologiques sont tout autres, si on est en présence d'une *tumeur maligne*, trop étendue ou trop diffuse, pour être enlevée. *L'extirpation partielle* ne donne pas, en général, de bons résultats; elle est suivie parfois d'une mort rapide, soit par shock, toxi-infection, soit parce que les malades sont trop épuisés. Nous trouvons, par exemple, dans les observations des chirurgiens hollandais, les mentions suivantes : sarcome diffus de l'hémisphère droit. Extirpation partielle. Mort deux jours plus tard. — Glio-sarcome envahissant presque totalement l'hémisphère gauche. Extirpation partielle, mort le soir. — Trois tumeurs dans l'hémisphère droit : opérations sur le cervelet gauche; mort deux jours plus tard. — Tumeur du corps calleux et du septum. Opération sur le lobe frontal. Mort le lendemain. — Ces deux derniers cas montrent, cependant, que même si on ne touche pas à la tumeur, la mort peut survenir : il s'agit dans ces faits, de malades que le shock opératoire suffit à emporter[3]. On trouvera, cependant, chez

1. Cité par Raymond, *Cliniques,* II, p. 721.
2. Chipault a eu un succès, une amélioration pendant trois semaines et, d'autre part, un cas de mort rapide, ainsi que Lichtein (in Raymond, *Cliniques,* 1898, t. II, 320).
3. Von Eiselberg, Hermanidès et Winkler, p. 713; Baudet, Guldenarm et

les mêmes chirurgiens, quelques cas d'opérations partielles, qui ont procuré une survie assez prolongée, de six mois à un an et demi : mais il s'agit de tumeurs partiellement encapsulées. La conclusion, la plus rationnelle, nous paraît être celle-ci : quand il s'agit d'une tumeur manifestement trop étendue et diffuse, mieux vaut ne faire aucune tentative d'ablation. Avec cette remarque, cependant, qu'aujourd'hui avec les larges craniectomies dont on peut user, on a souvent enlevé des tumeurs très volumineuses.

S'il s'agit d'une tumeur *récidivante*, et si une première opération a été suivie de succès, il nous semble, au contraire, qu'il peut être avantageux de faire de nouvelles tentatives, bien qu'on puisse supposer que la tumeur ait quelque peu diffusé. Durante, chez sa première malade opérée en 1884, fit une seconde opération en 1896, et, elle vit encore, aujourd'hui; Bramann fit quatre interventions, pour un myxome kystique cérébral, et le malade vécut encore un an et demi; Czerny opéra trois fois un homme de quarante-sept ans, atteint d'un gliome rolandique récidivant. Chaque fois, il y eut une amélioration considérable, et la prolongation fut de deux ans et demi. Stokvis, Eberson et Korteweg opérèrent deux fois, à un an et demi de distance, un glio-sarcome qui, à la première opération, pesait 120 grammes. Guldenarm et Winkler enlevèrent, un sarcome kystique récidivé un an après la première opération, et le malade survécut un an après la seconde[1]. Ces gliomes kystiques sont fréquemment l'objet d'interventions successives; la première fois, on extirpe le kyste presque seul, la seconde on trouve un néoplasme solide. La lenteur de l'évolution de certains néoplasmes permet, quelquefois, des interventions *successives*, à longues distances. A cet égard, le fait de Mareau est instructif : ce chirurgien enleva, chez une femme de soixante-deux ans, un sarcome encapsulé de 7 centimètres sur 5 centimètres pesant 80 grammes; la maladie remontait à une *douzaine d'années*, et deux trépanations, dans lesquelles on avait seulement rompu des adhérences, avaient été subies antérieurement[2].

MÉTHODES ET PROCÉDÉS OPÉRATOIRES

Comme toutes les interventions, qui ont pour but d'extraire une tumeur, d'une cavité fermée, les ablations des *tumeurs encé-*

Winkler, *id.*, p. 717; Korteweg et Winkler, p. 721; Jacobi, Gohl et Winkler, p. 723 (in *Chir. neur.*, Chip., 1902).

1. Bramann, Czerny, in *Trac. neurol.* de Chipault, 1, 10 et 33; Stokvis, Guldenarm, etc., in Chip., *Chir. nerveuse*, 1902, p. 704 et 712.

2. Mareau, Chipault, *Trac. neurol.*, 1898, III, p. 110.

phaliques, nécessitant deux opérations successives : l'une, *préli-minaire*; l'autre, *définitive*. La première consiste dans l'ouverture du crâne, par la *trépanation*, la *craniectomie*, et les diverses *cranio-tomies*. La seconde, comprend les moyens, pour rechercher, isoler et extraire les tumeurs du sein des centres nerveux, en leur épargnant, autant que possible, toute lésion grave.

I. — OPÉRATIONS PRÉLIMINAIRES (OUVERTURE DU CRANE).

Pour ouvrir le crâne, *au bon endroit*, il ne suffit pas au chirur-gien, de connaître la *géographie cérébrale*; il faut surtout qu'il sache, d'une manière précise, les rapports qu'affectent les divers accidents de la surface des hémisphères, les circonvolutions, les sillons et les vaisseaux, qui les parcourent, avec l'enveloppe osseuse, *seule d'abord tangible pour lui*. C'est à cette science qu'on a donné le nom de *topographie cranio-cérébrale*.

Depuis l'époque où Broca, pour étudier les rapports du crâne et du cerveau, employait l'antique procédé des *fiches* (1861), imité aussitôt par de La Froulhouze, Bischoff, Féré et Poirier, bien des procédés nouveaux ont été utilisés : tels, ceux de Turner (1878), par l'étude des aires successives et correspondantes du crâne et du cerveau; de Muller, par les trépanations méthodiques et successives; de Zernoff, à l'aide de son céphalomètre (1890); de Heftler, à l'aide de dessins anatomiques *superposés* de la peau, du crâne et du cerveau, considéré comme très précis (1873); de Winkler, par les triangulations comparées du crâne et du cer-veau (procédé mis en pratique par les chirurgiens hollandais); et enfin de Fraser, d'Anderson et Makins, de Debierre et Lefort, d'Yorini, qui utilisent la photo- et l'auto-gravure cérébrales [1].

Toutes ces recherches, très intéressantes comme méthodes de précision scientifique, sont peu pratiques pour le chirurgien, qui, sur le vivant, *ne voit pas plus le crâne que le cerveau*. Seules, certaines parties de l'enveloppe osseuse lui sont *accessibles*, et il doit simplement se contenter de *points* et de *lignes de repère*, d'ailleurs suffisants.

A. *Lignes de repère*.

Il existe un grand nombre de procédés, qui tous prétendent à la précision, pour tracer des *lignes de repère*, à la surface du crâne et du cuir chevelu. Certains chirurgiens, surtout à l'étranger, se

1. Voir in Chipault, *Chir. opératoire du système nerveux*, 1894, I, p. 52 à 66, où tous ces procédés sont résumés.

servent d'*instruments spéciaux*, tels que : l'*encéphalomètre* de Kohler, utilisé par Bergmann, le *cyrtomètre* de Wilson, le *goniomètre* d'Horsley, les *craniomètres* de Kocher et Schenk, de Krönlein, etc. D'autres, emploient des *mensurations*, tracent des lignes plus ou moins compliquées, tels les procédés d'Antona, d'Horsley, de Bergmann, d'Anderson et Makins, de Stockler, de Reid, de Dana, de Lefort, de Clado, de Chipault, etc. En France, on utilise plus généralement les *procédés de mensuration* de Lucas-Championnière et de Poirier, assez simples et suffisants. Notons qu'aujourd'hui, en raison de la nécessité, bien reconnue, des larges ouvertures du crâne, surtout s'il s'agit de tumeurs, une grande précision, n'est d'aucune utilité.

Deux choses sont importantes à bien connaître, et à soigneusement fixer : 1° les *points de repère*; 2° les *lignes de repère*.

Les *points de repère* sont, sur la ligne médiane, dans le plan sagittal : le *nasion*, le *bregma*, le *lambda* et l'*inion*; et, sur les côtés : l'*apophyse orbitaire externe*, l'*arcade zygomatique*, le *trou auditif externe*, la base et la pointe de l'*apophyse mastoïde*.

Les *lignes de repère* indispensables sont : les lignes *sagittale*, de la *scissure de Rolando*, et de la *scissure de Sylvius*.

a) La *ligne sagittale* s'obtient aisément, à l'aide d'un ruban métrique, étendu du *nasion* (angle que forme la racine du nez avec le front), à l'*inion* (protubérance occipitale externe).

b) Pour déterminer la projection sur le crâne, de la *scissure de Rolando*, il suffit de préciser la situation de son extrémité inférieure, sur la face externe du crâne : on réunit les deux points par un trait.

Le *point rolandique supérieur* a été recherché, soit en se basant sur la situation du *bregma*, en arrière duquel il est placé (procédé de l'équerre flexible de Broca, du carton échancré de Lucas-Championnière) : soit, en se servant du procédé *anglo-américain*, inventé par *Hare*, qui repose sur ce fait, que la situation de la scissure rolandique est dans un *rapport constant*, proportionnel, avec la longueur du bord interne de l'hémisphère. Ce rapport serait d'après Hare de 55,7 p. 100; de 53,2 p. 100 d'après Lefort; de 52,80 p. 100 d'après Wolongham. Ces chiffres indiquent que le point cherché se trouve *un peu en arrière de la moitié antérieure* de la ligne naso-iniaque. De ses recherches personnelles, Poirier conclut, qu'il suffit d'ajouter *deux centimètres*.

Le *point rolandique inférieur* est déterminé, pour les Anglo-Américains, par la recherche à l'aide de leurs instruments, de *l'angle formé par la scissure rolandique avec la ligne sagittale*; ils l'estiment égal à 65° à 70°; mais ce rapport serait variable, et difficile à préciser, en raison des inflexions de scissure. Sur la ligne rolandique, indiquée par le côté de cet angle, ils mesurent 9 à 10 centimètres, pour avoir l'extrémité inférieure de la scissure. — Les chirurgiens allemands élèvent deux perpendiculaires, l'une postérieure à l'apophyse mastoïde qui, prolongée jusqu'à la ligne sagittale, marque par son intersection l'extrémité rolandique supérieure; l'autre part de l'articulation temporo-maxillaire, et s'élève verticalement, jusqu'à une distance de 5 centimètres, point où se trouve l'extrémité inférieure de la scissure rolandique. Ils se servent, pour tracer ces lignes, de l'*encéphalomètre* de Kohler-Bergmann. Il existe encore un grand nombre de *méthodes mensuratives*, pour trouver cette extrémité rolandique inférieure (procédés de Reid, d'Antona, de Stoekler, d'Anderson, etc.). — En France, on se sert généralement de celles qui ont été indiquées par Lucas-Championnière et Poirier. Lucas-Championnière trace une ligne horizontale de 7 centimètres, partant de l'angle *orbitotemporal*, derrière l'apophyse orbitaire externe, et sur son extrémité postérieure, élève *une perpendiculaire de 3 centimètres*, dont le sommet indique le point cherché. Poirier trace, au crayon, le bord supérieur de l'*arcade zygomatique*, et perpendiculairement, dans la dépression pré-auriculaire, *élève une ligne de 7 centimètres*, distance à laquelle se trouve l'extrémité inférieure de la scissure.

En résumé, pour déterminer la *ligne rolandique*, le procédé de Poirier par sa simplicité, et parce qu'il repose sur des recherches personnelles suffisantes, nous paraît recommandable. Il consiste en ceci : 1° pour déterminer le *point rolandique supérieur*, ajouter 2 centimètres à la moitié antérieure de la ligne naso-iniaque; un mètre en ruban suffit. Comme contrôle, et dans les cas où à cause de son peu de saillie, on ne peut trouver l'inion, mesurer sur la ligne sagittale, à partir du sillon naso-frontal, 18 centimètres sur les grosses têtes, et 17 sur les petites. 2° Pour l'*extrémité inférieure*, compter à partir du trou auditif inférieur, 7 centimètres sur la perpendiculaire pré-auriculaire à l'arcade zygomatique, ou mieux encore, prendre sur cette ligne à partir du trou auditif, *la moitié moins un travers de doigt*, de la distance auri-sagittale.

On peut être plus concis encore, et adopter cette formule mnémonique : 1° *Pour l'extrémité rolandique supérieure*, AUGMENTER *la moitié antérieure de la ligne sagittale, de deux centimètres*. 2° *Pour l'extrémité inférieure*, DIMINUER *la moitié inférieure de la perpendiculaire, pré-auriculaire, d'un travers de doigt environ.*

c) La situation et la direction de la *scissure de Sylvius*, ont été aussi l'objet de nombreux procédés *de mensuration* (tels ceux d'Horsley, de Reid, de Hare, de Dana, d'Anderson et Makins, d'Antona, et en France, de Lucas-Championnière, de Poirier, de

Lannelongue et Mauclair, de Masse de Bordeaux, de Clado, de Chipault, etc., reproduits dans le *Traité* de Chipault[1].

Nous nous contenterons d'indiquer le *trajet de la ligne sylvienne*, tel qu'il est décrit par Poirier. On l'obtient à l'aide d'un ruban métrique, étendu de l'angle naso-frontal, à 1 centimètre au-dessus du *lambda* (celui-ci est à 7 centimètres au-dessus de l'*inion*).

Cette ligne *naso-lambdoïdienne*, après avoir touché le cap de F³, suit la grande branche de la scissure de Sylvius sur une longueur de 4 à 6 centimètres, rase le *lobule du pli courbe*, et traverse le *pli courbe*. Elle passe à 6 centimètres au-dessus du trou auditif.

En *résumé* : pour obtenir les renseignements de topographie cranio-cérébrale nécessaires, *deux mensurations*, et *trois tracés*, à la surface du crâne, suffisent. Les deux *mensurations* doivent être divisées par *moitiés*. A la première (*mensuation sagittale*) on ajoute 2 centimètres ; à la seconde (*perpendiculaire auri-sagittale*), on retranche un travers de doigt, on obtient ainsi les *points rolandiques*, et la direction de la *ligne rolandique*. La *ligne sylvienne* est fournie par le tracé de la *ligne naso-lambdoïdienne*.

Quand les *lignes de repère rolandique* et *sylvienne* sont connues, le chirurgien peut diriger son action, avec une sûreté suffisante, vers les différents centres cérébraux. Sur la *ligne rolandique* se trouvent : en haut, les *centres des membres inférieurs* ; à la partie moyenne, ceux des *membres supérieurs* ; en bas, ceux de *la face*, de *la langue*, etc. ; en avant, la *frontale ascendante*, et, dans la moitié supérieure, *le pied de F²*, puis *celui de F³*, et en bas, le *centre de Broca* ; en arrière, la *pariétale ascendante*, et plus en arrière et en haut, le *lobule pariétal supérieur*. Le *lobule du pli courbe* est sur la *ligne sylvienne*, à 10 centimètres du lambda ; et le pli courbe, à 7 centimètres (Poirier). Au-dessous de la ligne sylvienne, s'étend le lobe *temporo-sphénoïdal*. Le lobe *occipital* est au niveau de l'extrémité la plus reculée de cette même ligne. Le *cervelet*, est au-dessus de la ligne *naso-inienne*, derrière l'occi-

1. Les procédés de Clado et Chipault sont ingénieux. Le premier repose sur la construction d'une *ligne clé*, donnant la direction de la scissure rolandique, et sur la connaissance d'un point de la région temporale antérieure, rétro-orbitaire, désigné sous le nom de *carrefour de Sylvius*, obtenu par l'intersection, avec la première, d'une seconde ligne (ligne sylvienne) : deux autres lignes de repère sont encore nécessaires. — Le second, *dit proportionnel*, s'applique aux crânes de toutes formes, de tous volumes ; mais il nécessite le souvenir de cinq chiffres proportionnels (pour les points pré-rolandique, rolandique, sus-lambdoïdien ou sylvien, lambdoïdien, et sus-iniaque), le tracé de cinq lignes de repère, et une opération arithmétique, il est vrai très simple (multiplication). — Il nous semble que ces deux procédés, bien que logiques et suffisamment précis, n'ont pas été adoptés par la majorité des opérateurs.

pital. Le *sinus longitudinal supérieur* suit la ligne sagittale ; le *sinus latéral* répond à la ligne courbe occipitale, au-dessous du tiers postérieur de la ligne naso-inienne ; quand on veut l'éviter, on trépane, sur le milieu d'une ligne allant de la pointe mastoïdienne, à la protubérance occipitale externe (inion). Le *pressoir* d'Hérophile est derrière cette saillie. La *portion réfléchie* du sinus latéral répond au quadrant postéro-supérieur de l'apophyse mastoïde. Les deux branches antérieures de l'*artère sylvienne* et le *sinus veineux sphéno-pariétal* de Breschet, se rencontrent lorsqu'on trépane à 5 centimètres au-dessus de l'arcade zygomatique, sur la perpendiculaire élevé sur cette apophyse, à mi-chemin de l'apophyse montante de l'os molaire et du trou auditif (Poirier).

Telles sont, résumées, les notions de *topographie cranio-cérébrale*, indispensables pour la chirurgie des néoplasmes encéphaliques.

B. *Trépanations et craniectomies par morcellement.*

Le trépan à vilbrequin classique, dit trépan de Bichat, fut le premier instrument employé, pour ouvrir le crâne, dans les ablations de tumeurs cérébrales. On essaya de le rendre plus maniable, plus expéditif, et surtout de donner à la couronne plus d'ampleur, afin d'enlever d'une fois, une plus grande partie de la surface cranienne : de là, les trépans de Lucas-Championnière, dont la couronne mesure 3 centimètres de diamètre, de Keen (couronne de 0 m. 038), et de Horsley, atteignant 5 centimètres. Ces deux derniers instruments sont d'un maniement difficile, mordent irrégulièrement la surface convexe et inégale de la boîte cranienne, pénétrant plus profondément d'un côté que de l'autre, malgré l'habileté de l'opérateur. et blessent facilement la dure-mère ou le cortex. Horsley a abandonné le sien.

Pour obtenir une ouverture plus grande, on appliquait successivement plusieurs couronnes juxtaposées, subintrantes, ou en feuille de trèfle, selon le conseil d'Ollier. Plus tard (1893), Jaboulay imagina son procédé de *trépanation bilinéaire avec travée intermédiaire*, dans lequel, entre deux rangées parallèles de cinq à six couronnes de trépan, il laissait une bande intermédiaire étroite, dont il coupait ensuite les deux pédicules au ciseau. Farabœuf avait déjà fait construire sa pince-trépan, dont la couronne quoique très petite (12 mm.), peut agir rapidement sans danger, à cause de la branche en plateau introduite entre la dure-mère et le crâne : avec elle, on arrive assez vite à agrandir le premier orifice fait par le trépan ordinaire, en l'entourant d'une couronne de petites trépanations secondaires.

Mais, si le trépan, manié par une main expérimentée et prudente, est un instrument dont il ne faut pas médire, tous les chirurgiens reconnaissent que, quand il faut multiplier les couronnes, son action est *lente*, et nécessite la *répétition d'une manœuvre*, qui n'est pas de la première simplicité. On essaya d'autres moyens d'agrandir la brèche osseuse, faite par le trépan. Dès que Lannelongue eut démontré combien était inoffensive la craniectomie, on employa, avec plus de hardiesse et plus de largeur, les pinces coupantes : Horsley se servit de son « Cranked forceps », qui n'est qu'une pince de Lister appropriée; Lucas-Championnière, de sa pince-gouge; Collin inventa des pinces-gouges nouvelles, et Matthieu son emporte-pièce à tranchant unique. C'était, en réalité, un retour vers les *tenailles incisives* et *à bec de perroquet* d'Ambroise Paré. Ainsi fut créée la *méthode de morcellement*.

Avec ces diverses pinces coupantes, on enlève de petits fragments de la voûte cranienne, qui permettent d'agrandir l'ouverture primitive, dans la direction nécessitée par le siège du néoplasme; si le crâne est dur et épais, ces fragments sont parcellaires, et, il faut employer de la force. Le *morcellement* ne convient qu'aux parois craniennes minces, telles qu'on les rencontre chez les enfants, les adolescents, et dans certaines régions de l'enveloppe osseuse (région temporale, etc.). Il s'agit d'une méthode d'une *utilité complémentaire*, facile il est vrai, mais lente et laborieuse, et qui reste loin de l'idéal, obtenu dans la laparatomie, pour les tumeurs abdominales. Comme le dit le professeur Terrier, dans sa Leçon : « Le plus funeste, dans les procédés de morcellement, c'est certainement la durée de l'ouverture du crâne, alors qu'il importe d'agir le plus rapidement possible, pour éviter le shock, et aller à la recherche du néoplasme ».

C. *Craniectomie à la scie et au ciseau.*

En présence de cette insuffisance du morcellement, le protagoniste de la chirurgie cérébrale, Victor Horsley, l'un des premiers, chercha d'autres moyens. Il existait, dans l'arsenal chirurgical, une scie antique dite « scie de Hey » à l'étranger, et, chez nous, « scie à crête de coq »; il l'utilisa, soit pour faire sauter les ponts intermédiaires à trois ou quatre couronnes de trépan bornant un espace cranien, soit pour tailler d'emblée une large pièce osseuse quadrilatère ou allongée. On scie d'une main ferme, mais précautionneuse, la table externe, puis le diploé, ayant soin de vérifier, les progrès de la pénétration dans l'os, avec un stylet introduit dans la rainure; ou s'arrête généralement à la table interne, qu'on brise de quelques légers coups de ciseau. Malgré la prudence et la souplesse de la main, comme il y a dans une même région de crâne, des inégalités d'épaisseur et de résistance très grandes, il peut survenir des éraflures de la dure-mère : pour les éviter, Doyen, dans sa nouvelle instrumentation, a pourvu cette scie d'un curseur gradué, l'empêchant de trop avancer.

Afin d'aller plus vite dans la séparation de l'os, Horsley pensa à utiliser l'action des *scies circulaires* de l'industrie, dont il existait déjà, en chirurgie, des modèles sous les noms de *polytritome* de Péan, de scie circulaire d'Ollier, etc. Il eut d'abord des moteurs à main; puis, il employa le tour des dentistes; et, nous le vîmes apparaître à l'un de nos congrès, pour nous présenter une ingénieuse scie circulaire, mue par l'électricité. Dans la leçon de Terrier, et dans la thèse d'Auvray, nous trouvons les modèles variés de scies à mouvements rapides, qui furent employées par lui en Angleterre, ou inventées en Amérique : scie rectiligne d'Hawskley, scie circulaire et *ostéotome spiral* de Cryer; « *Bone Cuttler* », couteau des os de Wright; et enfin, *meule coupante* de Horsley, qui use l'os, et y fait presque instantanément, une perte de substance. Il semble que ces divers instruments, sans doute parce qu'il est difficile de les maîtriser, ne donnèrent pas grande satisfaction; car, vers la fin, nous voyons Horsley revenir à la simple scie à amputation, préconisée ensuite par Auvray dans sa thèse (1896).

Le *ciseau à main* fût aussi employé, soit pour faire sauter un pont entre des orifices de trépan, soit pour régulariser, soit pour étendre des pertes de substance : nous en parlerons, plus amplement, à propos du procédé de craniotomie de Wagner, qui le mit en faveur.

Le caractère propre de cette instrumentation est de créer une *perte de substance*, d'enlever une partie plus ou moins étendue de l'enveloppe crânienne : la brèche produite est définitive, permanente. On fait ainsi une *craniectomie*.

Quelle est la valeur de cette opération? Quels sont ses inconvénients?

Elle ouvre une large fenêtre sur le cerveau, puisque dans un cas d'Horsley, elle mesurait 10 cent. 1 2 sur 7 centimètres; et que, Terrier a vu l'opérateur anglais enlever, d'un côté de la tête, près de la moitié de la calotte crânienne. Elle permet suffisamment, dans nombre de cas, de faire les explorations, les recherches et les manipulations nécessaires, pour trouver la tumeur, et en pratiquer l'ablation. Elle a même l'avantage de laisser la voie à peu près ouverte, pour combattre les récidives, auxquelles il faut souvent penser, quand il s'agit de tumeurs encéphaliques. Mais le centre nerveux, dépouillé de sa carapace osseuse, n'est-il pas exposé aux traumatismes, aux inflammations méningées? On a accusé le procédé de faciliter la *hernie cérébrale*. Comme l'a indiqué Horsley, celle-ci est plutôt l'effet de l'encéphalite, qui survient, si on a commis une faute d'asepsie.

Pour éviter ces accidents possibles, on a essayé d'établir un moyen de protection solide pour le cerveau, en introduisant, sous le tégument et le périoste, des plaques d'os décalcifié, de celluloïde, de métal, en réimplantant les rondelles du trépan, et les pièces osseuses entières ou fragmentées, en faisant de l'hétéroplastie, de l'autoplastie, tibiale ou cranienne, par les procédés de König ou de Durante, ou avec le crochet de Dahlgren[1]. Ces moyens, ne réussissent pas toujours; on peut observer des rétentions, des inflammations, sous les corps étrangers ainsi ensevelis, bien qu'on les ait percés de trous; et, comme nous l'avons indiqué, la fermeture hermétique du crâne, n'est pas toujours de mise, quand il s'agit de néoplasmes, susceptibles d'une nouvelle végétation. Si, malgré cet inconvénient, on emploie les méthodes de *résection temporaire*, dont nous allons parler, c'est qu'elles sont plus rapides, et moins traumatisantes.

Dans les observations, que nous avons parcourues, nous n'avons pas vu que les craniectomies larges aient eu les inconvénients indiqués. Un de nos malades, opéré pour traumatisme cranien (enfoncement avec nombreux éclats), eut une perte de substance de la largeur de la paume de la main, dans la région frontale, toujours très exposée, il a pu reprendre, sans inconvénients, son pénible métier de manœuvre de maçon. Reconnaissons, cependant, que, dans les régions exposées, la *craniectomie* crée une difformité peu gracieuse.

D. *Craniotomie à lambeau ou temporaire.*

a) Nous ne parlerons pas de la préparation du malade, ni des modes d'anesthésie, par le chloroforme ou l'éther, ni des soins aseptiques, à donner à la région opératoire : ils sont clairement exposés, dans les ouvrages classiques. Nous nous bornerons, sur ce sujet, à quelques considérations sommaires, très suffisantes.

La plupart des chirurgiens préfèrent le chloroforme, parce qu'il ne congestionne pas l'encéphale, comme l'éther; et qu'une fois le crâne ouvert, il suffit de petites doses, pour entretenir le sommeil. Horsley, chez l'adulte, y joignait l'injection d'une petite

1. Voyez sur ce sujet : Chipault, *Chir. op. du système nerveux.* 1895, p. 151.

quantité de morphine, et Keen a recherché le resserrement des vaisseaux, par un peu d'ergotine : peu d'opérateurs usent de ces moyens, non indispensables, et peu avantageux. — Broca et Maubrac, à la suite d'Horsley, donnent le conseil de tracer, la veille de l'opération, au crayon de nitrate d'argent, les *lignes de repère*, toujours au nombre de deux, quel que soit le siège de l'opération : la ligne *rolandique* et la ligne *sylvienne*. On peut ainsi prendre le temps de recherches méthodiques et précises; on évite, pour trouver les saillies, de se livrer, le jour de l'intervention, à des manipulations exposées à moins d'asepsie. On a dit de marquer, avant l'opération, les lignes de repère par trois points dans le crâne, faits avec un poinçon stérilisé, ou par l'implantation de trois petits clous sans tête. Précaution un peu inutile, quand il s'agit de craniotomie à lambeau, le fragment cranien devant être soulevé et déplacé. — D'après Broca et Maubrac, pendant l'opération, on peut se servir des antiseptiques ordinaires, tant que le cerveau n'est pas mis à nu : après, on doit en être parcimonieux, à moins qu'il n'existe un foyer d'infection. Beaucoup utilisent l'eau boriquée tiède, ou l'eau saline stérilisée. Nous avons employé, sans inconvénient, les solutions ordinaires de sublimé, étendues d'eau.

b) Craniotomie de Chalot-Wagner; emploi du ciseau. — Chalot est réellement le premier chirurgien qui, en 1886, montra sur le cadavre, qu'on pouvait facilement et largement ouvrir le crâne, *avec le ciseau* : il indique, d'une manière très précise, dans son *Traité de médecine opératoire*, le procédé à suivre. Le mérite particulier de Wagner est d'avoir réalisé l'opération sur le vivant (1889), et d'être, en réalité, l'initiateur de la *craniotomie temporaire*. Nous avons à apprécier la valeur de l'instrumentation nouvelle, et l'importance de la méthode.

On sait, en quoi consiste l'opération de Wagner : circonscrire sur la partie du crâne qu'on se propose de mobiliser, un lambeau cutané en forme d'U, et choisir le lieu de son pédicule, de manière à ce qu'il soit suffisamment pourvu de vaisseaux; lorsque la peau s'est rétractée, l'appliquer fortement sur le crâne, et couper le périoste au ras de son bord. Alors, *avec le ciseau*, attaquer la marge osseuse, répondant à la portion arrondie de l'U, et ne s'arrêter que lorsque la partie osseuse a été complètement traversée. Les branches horizontales de l'incision servent à creuser un sillon, et à introduire un ciseau étroit, pour affaiblir le pédicule osseux, et le fracturer. Puis, avec un élévateur, on soulève le lambeau ostéo-cutané : la dure-mère apparait à découvert. Plus tard, Wagner supprima les parties horizontales de son lambeau, qui compliquent, sans offrir de réelle utilité.

Nous allons maintenant faire connaître, sommairement, les modifications apportées, ultérieurement, à l'opération de Wagner.

c) Modification à la craniotomie de Wagner. — Poirier, en 1891, montra qu'il suffisait de faire une incision circulaire, et de laisser au pédicule de 3 à 4 centimètres; après section osseuse, il affaiblissait le pédicule, en faisant rétracter la peau à sa base, et en donnant quelques coups de ciseau sur sa portion osseuse : on pouvait ensuite achever de la fracturer, et soulever la pièce entière, avec un élévateur. Pour rendre la manœuvre plus facile, Poirier fit fabriquer un ciseau spécial et un marteau commode : à la même époque, nous utilisions, dans le même but, les ciseaux de Mac Ewen.

Muller, en 1890, avait essayé de limiter le lambeau osseux à la couche externe du crâne, procédé difficile d'exécution, et sans grand avantage, quoique Durante l'utilise fréquemment. Il a été, depuis, rendu plus facile par l'usage du crochet de Dahlgren.

Toison (de Lille), après avoir creusé avec un fin ciseau quatre petites tranchées aux angles d'un lambeau quadrilatère, coupe les parties intermédiaires, de *dedans en dehors*, avec une scie linéaire flexible, et soulève d'une pièce, le morceau détaché (Congrès de Chir., 1891).

Bruns, avec un lambeau de même forme, combine le trépan, le ciseau et la scie.

Enfin, Chipault, en 1893, expose son procédé de *craniotomie bilinéaire avec travée autoplastique intermédiaire*, non sans une certaine parenté avec celui de Jaboulay. Au point de vue instrumental, il repose sur l'emploi simultané du *trépan*, et d'un *ciseau spécial*. Après taille et rétraction d'un lambeau quadrilatère, à côté étroit, répondant à la base du crâne, et constituant le pédicule, il perfore ses deux angles supérieurs, par deux couronnes de trépan. Celles-ci lui servent d'amorce pour creuser, soit à la pince-gouge, soit au ciseau et au maillet, soit encore avec la pince-trépan de Faraboeuf, deux travées étroites, qui descendent, des angles supérieurs, vers les inférieurs ou angles basaux du lambeau. Le quadrilatère ainsi circonscrit, ne tient plus au crâne, que par son bord supérieur, et par son pédicule : ceux-ci sont sectionnés avec le ciseau spécial, en haut d'un orifice de trépan vers l'autre, en bas, d'une extrémité inférieure de la travée à l'autre. Le *ciseau*, employé par Chipault, a un tranchant oblique, et est pourvu de deux épaulements mousses. Il attaque le crâne *obliquement* et *sur la tranche*, l'un des épaulements étant entre la dure-mère et l'os, l'autre sous le périoste et la peau.

Chipault prétend ainsi, diminuer l'ébranlement des organes encéphaliques, les orifices faits avec le trépan brisant, selon

Ollier, les vibrations transmises, et le martelage s'exerçant selon une tranche de section, et non normalement à la surface du crâne. Nous sommes déjà loin de la simplicité du procédé de Wagner.

d) Appréciation de la craniotomie de Wagner et de l'usage du ciseau. — Les différentes modifications apportées à l'opération primitive de l'auteur allemand ont l'inconvénient de prolonger la durée du temps, nécessaire à la section de l'os. C'est précisément un des avantages de la méthode de Wagner, d'être d'une exécution remarquablement rapide, et cependant, de découvrir une surface de cerveau étendue, qu'on peut d'ailleurs augmenter encore, en faisant deux lambeaux juxtaposés, comme l'a exécuté Bramann. Nous avons, pour notre part, taillé aisément des lambeaux de 10 centimètres, et la section de l'os proprement dite ne nous demandait que 7 à 8 minutes.

On a élevé *deux critiques* contre la trépanation au ciseau : 1° le ciseau peut avoir des *échappées*, qui blessent la dure-mère et le cortex ; 2° il nécessite un *martelage*, qui ébranle et commotionne les centres nerveux.

Il est certain que le crâne a une épaisseur, une densité, une résistance variables, dans ses diverses régions, selon les individus, et selon l'âge. Mince et flexible chez les enfants, il est fragile chez les vieillards, à cause de l'atrophie sénile. Manouvrier a fait remarquer que son épaisseur est *en corrélation* avec le développement général du squelette : sur un sujet à os frêles, le crâne est volumineux et mince ; si le squelette est massif, et petite la boîte cranienne, il a probablement, une épaisseur et une résistance plus grandes. Ces inégalités, ces variations, montrent que le ciseau doit être manié avec prudence : mais ces inconvénients existent aussi pour la scie et le trépan. On peut éviter les *échappées* du ciseau, si on est attentif. Dans les observations que nous avons parcourues, cet accident n'est pas mentionné, ou n'a pas eu de suites sérieuses.

Ce qui effraye les assistants, ce sont les coups de marteau assez forts, que certains opérateurs donnent sur le ciseau, si le crâne est dur : il semble qu'il doive en résulter une commotion, dont d'ailleurs personne n'a fourni la preuve, en clinique. On pourrait lire dans la thèse de notre interne Leplat, de nombreux exemples de craniotomies au ciseau, qui furent faites par nous, chez des individus, cependant, *déjà violemment traumatisés* ; ils avaient des fractures à fragments multiples avec enfoncement, des esquilles pénétrantes, et l'état cérébral était très accusé ; un enfant de quatre ans, après une chute grave, avait eu des convulsions épileptiques, produites par une esquille pénétrante et un début de méningite. Cependant, tous ces malades guérirent sans incidents, et il n'apparut pas, que l'opération eût déterminé de la commotion.

Il faut apprendre à nous servir du ciseau, comme font les ouvriers, les praticiens, qui, avec un instrument un peu gros et un marteau assez volumineux, savent sculpter une arête vive, une fine saillie, sans brisure. Il faut de la souplesse dans le poignet, de la fermeté et de la sensibilité, dans la main. Nous nous servons du ciseau de Mac Ewen, à cause de son manche volumineux et octogone, qu'on a bien en main. Nous n'essayons pas de pénétrer, d'un seul coup, dans la profondeur de l'os. La tête étant bien posée sur un coussin de sable, médiocrement rempli, de manière à ce qu'elle s'y dessine un lit, et fermement maintenue par les mains d'un aide, nous faisons autour du lambeau, *trois tours* successifs de sections au ciseau. Le premier a pour but de faire le tracé, et n'intéresse guère que la table externe, pénètre au plus d'un millimètre et demi; le second coupe le diploé; et c'est seulement dans le troisième, qu'avec plus de prudence et de délicatesse, nous essayons de terminer la section. Souvent, malgré l'intégrité du pédicule, on s'aperçoit alors que la plaque osseuse se soulève d'elle-même, et elle peut paraître un peu mobile. Si cela n'est pas, nous vérifions notre ligne de section, et nous détachons ce qui tient encore. Puis, introduisant doucement, par un léger mouvement de reptation, le ciseau, à l'endroit favorable, nous soulevons peu à peu le fragment osseux, en même temps que le pédicule se brise. Dans les sections, le ciseau doit être tenu avec une obliquité d'au moins 45°, par rapport à la surface du crâne : on risque moins de blesser les parties sous-jacentes, et on obtient un *biseau oblique,* très favorable à la coaptation.

Nous pensons, en résumé, que la craniotomie au ciseau, ne mérite pas les critiques trop sévères, formulées contre elle : elle nous paraît plus spécialement utilisable, pour les ouvertures qui ne dépassent pas une dizaine de centimètres.

e) Hémicraniotomie temporaire. Procédés de Doyen. — Les procédés de Doyen réalisent la craniotomie à lambeau de Wagner, dans la plus grande étendue possible, puisque la section comprend toute une moitié du crâne. Deux instrumentations peuvent être utilisées : l'une à main, l'autre électrique. Cette dernière, nécessitant une source d'énergie et une installation spéciales, nous ne parlerons que de l'opération, que peuvent exécuter tous les chirurgiens.

L'hémicraniotomie de Doyen consiste essentiellement dans la taille d'un vaste lambeau convexe, commençant derrière l'apophyse orbitaire externe, s'élevant jusque près de la ligne sagittale, qu'elle suit à un centimètre de distance, et descendant, en arrière sur le pariétal ou l'occipital, pour se terminer au niveau du pavillon de l'oreille ; le pédicule, d'une largeur de 4 à 5 centimètres, est alimenté par les artères temporales. Après avoir récliné, à la rugine, les bords de ce lambeau, de manière à mettre l'os à nu sur une largeur d'un centimètre, on perfore celui-ci de petits trous, avec un *trépan à cliquet* muni d'une *mèche perforatrice*; ces trous sont ensuite élargis jusqu'à la dure-mère exclusivement, par une *fraise* de 12 millimètres de diamètre. Puis, on sectionne les parties intermédiaires, avec une *scie à main*, comparable à la scie de Hey, mais munie d'un *curseur* spécial, qui ne laisse passer qu'une petite étendue de son bord denté, de manière à ne lui permettre d'intéresser l'os, que dans une profondeur mesurée d'avance, à l'aide d'un petit *mensurateur* de l'épaisseur du crâne. La section à la scie respecte entièrement la table interne, et celle-ci est ultérieurement divisée à l'aide d'une *pince emporte-pièce* très étroite (3 millimètres). Certains opérateurs préfèrent, dans ce but, se servir du *petit ciseau*, faisant partie de l'instrumentation, et qui peut être introduit de champ, dans le sillon creusé par la scie. Lorsque la section est terminée, la moitié du crâne, formant un vaste *volet* osseux, se trouve rabattue sur l'oreille. D'après Doyen, cette large ouverture de la cavité cranienne ne demanderait qu'une vingtaine de minutes.

Pour juger de la *valeur* de *l'hémicraniotomie*, il serait nécessaire de posséder un certain nombre de faits cliniques, provenant d'opérateurs différents. Depuis 1896, et la thèse de Marcotte, nous ne connaissons que quelques faits, ceux de Monod et de Vidal, et les observations du mémoire Jonnesco[1]. Ce travail contient 6 cas, dans lesquels l'hémicraniotomie a été employée comme méthode décompressive, chez des épileptiques et des microcéphales. Dans aucun des cas, la mort ne serait imputable à l'opération : un des malades est mort de gangrène pulmonaire; un autre a succombé quatre semaines après l'intervention, sans que l'autopsie en ait indiqué la cause; les quatre autres ont guéri sans incidents, et l'un d'eux avait subi une double hémicraniotomie.

Quoi qu'il en soit de cette pénurie de faits cliniques, à l'heure présente, l'opération de Doyen ne nous parait pas, malgré l'étendue des sections, comporter une gravité telle, qu'elle ne puisse être employée avec avantage, et comporter certaines indications. Elle nous parait surtout utilisable, pour la recherche des néoplasmes, qu'on a des raisons de supposer volumineux, ou

---

1. Marcotte, *Hémicraniectomie temporaire*, Thèse, Paris, 1896. — Jonnesco, *Trav. de Chir.*, Masson, édit.

profondément situés. Le *manque d'amplitude* dans l'ouverture du crâne a été souvent cause *d'opérations imparfaites*, dans lesquelles *on a laissé des portions de tumeur*, faute d'un jour suffisant pour les découvrir.

f) Craniotomies frontales, bipariétales ou du vertex, occipito-cérébelleuses. — Les perfectionnements, introduits dans le manuel et l'instrumentation de la craniotomie, nous permettent de concevoir la possibilité d'ouvrir le crâne, dans d'autres régions, que les parties latérales. Une large craniotomie à volet frontal, conduirait plus aisément sur un néoplasme, occupant les faces sus-orbitaire et interne du lobe frontal, ou situé au niveau de la partie antérieure du corps calleux. — Nous avons, dans un cas publié par notre interne Delobel, pratiqué au *ciseau*, une *craniotomie bipariétale* ou du *vertex*, avec résection du sinus longitudinal, pour enlever un gros fibrome de la faux de la dure-mère; le pédicule du lambeau, qu'il fallut tailler, correspondait à la fosse temporale droite [1].

La *craniotomie postérieure* ou *occipitale*, serait précieuse, pour découvrir largement le cervelet et enlever ses néoplasmes, car on sait que, si dans la recherche de ceux-ci, la léthalité est plus grande, c'est dû surtout à l'étroitesse de l'ouverture, qu'on a pratiquée jusqu'ici. Ch. Remy et Jeanne, dans une communication à la Société anatomique, en 1898, ont indiqué un procédé de résection large, pour mettre à découvert la région cérébelleuse [2]. Ils taillent, selon le mode de Doyen (en perçant des trous avec le trépan à fraises, et en les réunissant par morcellement, avec une forte pince emporte-pièce), un vaste lambeau ostéo-cutané à pédicule inférieur. Quand celui-ci est rabattu, ils voient (*d'un côté*) la dure-mère cérébrale qui recouvre le lobe occipital, l'insertion de la tente du cervelet, et la dure-mère cérébelleuse. Ils ouvrent successivement la dure-mère cérébrale, puis la dure-mère cérébelleuse, réséquant entre deux ligatures, le sinus latéral. On obtient ainsi un espace suffisant, bien moins étroit que celui dans lequel on manœuvre ordinairement, qui permet d'explorer la partie postérieure du *lobe cérébral*, et les faces supérieure et inférieure du *lobe cérébelleux* d'un côté. Ce lambeau ostéocutané, que Remy et Jeanne ont limité à un des côtés du cervelet, pourrait être *bilatéral*, de manière à obtenir une *valve postérieure*, ayant sa charnière au voisinage du trou occipital, et découvrant tout le cervelet. Dans une observation de tumeur cérébelleuse,

---

1. Duret et Delobel, *Journ. des Sc. méd. de Lille*, 1900, p. 537, et *Bull. Soc. anatomo-clinique*, 1900, p. 262.

2. Ch. Remy et Jeanne. Deux procédés pour aborder chirurgicalement le cervelet et le lobe occipital, *Soc. anat.*, 1898, p. 12.

que nous allons communiquer au Congrès, nous avons exécuté, avec succès, chez un malade, l'opération conçue par Remy et Jeanne. La crainte de la blessure de l'énorme sinus latéral, arrête les opérateurs, dans les interventions sur le cervelet. Cependant, avec quelques précautions, en décollant doucement la dure-mère, on entraîne celui-ci sans le léser, et il est facile ensuite, si utile, d'en faire la ligature : nous y avons pleinement réussi dans notre cas.

g) Craniotomies de Codivilla et des chirurgiens italiens. — Le chirurgien de Bologne a communiqué, en 1900, un procédé de section des os du crâne tout personnel : il le pratique avec une lame d'acier très coupante, fixée sur un levier qui prend point d'appui sur un pivot vissé dans le crâne. En imprimant au levier un mouvement circulaire de va et vient, on coupe rapidement la paroi cranienne, et on obtient un lambeau ostéo-cutané formant volet, comme dans l'opération de Wagner[1]. Quelques années avant Codivilla, Zuccaro, Secchi, Padula, avaient inventé des instruments assez analogues, pourvus de lames coupantes, mues par un mouvement de va et vient comparable. Padula a aussi indiqué un procédé de sectionnement du crâne, de dehors en dedans ou de dedans en dehors, à l'aide d'une scie à chaîne. Roncali se sert d'une scie spéciale et d'un cranioclaste, instruments semblables à ceux qu'il emploie, dans les laminectomies. Enfin Durante et Roncali usent encore d'un craniotome spécial ou de la pince ossivore ou craniotome de Montenovesi, instruments ingénieux à action rapide, pour les craniectomies[2].

h) Hémostase du lambeau cutané et du diploé. — L'hémostase, est un temps très important, de toutes les craniectomies : elle doit être complètement et rapidement exécutée, car il ne s'agit alors que d'une opération préliminaire, et le chirurgien doit la meilleure partie de son activité à l'ablation de la tumeur.

Bon nombre d'opérateurs, font l'*hémostase préventive* des parties molles, par l'application d'un lien élastique, autour de la partie inférieure de la tête : celui-ci doit être mince et ne pas glisser; un tube de drainage ordinaire, enroulé deux fois, et fixé par une pince, remplira bien ce rôle (Doyen). Lambotte a essayé d'une hémostase localisée à la région opératoire, en tendant sur quatre crochets fixés dans le cuir chevelu, en quadrilataire, un tube qui, par son élasticité, comprime les parties molles sur la convexité du crâne[3].

---

1. Codivilla, *Rev. de Chir.*, 1900, II, p. 646.
2. Voyez Chipault : *État actuel de la Chirurgie nerveuse*, 1903, t. III, p. 112 à 133, où Roncali fait la description de ces procédés et instruments, employés en Italie.
3. Lambotte, *Trav. de neurol.*, Chipault, II, p. 35.

On peut arrêter l'écoulement de sang provenant des artères du cuir chevelu, qui, fortes et nombreuses, saignent beaucoup au moment de la section jusqu'à l'os, par des pinces en T, ou avec les petites pinces à mors plats, imaginées par Chipault, qui, analogues à celles qui servent à tendre le linge, se ferment d'elles-mêmes[1]. Si l'on veut lier, il faut les saisir avec un fin tenaculum, comme le conseille Poirier, ou passer un fil avec l'aiguille de Reverdin, ou même avec une aiguille courbe à chas fendu, comme je le fais ordinairement.

L'hémorragie, qui provient des espaces spongieux du diploé, peut être arrêtée par un tamponnement à la gaze iodoformée, ou avec un tampon d'ouate stérilisée. On a préconisé l'application d'un mastic fait de cire et d'huile[2], l'écrasement de l'os entre les mors d'un porte-pince. Vidal s'est bien trouvé d'arroser largement la tranche osseuse, avec du sérum gélatinisé à 10 p. 100. Si un vaisseau important du diploé donne beaucoup, comme cela peut se rencontrer quand l'os est parcouru par un réseau caverneux, on peut le bourrer à la gaze iodoformée avec un fin stylet, ou le désunir de sa paroi osseuse avec la pointe d'un bistouri, à laquelle on imprime un mouvement de rotation; ou enfin, l'oblitérer en enfonçant une petite pointe d'os décalcifié, ou même un morceau d'allumette asepsié par le sublimé, comme je l'ai fait avec succès. Dans un cas, Eiselberg, Hermanidès et Winkler, pour une résection dans la région cérébello-occipitale, rencontrèrent dans le diploé des lacunes grosses comme le pouce, qui bravèrent longtemps tous les efforts du tamponnement. Le malade mourut des suites opératoires; et, à l'autopsie, on trouva le diploé parcouru par un canal veineux, large de 3 centimètres, qui recueillait le sang de tous les espaces caverneux de l'os et se terminait dans une grande veine, entrant dans la tumeur, placée entre la dure-mère et l'os[3].

II. — Opération définitive (ablation de la tumeur).

Ainsi que nous avons essayé de le mettre en relief, l'ouverture du crâne, n'est qu'une *opération préliminaire*; le chirurgien doit réserver la meilleure part de sa sollicitude, pour *l'ablation de la*

1. Chipault, *Trav. neurol.*, II, 1897.
2. Mélange d'Horsley, Lucas-Championnière :
        Vaseline } ā̄ā 50 gr.
        Paraffine }
        Acide phénique, 5 gr.
La cire doit être légèrement fondue, de consistance malléable.
3. Eiselberg, Hermanidès et Winkler, *Chir. neur.* de Chipault, I, 1902, p. 679.

tumeur. De ce que celle-ci, couchée dans un lit mou et friable, ne nécessitera pas de grands efforts pour l'extraire, il ne faut pas conclure que l'opération ne sera ni délicate, ni périlleuse. — Nous insisterons sur les points suivants : 1° Ouverture de la dure-mère; 2° Recherche de la tumeur; 3° Extirpation des tumeurs superficielles; 4° Extirpation des tumeurs profondes; 5° Accidents de l'opération; 6° Règles propres à l'extirpation de certaines tumeurs particulières; 8° Pansements et phénomènes consécutifs. — L'examen des résultats généraux de l'extirpation des tumeurs encéphaliques sera, après nos tableaux statistiques, l'objet d'une étude spéciale.

a) Opération en deux temps. — Horsley est le premier chirurgien qui ait conseillé de ne pas faire la craniectomie et l'ablation de la tumeur en même temps, afin de diminuer les effets du shock traumatique; vers le 3° ou le 4° jour, il enlève les sutures, soulève le lambeau, et va à la recherche de la tumeur. Son avis a été suivi par plusieurs chirurgiens, entre autres Keen, Beevor et Ballance, Bergmann, Broca, Schwartz, etc. Il nous semble qu'il n'est pas sans inconvénient, de troubler les phénomènes de réparation, d'exposer les malades à un nouveau traumatisme, cause encore d'asepsie. et qu'il convient de réserver l'opération en *deux temps*, aux cas où le sujet est faible et déprimé, ou à ceux dans lesquels, on soupçonne une tumeur volumineuse. D'ailleurs, aujourd'hui, les méthodes rapides de craniotomie abrègent beaucoup le temps nécessité par l'opération préliminaire.

b) Examen et ouverture de la dure-mère. — Lorsque le volet osseux a été rabattu, il est utile d'inspecter la surface de la dure-mère, pour voir si elle n'offre pas quelques particularités dignes d'intérêt : vascularisation, épaississements, traces inflammatoires, *changement de coloration*, adhérence aux parties sous-jacentes, absence de battements. Ce dernier signe indique le voisinage de la tumeur, dont les saillies peuvent être apparentes, sous le voile membraneux. En palpant légèrement, en essayant de mobiliser, on se rend compte des rapports avec la surface cérébrale, on choisit les points favorables à l'incision, et on voit s'il sera nécessaire de réséquer une partie, qui, adhérente à la tumeur, devra être enlevée avec elle. — L'incision se fait, en soulevant la dure-mère avec une pince à griffes, et après ouverture du pli formé avec la pointe du bistouri, on introduit doucement, entre elle et le cerveau, une sonde cannelée, sur laquelle on pratique la section. A l'incision cruciale, on préfère aujourd'hui le lambeau courbe, fait à un centimètre des bords de l'ouverture osseuse, afin de faciliter la suture. S'il se rencontre une branche méningée ou une veine importante, on en fera la ligature, en passant un fil avec une aiguille. Ensuite, le lambeau sera soulevé doucement de manière à ne pas rompre les adhérences trop brusquement, s'il en existe, et à ne pas déchirer la pie-mère et le cortex.

c) *Recherche de la tumeur*. — Si elle est *superficielle* et appartient aux méninges, la tumeur apparaît sous forme d'un champignon rougeâtre, framboisé, ou blanc-grisâtre, qui refoule les circonvolutions, où il s'est creusé un lit; quelquefois, c'est un petit polype fibreux, pédiculé, gros comme une noix ou une petite pomme, serti dans la substance nerveuse; il faut le sortir de sa loge, en écartant les circonvolutions, pour l'apercevoir (cas d'Appert et Gandy).

Si elle a *pris naissance dans la pie-mère* ou *le cortex*, la tumeur forme une masse plus ou moins saillante, à la surface de laquelle rampent des vaisseaux tortueux et des veines dilatées : autour, la pie-mère est œdématiée. Dans d'autres cas, il s'agit d'une tumeur dure, encapsulée, énucléable. Quelquefois, on voit à la surface plusieurs kystes transparents ou bleuâtres, contenant un liquide séreux ou hématique: il s'agit alors d'un *gliôme kystique*, souvent diffus, peu distinct de la substance nerveuse.

Quand la tumeur occupe la *profondeur*, est *sous-corticale*, elle n'est pas *apparente*; et des *recherches méthodiques* sont nécessaires pour la découvrir.

A l'*inspection*, elle peut révéler sa présence par une *plaque de vascularisation*, une *tache* blanc-jaunâtre, ou grisâtre, un *état pâle et anémié* des circonvolutions. Le cerveau tend à faire *hernie* à travers l'orifice fait aux méninges, et il a perdu ses *mouvements d'expansion*. « Si *le cerveau ne bat pas*, il est à peu près certain, qu'au-dessous du point mis à nu, on trouvera une tumeur ou une collection, ayant à peu près l'étendue de la surface qui a perdu ses battements » (Chipault).

La *palpation*, faite au niveau de la partie découverte indique : tantôt de la *mollesse*, de la *rénittence*, et il faut penser à une tumeur molle, à un kyste ou à une collection liquide; tantôt de la *dureté*, de la *résistance*, qui indique un sarcome ou un tuber-calome. Il faut comparer avec la consistance des parties voisines. L'*exploration digitale* doit s'étendre au delà de la partie découverte, sous la dure-mère, au niveau des sillons et des circonvolutions, et même jusque dans la grande scissure inter-hémisphérique, si on n'en est pas trop éloigné (Terrier).

L'*exploration avec une aiguille pleine* et mousse, n'offre aucun inconvénient, si elle est faite avec précaution et méthodiquement. L'aiguille, moins grosse qu'un stylet de trousse, doit être enfoncée lentement et progressivement, si on veut sentir les différences de consistance. On peut la faire pénétrer à une profondeur de 4 à 5 centimètres, en divers endroits, judicieusement choisis.

La *ponction* avec l'aiguille creuse et mousse, révèle parfois l'existence d'une collection liquide, dont le contenu doit être recueilli avec soin, pour être soumis à l'analyse. S'il donne, par l'ébullition et les acides, un précipité albumineux, il s'agit d'un kyste néoplasique; si le précipité est nul, insignifiant, on peut avoir affaire à un kyste hydatique (Verco).

L'*exploration électrique* a été utilisée surtout, en Angleterre et en Amérique; elle est applicable à la région motrice, et se fait avec une tige stérilisée, pourvue de deux pointes fines; si, dans la région qu'on suppose être le siège de la tumeur, on n'obtient aucun mouvement de la face ou des membres du côté opposé, c'est une présomption en faveur de son existence.

Byrom-Bramwell, dans ces derniers temps, a appelé l'attention sur l'importance de l'*exploration électrique*. Dans deux cas, il avait diagnostiqué, à cause d'attaques jacksonniennes, très caractérisées, l'existence de tumeurs dans la zone rolandique; l'ouverture du crâne ayant été pratiquée, on ne trouva pas de néoplasmes; la surface cérébrale parut saine. Cependant, l'*application des courants faradiques n'avait pu déterminer aucune contraction, dans les membres ou la face*. Dans ces deux cas, la mort étant survenue peu après, à l'autopsie, on trouva des *gliômes sous-corticaux* volumineux (*Brit. med. Journ.*, 1900, II, p. 1783).

L'*incision*, avec un bistouri ou un ténotome allongé, est aussi un moyen d'exploration très utile : elle se fait sur la crête des circonvolutions, dans un endroit privé de vaisseaux, et perpendiculairement, de manière à écarter plutôt qu'à sectionner, les fibres de la couronne rayonnante. La résistance qu'éprouve l'instrument, l'état de la tranche de section, pâle ou saignante, si elle rencontre le tissu néoplasique, fournissent quelques renseignements. Le doigt enfoncé dans la plaie, qui doit avoir une largeur de 2 à 3 cent., et une profondeur égale, a dans certains cas révélé une *dureté*, indice de la tumeur. Quelques opérateurs agrandissent l'incision et en éloignent les bords avec des écarteurs plats, pour voir dans la profondeur; c'est une manœuvre délicate, dans laquelle on doit éviter toute attrition de la substance nerveuse. Mieux vaut, peut-être, renouveler l'incision en un ou deux points; ou, comme le fit Guldenarm, *exciser* une petite partie de l'écorce pour introduire le doigt librement, et sentir la tumeur.

Tels sont nos *moyens d'exploration* [1]; si on ne trouve pas la

---

1. J'ai parlé ailleurs de l'emploi des rayons Röntgen, comme moyen de diagnostic (*partie non publiée*).

tumeur, il ne faut pas toujours penser qu'elle n'existe pas, ou qu'on a commis une erreur de diagnostic. Edinger rechercha dans la région motrice une tumeur, qui s'annonçait par des troubles moteurs des membres supérieur et inférieur gauches, et il ne la trouva pas, bien qu'il eût extirpé une portion du cortex; dix mois plus tard, Vierordt contata la persistance des symptômes, et malgré une première intervention négative, Czerny rouvrit le crâne, et enleva un tuberculome sous-cortical, qu'il ne trouva que par l'incision et le toucher. Son poids était de 205 grammes [1].

d) Extirpation des tumeurs superficielles. — Si elles appartiennent à la dure-mère, leur ablation, avec ou sans résection de la membrane, est facile : il faut quelquefois les déloger du lit, qu'elles occupent dans la substance cérébrale, ou, au fond d'un sillon. Dans d'autres cas, elles sont sessiles, fongueuses, adhérentes au cortex ou à l'os, occupent la base, où la dure-mère est fixe, la faux cérébrale, la tente du cervelet; et alors, l'opération est plus laborieuse, quand elle est possible. — Il est à noter que la chirurgie des méninges donne d'assez bons résultats : les chirurgiens hollandais ont obtenu cinq succès complets et définitifs, sur 10 opérés de ce genre.

Les tumeurs superficielles *de la pie-mère, de ses vaisseaux, et du cortex* (endothéliomes, sarcomes, gliômes, tuberculomes), varient de nature et d'aspect. Si elles sont limitées, encapsulées, énucléables (principalement les endothéliomes, tumeurs de la paroi interne des vaisseaux, et les fibro-sarcomes), il suffit de les dégager doucement avec une spatule, ou avec le doigt, en lésant, le moins possible, la substance nerveuse voisine. — Si le néoplasme (ordinairement sessile dans ce cas) est parcouru par un réseau vasculaire abondant, artériel et veineux, entouré d'une zone œdémateuse, la conduite sera un peu différente. On pourra, à l'exemple de Beevor et Ballance, circonscrire la tumeur, par une série de ligatures passées à travers le cortex, et plus ou moins profondément dans la substance nerveuse, et faire une incision dans le cercle formé par les ligatures; et, ensuite, achever avec la spatule. Les auteurs précités furent contraints d'agir ainsi, parce qu'ayant commencé à dégager la tumeur avec les doigts, ils furent en présence d'une hémorragie formidable. Il faut d'ailleurs noter que certaines régions de la convexité cérébrale sont vasculaires, et constituent des zones, sinon dangereuses, demandant plus ou moins de précautions : tels sont, le carrefour sylvien, la partie inférieure du sillon de Rolando, l'ex-

---

1. Vierordt, *Rev. de neurol.*, 1895, p. 145.

trémité postérieure de la scissure de Sylvius, d'où s'échappent des branches artérielles importantes, et le voisinage de la grande scissure interhémisphérique, où les veines de la convexité, parfois très volumineuses, se déversent dans le sinus longitudinal (Poirier, Chipault). On est obligé, parfois, d'apposer un certain nombre de ligatures périphériques, dans quelques tumeurs *angiomateuses*, ainsi que le firent Guldenarm, Rotgans (anévrismes racémeux) et Korteweg [1]. — En général, on néglige trop l'hémostase préalable par les ligatures, sous prétexte que l'hémorragie peut être arrêtée par le tamponnement, et est rarement inquiétante; mais l'écoulement de sang abondant traumatise la pulpe nerveuse, et favorise l'infection et l'encéphalite.

Certains néoplasmes, se manifestent à la surface des hémisphères, sous l'aspect de *kystes simples* ou *multiples* (sarcomes et gliômes kystiques). Il s'en écoule un liquide citrin ou hématique, soit par la ponction, soit par rupture spontanée de la poche, au moment de l'opération. Le kyste parait, dans quelques cas, *constituer à lui seul la tumeur*, et les apparences sont si trompeuses, que certains chirurgiens, ont borné à son ouverture et au drainage, leur intervention. Souvent, pièces en main, on hésite; l'examen histologique est nécessaire, pour révéler la nature du néoplasme. Reynier, chez un enfant, auquel il avait d'abord enlevé un kyste simple en apparence, dut faire une seconde opération à quelques mois de distance, et il enleva, cette fois, une tumeur solide. Westermann, sur les conseils de Wertheim, ponctionne un kyste du lobe occipital, ayant donné lieu à de l'hémianopsie, et situé à un demi-centimètre au-dessous du cortex; il s'en échappa un liquide séreux, contenant 5 gr., 25 p. 100 d'albumine; deux mois et demi après, le chirurgien hollandais fut obligé de faire une seconde opération, au même endroit, et on trouva un gliôme diffus : au bout de trois mois, le malade mourut. Bramann ouvrit un kyste de la région rolandique, contenant 25 grammes de sérosité roussâtre, et le tamponna à la gaze iodoformée; le malade fut ensuite opéré deux fois pour un myxo-sarcome diffus [2]. Dans un cas de Guldenarm et Winkler, le kyste siégeait dans la région du pli courbe, et était gros comme un œuf de poule; il s'en échappa un liquide clair, et on constata qu'il descendait en entonnoir dans la profondeur du cerveau; sa paroi était lisse; malgré cela, on enleva, quelques jours après, une partie de l'écorce adjacente : un an après, les accidents recommencèrent, et dans une seconde opération, on

1. In Chipault, *Chir. nerv.*, 1902, I, p. 693 à 702.
2. Reynier, *Congr. chir.*, 1891; Wertheim, Salomonson et Westermann, Chip., *Chir. nerv.*, 1902, I, p. 719; Bramann in Auvray, thèse, 1896, n° 14.

enleva 70 grammes de tissu infiltré (sarcome globo-cellulaire); le malade survécut un an et demi encore, après quoi, la troisième récidive l'emporta. Ces tumeurs kystiques sont donc très récidivantes. Aussi, si on a des raisons de croire qu'il ne s'agit pas d'un kyste simple, convient-il de les extirper, en réséquant les tissus à distance de leurs parois; il faut ensuite vérifier l'état de la cavité produite, pour voir s'il ne reste pas de noyaux néoplasiques. Parfois, ces kystes sont multiples, et on est obligé d'effondrer plusieurs poches. Ils se rencontrent dans toutes les régions de l'encéphale. Vermey trouva une tumeur kystique gorgée de sang, vers la ligne sagittale; avec un peu de prudence, il put l'attirer un peu au dehors; quelques kystes se rompirent; mais il réussit à l'extirper de la face médiane de l'hémisphère, où elle occupait le lobule paracentral et la face interne de F'. C'était un gliôme du poids de 75 grammes. Iterson de Leyde, rencontra dans le cervelet, une masse polykystique, dont il creva les poches avec le doigt; puis, il tamponna la cavité : le malade fut opéré deux fois consécutivement pour vider le contenu de la cavité kystique, il vécut trois ans. Nous ferons remarquer, en passant, qu'il existe aussi dans la région du cervelet des tumeurs liquides, des kystes de dégénérescence, des foyers sanguins traumatiques; Korteweg en draina un avec une petite mèche de gaze iodoformée, qu'il enferma d'une manière permanente sous le lambeau. Le malade guérit, et apprit l'écriture de Braille, parce qu'il était aveugle. Rotgans, d'un de ces kystes cérébelleux, fit l'extraction d'une masse calcaire [1].

Enfin, les *néoplasmes superficiels*, qu'ils viennent de la dure-mère, ou qu'ils naissent de la pie-mère et du cortex, peuvent être diffus, au moment où on les opère; ils s'étalent en nappe, et envahissent à la fois la substance nerveuse, les enveloppes, et même la voûte cranienne : le curettage, conseillé en pareil cas, donne peu de résultats, ainsi que les extirpations partielles. Quand on le peut, mieux vaut les enlever en totalité, par la résection simultanée du crâne et du cerveau. Il faut, dans les cas de tumeurs diffuses, ne pas fermer le crâne, afin de pouvoir facilement opérer les récidives : on obtient la cessation des douleurs, et, dans quelques cas, la prolongation de l'existence, par des interventions successives.

c) *Extirpation des tumeurs profondes.* — Les tumeurs profondes n'apparaissent pas à la vue, quand le crâne est ouvert : la ponction, si elles sont liquides; la palpation avec ou sans incision, si

---

1. Iterson, Hermanidès et Winkler, *Chir. nerv.* de Chip., 1902, I, p. 690; Korteweg et Winkler, *id.*, 691; Rotgans et Winkler, *id.*, 692.

elles sont solides, en révèle l'existence. Souvent, à leur niveau, les circonvolutions sont aplaties, élargies, les sillons effacés. Elles sont recouvertes par une couche de substance nerveuse, qui varie entre 1 et 6 centimètres (9 centimètres dans un cas). Comment les atteindre, à cette profondeur? Quelles règles suivre, dans leur ablation ?

Si la tumeur, *énucléable*, ne dépasse pas le volume d'une amande, d'une noix, d'un marron, une simple *incision* suffit : avec une spatule, ou avec le doigt, faisant écarter les lèvres de l'incision, on sépare la tumeur des parties voisines, et on l'extrait aisément de son lit cérébral.

Si la tumeur atteint le volume d'une pomme, d'une mandarine, d'un œuf de poule ou plus, une *résection* de la substance nerveuse, dans une certaine étendue, est nécessaire, afin de rendre facile, sans attrition, l'extirpation de la tumeur, et de laisser un orifice suffisant pour l'évacuation des liquides sécrétés, et le tamponnement de la cavité. Selon le conseil d'Horsley, on plonge *perpendiculairement* le bistouri, et on coupe, circulairement, la substance cérébrale, autour du néoplasme. Cette résection peut être précédée de la ligature des vaisseaux, s'il s'en présente d'importants, à la surface du champ opératoire. C'est ainsi que procéda Guldenarm, pour une tumeur de la région motrice. « En palpant la frontale ascendante, on sent quelque chose de dur. On ligature quelques veines pie-mériennes, et on excise un coin elliptique de l'écorce des deux circonvolutions centrales. L'hémorragie ayant cessé, on enlève la tumeur, qui était dure comme une pierre » (sarcome calcifié de 5 cm. sur 4 cm.)[1].

Les *tumeurs diffuses*, qui occupent la profondeur du centre ovale, ne sont ordinairement reconnues que pendant l'opération. On a fait l'incision, et on a commencé à isoler le néoplasme, mais on s'aperçoit qu'il envoie des prolongements dans la profondeur, ou à une distance qu'on ne peut atteindre : il est, en outre, mal limité, formé d'un tissu mou, peu distinct de la substance cérébrale voisine, quelquefois parsemé de kystes. Il est de ces tumeurs qui occupent un ou deux lobes, une grande partie de l'hémisphère, ou qui peuvent être suivies jusqu'aux noyaux centraux, où elles ont leur origine. Que faire en une telle occurrence? Si l'état de l'opéré le permet, s'il n'y a pas de perte de sang notable, on continue d'enlever à la curette mousse, tout ce qu'il est possible du néoplasme : mais il faut se garder, de pénétrer dans le ventricule latéral, ou ses prolongements. Les chirurgiens hollandais ont fait un certain nombre de ces opérations. Les

---

1. Guldenarm. Chirp., *Chir. nerv.*, 1902, I, p. 702.

malades se sont trouvés soulagés, et quelques-uns ont survécu plusieurs mois; l'un d'eux subit, pour une tumeur du pli courbe, trois opérations, et vécut six mois; chez un autre, un sarcome diffus du poids de 120 grammes fut enlevé avec les doigts, et ce n'est qu'un an après, qu'on dut intervenir pour une récidive. Ce sont évidemment des opérations qu'on n'entreprend pas de propos délibéré; mais les extirpations partielles sont souvent un soulagement. Toutefois, si on reconnaît que le néoplasme est par trop étendu, il vaut mieux s'abstenir. C'est dans ces circonstances surtout, qu'il importe de laisser le crâne ouvert, afin de maintenir les bons effets de la décompression, et de surveiller la récidive.

ɣ) Accidents de l'opération. — Ils sont au nombre de deux, méritant quelques remarques : *l'hémorragie, l'ouverture des ventricules.* — L'hémorragie a sa source dans un vaisseau artériel, ou est en nappe, abondante surtout dans les tumeurs diffuses. Tout vaisseau qui donne doit être lié *délicatement*, surtout dans le cas où il s'agit des artères et des veines, qui rampent à la surface de la tumeur et de l'hémisphère. Les pinces sont trop lourdes et déchirent. On a dit les vaisseaux trop friables, pour supporter les ligatures : c'est exceptionnel. Celles-ci doivent être faites avec un fil *de catgut fin*, qu'on passe avec une petite aiguille *ronde*, comme celles qui servent aux sutures intestinales: pendant qu'on lie, il faut que le fil tombe lâchement, de manière à éviter toute traction sur lui. On néglige trop, en général, une *hémostase bien faite*, qui a l'avantage de préserver de l'attrition de la pulpe nerveuse par le sang, ou par les lavages et tamponnements, nécessités pour l'enlever. Très souvent, cette hémostase par ligature sera préventive, et précédera les incisions, surtout si on a affaire à un angiome, à une tumeur vasculaire. Si on a blessé le sinus longitudinal, le sinus latéral ou une grosse veine, c'est encore à la ligature totale ou latérale, qu'il faut avoir recours : les accidents de thrombose ou de phlébite, jadis redoutés, ne sont pas à craindre, si le fil est *aseptique*. Il m'est arrivé de lier latéralement, une fois, le sinus longitudinal, de réséquer le sinus latéral; je n'ai vu survenir aucun accident. Ces complications sont plus à craindre dans les cas septiques, dans les interventions pour abcès, suppurations. L'hémorragie abondante et en *nappe*, survient principalement, après l'ablation des tumeurs profondes ou diffuses. On a conseillé de l'arrêter, par le tamponnement avec des solutions de cocaïne, d'antipyrine, d'adrénaline. Ces hémostatiques doivent être employés avec discrétion. L'arrosage avec l'eau chaude à 45°, avec le sérum gélatiné au 1/10 peuvent être utilisés; mais il faut se défier des lavages abondants, ils diluent la pulpe cérébrale. Le meilleur moyen hémostatique, est le tamponnement et la compression : on termine l'opération, et on introduit, dans la cavité laissée par l'ablation de la tumeur, une mèche de gaze iodoformée, repliée sur elle-même, *légèrement tassée*, et la remplissant exactement; *au-dessous d'elle*, on a eu soin de placer un drain assez souple, de manière à ce que, la gaze étant imprégnée, l'écoulement des liquides, ordinairement assez abondant à cause du liquide céphalo-rachidien, puisse se faire librement, et qu'il n'y ait pas de rétention. Horsley recommande de ramener le lambeau par-dessus le tamponnement, et de le fixer par quelques points de suture : c'est un moyen de compression avantageux, à condition que le drainage soit bien assuré.

L'ouverture des ventricules est considérée par beaucoup d'opérateurs, comme un accident redoutable, qu'il faut absolument éviter. Chipault et Broca, dans leurs *Traités de chirurgie* des centres nerveux, insistent sur les dangers de l'ouverture des ventricules : ils l'accusent de causer des morts rapides ou lentes, par l'écoulement trop abondant de liquide céphalo-rachidien, par *l'hyperthermie* et *l'infection*. Il se développe, en même temps, des convulsions et des contractures généralisées. Ils citent des faits relatifs surtout à l'ouverture de kystes hydatiques (Verco, Parry, Davenport), de cavités porencéphaliques, au drainage ventriculaire thérapeutique. Mais, il existe d'autres faits contradictoires; Poirier a pu extraire une balle de la corne d'Ammon, en traversant le ventricule latéral; Heidenhain a réséqué le lobe temporal, pour une tumeur maligne venant des plexus choroïdes, et leurs malades guérirent. Estèves vit sa malade opérée d'un kyste hydatique du lobe frontal, perdre pendant douze jours, 800 grammes (chaque jour) de liquide céphalo-rachidien, et eut un succès complet. Dans nos recherches, nous avons rencontré plusieurs cas, dans lesquels les tumeurs elles-mêmes provoquèrent un écoulement abondant de liquide céphalo-rachidien, pendant plusieurs mois, à travers des fissures ethmoïdales, sans que survinssent d'accidents graves (cas de Wollenberg, Mac Caskey, etc.). J'ai donné mes soins à un jeune confrère, qui, à la suite d'une fracture de l'ethmoïde, eut pendant longtemps « des écoulements intermittents de liquide céphalo-rachidiens par le nez, et qui guérit ». Ce n'est donc pas seulement l'abondance de l'écoulement qui est en cause, mais *surtout l'infection*. Il en est de même pour les cavités articulaires et péritonéales. Toutefois, dans l'ablation des tumeurs cérébrales, il faut éviter, autant que possible, l'ouverture ventriculaire, parce que, par l'orifice créé, il pénètre du sang, des débris de la tumeur, des eaux de lavage, qui sont la cause des infections et morts rapides. Si cet accident survenait, il faudrait aussitôt oblitérer l'ouverture, par le tamponnement à la gaze iodoformée.

g) Règles propres à l'extirpation de certaines tumeurs en particulier. — Il s'agit de considérations relatives aux particularités que présentent les opérations, selon le *volume*, la *nature* et le *siège* des tumeurs.

Nous savons que Horsley, Czerny, Bramann, Poirier, etc., ont enlevé des tumeurs encéphaliques du poids de 150, 250 grammes et plus, et dont le volume dépassait celui d'un œuf, d'une orange et même du poing. Quelques-uns des opérateurs ont extrait le néoplasme entier : mais la plupart ont eu recours au *morcellement*. C'est là une manœuvre avantageuse, quand il s'agit de tumeurs volumineuses; car elle permet une moindre dilacération de la substance nerveuse. En cas de tumeur diffuse, c'est encore au morcellement avec la curette, qu'on est obligé d'avoir recours. C'est aux grosses tumeurs, que convient surtout la craniotomie à lambeau. Si l'hémicraniotomie totale, allant de l'apophyse orbitaire à la protubérance occipitale externe, n'est pas indispensable et constitue un traumatisme un peu exagéré, on peut en réduire les dimensions et ouvrir, par exemple, la moitié ou les 2/3 de la partie latérale du crâne. Ces grandes fenêtres permettent en réalité une manœuvre plus facile, une extirpation des tumeurs moins traumatisante pour les centres nerveux; l'emploi simultané de la fraise, de la scie et du ciseau, ainsi que le comporte l'instrumentation de Doyen, rend l'ablation plus rapide, facile et sûre.

La *nature des tumeurs* influe sur le manuel opératoire, ainsi que nous l'avons indiqué suffisamment, pour les néoplasmes *sarcomateux* et *gliomateux*. — Les *tuberculomes* ne sont pas toujours sous la forme de masses localisées : à la surface, elles se manifestent parfois sous l'aspect de fongosités, de substance violacée, mollasse, qu'il faut enlever à la curette, comme dans le cas de Broca. — Les *syphilomes* ont, dans quelques cas, un caractère diffus. Le Dentu trouva la couche corticale malade sur une hauteur de 4 à 5 centimètres, d'aspect gris mat; il la curetta sur une épaisseur de 2 à 3 centimètres, et il rencontra alors un foyer de couleur jaune citron, et, autour de lui, des tractus fibreux grisâtres, qui reliaient la tumeur à la substance nerveuse voisine (zone de tissu de formation, scléro-gomme). — L'*actinomycose* affecte la forme d'abcès mal limités, contenant des grains d'actinomyces; dans le cas unique de Keller, la récidive se fit un an après, sous forme d'une collection purulente, dont l'ouverture n'empêcha pas la mort rapide du malade. — Les *angiomes* sont parfois localisés, sous forme de masses fibro-caverneuses, qu'on enlève à la manière des sarcomes limités, comme dans le cas de

Poirier; mais parfois, ils sont racémeux, cirsoïdes, formés de vaisseaux tortueux, enlacés; il faut, avant l'excision du corps principal du néoplasme, apposer une série de ligatures, sur les vaisseaux artériels et veineux, qui les entourent (observations de Guldenarm, de Rotgans, de Korteweg). Chez un malade, qui avait de l'exophtalmie, des intumescences des paupières et de la joue droite, avec pulsations et souffle intense, s'entendant sur la joue et le pariétal, et qui présentait, en outre, des attaques jacksonniennes des membres droits, Winkler diagnostiqua un *anévrysme cirsoïde de l'artère ophtalmique droite* et de la *sylvienne gauche*, surtout de sa branche rolandique; Rotgans se contenta de faire la ligature des plus gros vaisseaux, et d'un amas pulsatile artério-veineux, occupant la zone motrice; l'hémiparésie et l'aphasie guérirent; les attaques convulsives devinrent moins fréquentes; l'exophtalmie, un peu diminuée, avait cessé de croître, et un an après, en 1900, le malade se portait bien[1]. S'il s'agissait d'un *anévrysme vrai*, sacciforme, occupant une des branches de la sylvienne ou l'artère cérébrale postérieure, la poche pourrait être comprise entre deux ligatures et extirpée, selon la méthode actuelle de la cure des anévrysmes des membres. On sait que dans certains cas, ces dilatations vasculaires peuvent être diagnostiquées par l'auscultation du crâne, qui révèle leur souffle et en indique à peu près le siège, et par la coexistence de certaines manifestations symptomatiques des tumeurs cérébrales, et enfin, par leur marche lente et nettement progressive. La ligature de la carotide primitive a été utilisée, à une époque où le diagnostic des tumeurs cérébrales était peu avancé. (Coë, 1884, Th. Gougenheim).

Les *kystes simples*, séreux, ont une cause inconnue, ou sont d'origine congénitale, comme dans le cas de Doyen. Ils sont justiciables de l'incision et du drainage (cas de Terrier et de Broca). Il ne faut pas les confondre avec les *kystes néoplasiques*, beaucoup plus fréquents, et nécessitant comme nous l'avons indiqué, l'extirpation, avec la poche, d'une zone notable de la substance nerveuse voisine, où existent des éléments néoplasiques. Dans le cas de Doyen, le drainage dut rester en place pendant sept semaines; la sécrétion se tarit peu à peu. — Les *kystes traumatiques* sont constitués par le résidu d'un épanchement sanguin traumatique, persistant souvent pendant des années; ils sont superficiels, entre la dure-mère et l'os, ou dans la pie-mère, et *parfois sous-corticaux*, comme dans le fait de Diller et Buchanan, qui opérèrent avec succès un homme de trente-quatre ans, ayant reçu un coup

1. Rotgans et Winkler, *Chir. nerv.* de Chipault, 1902, p. 695.

sur la tête un an auparavant. On les observe assez fréquemment chez les enfants et les adolescents, comme le prouvent les trois cas de Kocher : ils sont quelquefois accompagnés de fractures, de dépressions du crâne, et ils peuvent communiquer avec les ventricules latéraux, qui parfois se sont rompus au moment du traumatisme (Kocher [1]). Raymond, a donné à ces lésions, le nom de *porencéphalie traumatique*. Ces cavités doivent être incisées et drainées. Quelquefois on fait un léger curettage, si elles sont revêtues de débris membraneux.

Les *kystes hydatiques* offrent le danger assez fréquent de la *communication intraventriculaire*, puisque Verco sur 52 cas a compté 15 fois une ouverture ventriculaire, soit dans 30 p. 100 des cas et, en outre, dans 10 p. 100, il n'existait qu'une mince membrane de séparation [2]. Aussi, le chirurgien australien conseille-t-il de faire une ouverture petite, et d'exercer une compression ; il parle même de faire la ponction, à travers le crâne, par une petite perforation ; cette méthode est aveugle. Il semble que l'incision avec ablation de la poche, si celle-ci est mobile, et peut venir sous les tractions d'une pince, convienne à ces tumeurs ; il faut ensuite les drainer. S'ils sont profonds, la ponction précédera l'incision, pour indiquer leur siège. Les faits de Graham, Llobet, Fitzgerld, Estèves, etc., montrent qu'on peut obtenir la réussite, malgré l'écoulement du liquide céphalo-rachidien : des précautions aseptiques très rigoureuses, et des pansements, souvent renouvelés avec un soin particulier, sont nécessaires. — Llobet (République Argentine), dans un article récent, conseille, pour la cure des kystes hydatiques du cerveau, la *craniectomie temporaire*, facile, à cause de la minceur de la paroi osseuse ; il préfère, après extirpation de la membrane interne de la poche, *l'occlusion complète* et le *drainage superficiel*, entre la dure-mère et les os, ou sous la peau (et non dans la cavité du kyste), afin de ne pas favoriser l'écoulement du liquide céphalo-rachidien. Sa statistique lui donne 40 p. 100 de mortalité, tandis qu'elle est de 60 p. 100, par le procédé avec drainage. D'après lui, la guérison complète, s'obtient dans un peu plus de la moitié des cas. Il relate 18 opérations, la plupart chez des enfants et des adolescents (7, de un à dix ans, et 10, de dix à quinze ans [3]). — W. McHill, de Melbourne, relève 13 opérations de kystes hydatiques du cerveau, en Australie, où ils sont fréquents, avec 6 succès. (Maunsell, Graham, O'Hara (2 cas), Nedwill, Bird [4]).

1. Kocher, in Thèse Auvray, n°s 49, 50, 51.
2. In Chipault, *Chir. des centres nerv.*, 1891, p. 289.
3. In Chipault, *État actuel de la Chirurgie nerveuse*, 1903, t. III, p. 815.
4. *Id.*, p. 916.

Le siège des tumeurs se prête à quelques modifications, dans le manuel opératoire. — Les tumeurs de la *région motrice* sont les plus fréquentes et les plus accessibles : la craniotomie latérale type leur convient. Elles n'offrent de difficulté d'extraction, que si elles sont profondes, ou si elles occupent le lobule paracentral et la face interne des hémisphères. Nous avons vu qu'un sarcome de cette région avait échappé à Monod ; par contre, Vermey réussit à attirer en dehors un gliôme kystique, qui occupait le lobule paracentral et la face interne de la première frontale. Mais, nous pensons que la voie pour atteindre ces tumeurs, si le diagnostic topographique est fait, est la *craniotomie bi-pariétale*, ou du *vertex*. — Les tumeurs de la *région frontale*, si elles sont en avant de la zone motrice, peuvent être atteintes par la craniotomie latérale, comme les précédentes. Si elles occupent le lobule supra-orbitaire ou la face interne, il nous semble qu'il serait plus avantageux de les aborder, par la *craniotomie frontale* ou *antérieure*. Booth et Curtis eurent la plus grande peine à extraire par la voie temporale, malgré une large craniectomie, un tuberculome du volume d'un œuf de poule, occupant le lobule supra-orbitaire, et s'étendant en dedans jusqu'à l'apophyse clinoïde. Les tumeurs de la face interne envahissent souvent les deux hémisphères, au-dessous du bec du corps calleux : on arrivera plus facilement jusqu'à elles par la voie antérieure.

Les tumeurs des lobes *pariétal* et *occipital*, peuvent s'enlever par une *craniotomie postéro-latéral*. Celles du *lobe temporal* sont suffisamment accessibles par la voie ordinaire.

Enfin, les néoplasmes de la *face interne* des hémisphères (les deux sont souvent envahis en même temps), de la faux de la dure-mère, pourront être attaqués avec un jour suffisant, après *ouverture sagittale*.

Pour les tumeurs du *cervelet*, qui semblent donner lieu à plus de difficultés et à une léthalité plus grande, nous avons indiqué la possibilité de faire une *craniotomie postérieure* ou occipitale en volet, permettant de découvrir la partie postérieure des hémisphères, l'insertion de la tente, et la face postéro-inférieure des hémisphères cérébelleux.

h) Soins et phénomènes consécutifs. — Dans les cas simples, s'il s'agit d'une tumeur superficielle, on fera la suture de la dure-mère au catgut, et on pourra refermer. S'il existe une cavité profonde, laissée par l'extirpation de la tumeur, nous avons suffisamment insisté sur l'utilité du tamponnement à la gaze, bien fait, pour n'y plus revenir. Dans tous les cas, nous sommes partisan du drainage, avec un tube de caoutchouc souple et de moyen calibre : on le placera sous la dure-mère ou dans la cavité, afin de permettre l'issue du liquide céphalo-rachidien : la résection des bords de la valve osseuse, ou une perforation de sa partie moyenne faite à la fraise, permettront au drain de venir à l'extérieur, sous le pansement. Ce drainage sera supprimé, après quelques jours.

Les *accidents post-opératoires*, les plus communément observés, dans les cas graves sont : le *choc opératoire*; l'*hyperthermie*; les *phénomènes convulsifs* et les *troubles paralytiques*; l'*encéphalo-méningite*, et la *hernie cérébrale*;

Le *choc traumatique* ou *shock* est surtout à redouter, quand la tumeur est volumineuse, profonde ou diffuse, et que son ablation a nécessité des manœuvres longues et difficiles. Les stimulants avant et après l'opération, les injections d'éther, de caféine, de sérum artificiel sont les meilleurs moyens de le combattre. Sahli, d'après ses expériences, attribue le choc opératoire, qui survient quelquefois assez rapidement dans les heures qui suivent l'opération, surtout si elle est grave, au changement de la *statique cérébrale*, causé par le vide laissé par la tumeur. Quand on aura lieu de le redouter, mieux vaut recourir, selon le conseil d'Horsley, à l'*opération en deux temps*[1].

1. Il existe quelques cas de *mort subite*, pendant les ablations de tumeurs cérébrales ou cérébelleuses. Jaboulay relate l'histoire d'un malade de trente ans, qu'il trépana deux fois pour un tubercule du lobe droit du *cervelet*, du volume d'une grosse noix. Il avait présenté tous les symptômes caractéristiques d'un néoplasme de cet organe : crise de céphalée occipitale, emprosthotonos, vertiges, titubation, tendance à osciller et à verser à gauche, asthénie très marquée, surdité légère, polyurie légère, intelligence intacte, etc. Une première trépanation, faite dans la fosse cérébelleuse droite, suivie de ponction capillaire, ne donna aucun résultat. Au moment du pansement, il y eut un *arrêt inquiétant de la respiration pendant deux ou trois minutes*. Le soulagement ne dura que quelques jours. Huit jours après, on fit une deuxième trépanation au-dessus de la première, dans la région occipitale. Hypertension cérébrale accusée, hernie cérébrale à travers les incisions de la dure-mère. On allait refermer la plaie, quand on s'aperçut que *brusquement le malade cessait de respirer, pendant que le pouls était bon et que le cœur continuait à battre, d'une façon absolument normale*. Malgré la respiration artificielle, les tractions rythmées, la faradisation, on ne put ramener les mouvements respiratoires. Cette *dissociation du pouls et de la respiration*, sur laquelle nous avons insisté dans nos expériences, montre que le malade avait succombé au *choc bulbaire*. En général, il s'agit de patients très épuisés, chez lesquels d'ailleurs la mort peut survenir subitement, sans qu'aucune intervention ait eu lieu. Le professeur Ferrier cite dans sa leçon du *British medical Journal* (1898), deux faits suggestifs à cet égard. Chez un jeune homme, qui avait les symptômes caractéristiques d'une tumeur de l'hémisphère gauche, tout était préparé pour l'opération, quand il mourut soudainement; à l'autopsie, on trouva une tumeur du volume d'un œuf sous l'écorce rolandique. Un autre malade, qui présentait aussi des signes de tumeur rolandique, fut frappé de mort subite dans la nuit, qui précéda son transport à l'hôpital, et cependant, il présentait les apparences d'une bonne santé. Mitchell Stevens relate aussi le fait d'une jeune fille de dix-huit ans, ayant eu quelques attaques convulsives, sans perte de connaissance, et

L'hyperthermie, souvent excessive, survient : dans les cas d'opérations graves et laborieuses, après les ouvertures ventriculaires; et, dans nombre de cas, elle a été observée après les interventions, où on n'avait pu découvrir la tumeur, même si les recherches avaient été modérées. Elle apparaît à deux époques différentes, tantôt dans les premiers jours qui suivent l'opération, tantôt plus tardivement. Le thermomètre s'élève brusquement à une température de 40°, 41° et même 42° (Faits de Verco, Parry-Davenport, de Chiselhom, pour des kystes hydatiques; de Fraser; de Jaboulay, pour une tumeur de la base; de Pollosson (un cas d'ablation d'angiome chez une fillette de sept ans, mort deux jours après avec une température de 42°,1, et un cas de drainage des ventricules), et de Broca (un cas de drainage des ventricules, et trois cas, où après trépanation, la tumeur ne fut pas trouvée). Nous avons vu, nous-même, la mort survenir chez le malade que nous avions opéré d'un fibrome de la faux de la dure-mère, le surlendemain de l'opération, avec une température de 43°. A l'autopsie, on ne trouva aucune trace d'encéphalo-méningite, mais les vaisseaux de la pie-mère étaient injectés. Dans nombre de cas, l'autopsie, faite soigneusement, n'a révélé aucune altération des méninges ou du cerveau, et le liquide céphalo-rachidien avait sa limpidité apparente. A quelle cause attribuer cet accident redoutable? Notre collègue Broca, qui expose et discute ces faits, dans son livre sur la chirurgie cérébrale, dit : « que lorsqu'elle se montre tardivement, l'hyperthermie doit être attribuée à l'infection; mais, si elle survient quelques heures après l'opération, ou dès le lendemain, il lui semble impossible d'évoquer cette cause, et il est disposé plutôt à incriminer l'écoulement abondant, la perte du liquide céphalo-rachidien ». Nous ferons remarquer que la chirurgie abdominale, nous a montré l'existence d'*infections suraiguës*, précoces (Voir thèse de Iayle), tout à fait comparables à celles de la chirurgie cérébrale; d'autre part, l'infection n'est pas toujours le résultat d'une faute contre l'asepsie, du chirurgien ou de ses instruments; elle peut avoir sa source dans la *toxicité* des produits de sécrétion des néoplasmes (toxi-infection, fièvres des néoplasmes), et les sécrétions peuvent être *très virulentes*.

Enfin, il existe dans certaines régions de l'encéphale, en outre

devenue aveugle, qui mourut subitement, dans la salle d'attente, au moment où elle venait consulter l'oculiste. On trouva un kyste hydatique stérile, dans la substance blanche intacte, du centre ovale : aucune rupture ne s'était produite; il avait le volume d'un œuf de dinde (*Brit. med. Journ.*, 1901, I, p. 117). On ne saurait donc, toujours, rendre l'opération responsable de ce funeste accident.

de ceux du bulbe, des *centres thermiques* excitateurs ou régula-
teurs, dont l'étude a été reprise dans les derniers temps par
J.-B. Guyon [1]; et si l'opération a été voisine de ces centres, si
ceux-ci ont été lésés ou hyperexcités, il serait possible de trouver,
dans ce fait, une explication adéquate à certains cas. D'autre part,
d'après les recherches de Charcot et Bourneville, nous savons
que les hémorragies du *noyau caudé*, des *ventricules* et de la *base*,
donnent lieu à des élévations thermiques plus accentuées et plus
rapides, que dans toute autre région de l'encéphale. Nous avons
assez insisté, à propos des blessures ou ouvertures des *ventricules*, sur la fréquence de la mort par hyperthermie. Concluons
donc, avec quelque vraisemblance : l'hyperthermie a des ori-
gines diverses, dans l'infection suraiguë, la toxi-infection des
tumeurs, la lésion ou l'irritation des centres thermiques.

Les *troubles convulsifs* et *paralytiques*, qu'on observe après les
ablations des tumeurs encéphaliques, consistent en des attaques
épileptiformes, des hémiplégies ou des monoplégies, des aphasies [2], des anesthésies, des pertes du sens musculaire et de l'in-
coordination des mouvements du membre supérieur, troubles
causés par l'attrition et l'ébranlement de la substance nerveuse,
voisine du foyer opératoire : elles sont souvent transitoires, et
disparaissent après quelques jours; mais elles peuvent persister,
si les lésions ont été destructives. Souvent encore, on constate
dans les heures qui suivent l'opération, de la somnolence et de
la torpeur cérébrale, qui disparaissent aussi, après un ou deux
jours, si la marche se fait vers la guérison.

L'encéphalo-méningite est le résultat de l'attrition de la substance nerveuse ou de l'infection : elle apparaît vers le deuxième
ou troisième jour, ou plus tardivement. Nous verrons, dans nos
tableaux statistiques, que la plupart des décès par encéphalo-
méningite, ont lieu dans le premier mois; quelques-uns se produisent, la guérison de la plaie étant complète, sans doute par
rétention de quelque agent septique, qui se développe consécutivement. La résolution est rare, et le pronostic ordinairement
grave. Elle s'annonce quelquefois par des convulsions, des con-

1. J.-B. Guyon, De l'hyperthermie centrale, consécutive aux lésions de l'axe
cérébro-spinal (Th. Paris, 1893).
2. Une opérée d'Oliver et Williamson, après l'opération (ablation d'un
angiome de la région motrice) devint aphasique, mais sans cécité, ni surdité
verbales. Elle pouvait lire et écrire, elle comprenait ce qu'on lui disait, et
même, elle pouvait, à certains moments, chanter avec ses compagnes quelques fragments d'un hymne : ce dernier fait prouve qu'une partie du centre
cortical du langage, avait été épargnée. La tumeur n'était pas limitée par
une enveloppe, et on avait dû exciser, autour d'elle, une zone de la substance
nerveuse (*Brit. med. Journ.*, 1898, II, 1607). La malade, après dix mois, recouvra
peu à peu la parole.

tractures ou des paralysies, le plus souvent par de la somnolence, de la torpeur, et du délire prolongés.

La *hernie cérébrale primitive*, qui survient dès l'ouverture du crâne, est le résultat de l'hypertension intracranienne : elle est fréquente dans les tumeurs de la base, ou quand le néoplasme est volumineux et diffus. La *hernie consécutive* apparaît dans les jours qui suivent l'extraction. Elle n'est pas seulement sous la dépendance de conditions mécaniques : Mac Ewen, Starr, Horsley, Bergmann, et presque tous les opérateurs, sont d'accord pour l'attribuer à l'inflammation, à l'encéphalite. Elle est d'un pronostic grave. Elle s'accompagne, en effet, de troubles circulatoires et de lésions interstitielles (Sahli, Jaboulay), qui retentissent sur les centres nerveux, ou sont l'expression de leur état pathologique. Malgré les pansements journaliers et la compression, l'encéphalite s'étend, et entraîne la mort. Les mouchetures, la cautérisation, la résection même réussissent, rarement, à arrêter son évolution. On a pu, cependant, dans un certain nombre de cas, observer la guérison, par rétrocession de l'inflammation et auto-réduction. Pour prévenir cette funeste complication, il faut rester très fidèle, pendant l'opération, aux règles les plus absolues de l'asepsie.

TABLEAUX[1]

1. Abréviations : Auv., *Auvray* (Tum. cérébrale, 1896).
   Chip. I, *Chipault* (Chirurgie opérat. du système nerveux, 1894).
   Chip. II, *Chipault* (Travaux neurologiques, 1899).
   Berg., *Bergmann* (Die chirurgische, Behandlung von Hirn-krankeiten, 1899).

RÉGION MOTRICE.

N° d'ordre	INDICATIONS BIBLIOGRAPHIQUES	SEXE AGE	SYMPTÔMES GÉNÉRAUX	SYMPTÔMES DE LOCALISATION	NATURE ET SIÈGE DES TUMEURS	OPÉRATIONS	SUITES ET TERMINAISONS
1	C. Beck, in Auv. 5. Chip., II, 149. Berg. 3.	H. 46 ans.		Embarras parole: parésie face et deux membres droits, avec douleurs.	Sarcome.	Trois couronnes région R. Extirpation facile.	État satisfaisant. Le malade a repris son métier de tailleur.
2	C. Beck, in Auv., Chip., II, 151.	F. 16 ans.	Depuis 6 mois névrite optique et symptômes classiques.	Symptômes classiques d'une tumeur de la zone motrice.		Trépanation et agrandissement de la brèche. On ne trouve pas la tumeur. Issue de 160 gr. de liquide.	Amélioration rapide passagère. Un an après état très peu satisfaisant.
3	C. Beck, in Auv., Chip., II, 153. Berg., 4.	H. 9 ans.	Céphalée. Cécité totale. Épilepsie jacks.	Épilepsie jacks. indiquant une tumeur de la région motrice.	Kyste fibrillaire à contenu liquide. Région motrice.	Résection ostéoplasti⁽ᵉ⁾. Ponction, drainage après ablation du kyste.	Guérison se maintenant 1 an après.
4	Broca et Maubac. Arch. de Méd., 1896, p. 136.	H. 35 ans.	Céphalées. Vomissements.	Secousses du bras gauche et tête du côté opposé, puis parésie du bras qui ne peut être élevé au delà de la ceinture. Traîne la jambe gauche. Gêne de la parole. Bégaiement.	Tuberculome sur F³ et pied de F².	Couronne agrandie sur 1/3 moyen de R. Ablation de substance violacée à la curette.	Après guérison, le malade a mouvements plus étendus du bras et marche bien. Plus de céphalées.
5	Gajkiewiez, in Chip., II. 182.	H.	Céphalée intense au niveau de région temporale droite, exagérée par pression. Pupilles troubles; veines dilatées.	Aura sensitive dans le membre sup. gauche et attaques d'épilepsie jacksonn. gauche. Malgré spécifiques attaques de plus en plus graves.	Gomme corticale de la région motrice dr.	Trépanation sur portion inf. de zone motrice. Gomme enlevée.	Guérison. Le retour de quelques accidents enrayé par les spécifiques.
6	Hale White, Chip., II, 193. Berg., 59.	F.		Attaques convulsives 2 ou 3 ans après ablation du sein.	Tumeur secondaire sur centre du bras.	On excise le centre du bras, sain en apparence, mais sarcomateux.	Guérison des attaques. Morte de généralisation.
	Hale White, Chip. 194. Berg., 60.				Tumeur située sous le crâne.	Ablation.	Guérison.
7	Kappeler, 1895. Auv., 55. Chip., II.202. Berg., 22.	H. 43 ans.	Un peu d'apathie; pas d'altération du fond de l'œil.	Parésie des membres droits sans parésie de la face et sans aphasie. Attaques jacksonn. membres droits, irrégulières, commençant par bras droit, puis gauche, puis face d'un ou des deux côtés.	Endothéliome méningé comprimant partie super. de F² et P².	Lambeau Wagner. Incision circ. de dure-mère, tumeur enlevée avec elle, n'ayant qu'un petit pédicule pie-mérien.	Guérison, 6 mois après force dans la main très satisfaisante, s'occupe de jardinage; traine légèrement la jambe, se promène avec canne. Plus d'attaques.
8	Kronleim. 1895, in Chip., II. 207.	H. 43 ans	A la fin, céphalée, quelques vertiges.	Attaques convulsives et crampes membre supérieur droit, puis gauche, suivies de paralysies partielles. — 6 mois après parésie faciale dr., main dr. contracturée en flexion, sudation exagérée main et avant-bras. Démarche hésitante. Parole lente et bégayante.	Tuberculome du volume d'un œuf de poule dans la partie moyenne et inférieure de F² et P², cortical et sous-cortical.	Trépanation à la Wagner. Ablation des modules tuberculeux avec manche de bistouri.	2 mois après marche normale; mouvements du bras s'améliorent de plus en plus; parole également.
9	Le Dentu, 1893. in Auvray. 1896, p. 316, 54.	H. 29 ans.	Jamais de céphalée.	Depuis 6 ans crises d'épilepsie jacksonn. débutant par raideur du petit doigt gauche, gagnant la main, le bras et la face à g. Depuis 3 ans mouvements athétosiques. Faiblesse des jambes.	Infiltration gommeuse de 5 cm. sur 1 cm. large partie supérieure et moyenne de F².	Couronnes de trépan Farabeuf sur le centre du bras. Curettage sur 2 cm. profondeur. Au-dessous ablation d'un petit foyer jaune-citron.	2 jours après plus de paralysie du membre supérieur; un peu d'affaiblissement. Guérison de l'épilepsie; mais retour de l'athétose.
10	Mac Burney, 1895. Chip., II, 216 à 219. Berg., 64.		1er cas. Céphalée. névrite optique.	Spasmes du bras et main droite; parésie et anesthésie de ce membre, dans les derniers temps aphasie motrice.	Tumeur du centre du bras, gliome.	Résection du ciseau et maillet. Gliome très étendu, très saignant.	Mort d'hémorragie.
			2e cas. Céphalées.	Crises spasmodiques du bras	Gliome kystique	Trépanation sur	6 semaines après

N° d'ordre	INDICATIONS BIBLIOGRAPHIQUES	SEXE AGE	SYMPTÔMES GÉNÉRAUX	SYMPTÔMES DE LOCALISATION	NATURE ET SIÈGE DES TUMEURS	OPÉRATIONS	SUITES ET TERMINAISONS
				s'étendant à la face et se généralisant.	sur le centre du bras à la suite d'un coup.	centre du bras. Kyste à contenu clair. 5 mois bien, puis retour des crises. Évacuat. d'un kyste nouv. même place.	la seconde intervention brusquement coma et mort.
11	Mickuliez, 1894. Chip., II. 222. Berg., 66.	H. 50 ans.	Crises d'épilepsie.	Depuis l'âge de 22 ans, à la suite d'un traumatisme, crises d'épilepsie à longs intervalles, s'étendant des deux côtés parfois. Parésie faciale et au bras droit surtout à la main. Anesthésie. Hémiopie dr. incomplète.	Deux cysticerques du volume d'un pois à la partie inférieure de F³.	Résection temporaire. Méninges adhérentes. Ablation des kystes.	1 an 1/2 après, troubles parétiques atténués, parole normale, vision améliorée crises épileptiques moins étendues.
12	Richardson (Chip., II. 236. Berg., 68).	H.		Symptômes de compression de la zone motrice.	Tumeur encapsulée du volume d'une orange, sous-corticale.	1re intervention : on ne trouve rien. — 4 mois plus tard ablation sans grande difficulté. Hyperalgésies post-opératoires.	Symptômes atténués 6 mois plus tard.
13	Riegner. Chip., II,239. Berg.,69.	E.	Progressivement céphalée, vomissements, hébétude, stase papillaire double, sans troubles visuels.	D'abord spasmes dans le pouce et le membre supérieur dr. qui bientôt est parésié et ataxique, puis le siège de troubles accusés de sensibilité. Parésie de la bouche et de la jambe progressives. Convulsions d'abord dimidiées, à la fin généralisées.	Tumeur molle corticale de la région motrice.	Wagner. Cerveau fait hernie avec la tumeur; kyste fonctionné; ablation par fragments.	Hernie consécutive. Lambeau replacé. 7 mois 1/2 après, plus de céphalée, ni de convulsions; parésie disparue à la face et au membre inférieur, reste limitée à l'avant-bras et à la main. L'enfant joue avec ses camarades.
14	Felkin et Hare, Auv., 36. Chip., II. 173. Berg., 13.	F. 17 ans.	-	Impotence du bras et de la jambe puis paralysie des extrémités droites.	Kyste sub. dural comprimant la zone motrice g.	2 trépans.	Amélioration de la mobilité.
15	Rose (Chip., II. 238).	H. 50 ans.	Céphalées. Névrite optique double. Démence progressive.	Attaques suivies d'hémiplégie droite avec aphasie. Hémianopsie droite. Saillie et sensibilité à la partie inf. pariétale gauche.	Sarcome du cortex moteur gauche.	Incision elliptique, scie, tréphine, ciseau. Tumeur fongueuse partiellement enlevée. Ablation totale impossible.	Amélioration symptomatique considérable.
16	Ross (Chip., II. 240).	H. 15 ans.	Neuro-rétinite double avec atrophie optique très avancée.	Paralysie presque complète du membre inférieur droit, légère du membre sup. Langue déviée à gauche, sensibilité émoussée; acuité auditive très diminuée.	Fibrome sous-dural; à l'autopsie tumeur adhérente à la paroi, aplatissant l'hémisphère et pesant 1 livre 11 onces.	Trépanation. Masse si volumineuse qu'on n'essaye pas de l'enlever.	Mort après 48 heures.
17	Schlesinger (Chip., II. 244).	H. 30 ans.	Céphalée croissante à la fin. Stase papillaire double.	D'abord crises convulsives gauches, état de mal épileptique qui cessent avec le bromure. Après 2 ans de répit, convulsions bras gauche, puis jambe, face et cou. Paralysie de tout le côté gauche.	Gliôme sous-cortical de la région motrice droite.	Hernie cérébrale: suture du cuir chevelu au-dessus de tumeur pulsatile qu'on n'enlève pas.	Amélioration considérable. Paralysies rétrogradent; attaques et céphalées disparaissent, saillie pulsatile énorme sous le cuir chevelu.
18	Schwartz (Auv., 69.Chip.,II,251).	H. 33 ans.	Céphalée nocturne et diurne très intense.	7 ans auparavant, première crise d'épilepsie jacksonn. dans membre infér. gauche. Répétitions des crises les années suivantes. Bromure. Parésie du membre supérieur gauche; le malade ne peut se servir de sa main contracturée. Parésie plus légère du membre inférieur avec contracture. Atrophie des deux membres gauches.	Tubercule sous-cortical encapsulé du volume d'une noix, partie moyenne de sillon R.	Opération d'Horsley en deux temps. Incision du cortex. Le doigt seul extirpe facilement la tumeur.	Après 1 mois, le malade peut mouvoir facilement ses membres gauches. Mort après 2 semaines. Méningite tuberculeuse.

N° d'ordre	INDICATIONS BIBLIOGRAPHIQUES	SEXE AGE	SYMPTÔMES GÉNÉRAUX	SYMPTÔMES DE LOCALISATION	NATURE ET SIÈGE DES TUMEURS	OPÉRATIONS	SUITES ET TERMINAISONS
19	Senenko (Chip., II.247. Berg..71).	H. 60 ans.	Douleur profonde région pariétale gauche. Absence de sommeil. Syphilis.	Depuis quelques années, dans côté droit, parésie, contractures et névralgie; aphasie. Traitement spécifique sans résultat.	Dégénérescence kystique de la pie-mère au niveau de la zone rol.	Trépan sur point douloureux. Dure-mère adhérente à pie-mère kystique. Ablation des parties malades.	Régression de tous les symptômes qui reapparaissent seulement après 2 ans.
20	Stieglitz-Gerster. Chip., II, 252.	H.	Céphalée. Hébétude.	5 ou 6 attaques d'épilepsie jacks. côté droit face et bras dr. Aphasie motrice. Point douloureux fronto-pariétal gauche.	Sarcome fuso-cellulaire des centres de la face et du langage.	Résection. Hémorragie abondante. On s'arrête à cause d'état cachectique.	Mort le lendemain.
21	Webster (Chip.. II, 261).	F. 13 ans.	Céphalée. Faiblesse de la mémoire. Névrite optique. Hébétude profonde.	Paralysie des muscles de la partie inférieure de la face à g. -- Langue déviée. Paralysie complète main et bras gauches. très marquée pied et jambe.	Sarcome mou, étendu, des circonvolutions motrices droites.	Trépanation en 2 temps de 7 cm. sur 5 cm. Ablation de 1 once 1/2 de subst. cérébr. ramollie sans atteindre les limites du néoplasme. Hernies cérébr. successives.	6 mois après, amélioration de l'état mental. Vue défect. Bras et jambe restent paralysés.
22	Mareau. 1896 (in Chipault. Tr.. neur.. III. 1898, p. 110).	F. 62 ans.	Au moment de l'opération céphalées violentes et intermittentes. Vision œil droit affaiblie et champ visuel diminuée. Mémoire diminuée et infidèle. Intelligence affaiblie. Ne peut suivre une conversat^on.	Début il y a 12 ans par crises épileptoïdes douloureuses orteils et jambes droits. Plus tard elles gagnent le bras, la face et deviennent très violentes. Deux interventions infructueuses. Au moment de la 3e intervention, membre sup. droit fléchi et contracturé; membre inférieur inerte; jambe en extension, pied en flexion. Atrophie musculaire apparente.	Tumeur fibro-sarcomateuse partie supérieure de la région motrice, encapsulée, mesurant 7 cm. sur 5 cm. du poids de 80 gr.	Trépanation avec pince Farabeuf et ciseau. Ouverture de 12 cm. sur 7 cm. Os épaissi, doublé de volume. Néoplasme à contours limités, décollé à la spatule et énucléé facilement avec les doigts.	9 mois après l'intervention, activité cérébr. normale. Plus de contractures. Marche bien tout en fauchant. Main très utile quoique inhabile.
23	Audeoud (*Suisse Rom.*, 1893, et R. N., 1894, p. 198).	H. 40 ans.	Violentes céphalalgies. Vertiges. Changement de caractère. Vomissements. Tuberculose pulmonaire.	Crises d'épilepsie jacks. avec céphalées. Vertiges. Fourmillements dans la plante du pied. Douleur gravitative au niveau du pariétal droit. Plus tard, crises d'aphasie et paralysie faciale.	Tubercule du volume d'une noix partie supérieure et interne du lobule paracentral. Foyers de petits tubercules sur F3 et F2.	Trépanation infructueuse. On ne trouve pas la tumeur.	Mort 6 mois après dans le coma avec tub. pulm. avancée.
24	Anderson, Buchanann et Coats, Auvr., 2. Chip.,I,1.Berg.. 2.	H. 17 ans.	Céphalée frontale. Névrite optique plus marquée à droite.	Crampes et paralysie du bras et de la jambe. depuis 4 ans 1/2. Parésie faciale. Convulsions épilept. du bras à la face et à la jambe. Réflexes exagérés côté malade.	Sarcome encapsulé du volume d'une noix partie inférieure de région rolandique.	Deux couronnes de trépan et scie de Hey.	Revu 4 mois après. Paralysie du bras moindre. Plus d'attaques.
25	H. Bennet. Auv., 9. Chip., I. 4. Berg.. 6.	H. 25 ans.	Céphalée. Vue conservée; mais double névrite optique.	Fourmillements. Spasmes bras gauche. Parésie jambe gauche. Déviation langue. Réflexes exagérés à g.	Gliôme 1/3 moyen scissure R.	Ablation. Hémorragie abondante. Thermocautère.	21 jours après mort de méningite.
26	Von Bergmann (Berg., Auvr.. 10, 82).	H. 25 ans.	Céphalées fréquentes.	Faiblesse bras droit puis jambe. Aphasie motrice et épilepsie. Contracture dr. avec paralysie.	Kyste par ramollissement de F2.	Résection	Mort 4 semaines après de méningite.
27	Bremer et Carson (Auv., 16 Chip., I, 11. Berg., 9.)	H. 23 ans.	Vomissements. Insomnie. Névrite optique commençante.	Convulsions du bras gauche s'étendant au cou; jambe gauche. Parésie et contracture du côté g.	Angiome caverneux du volume d'une noix 1/3 moyen de R.	Résection. Enlevée à la curette. Convulsions disparaissent et paralysie s'atténue peu à peu	Il persiste un peu de contracture. Mort 26 mois après. Autopsie : cavité kystique à la place de la tum.
28	Cleghorn, Auv., 17. Chip., I, 22, Berg., 10.	F. 26 ans.			Sarcome sous-cortical zone motrice.	Trois opérations successives à 3 et 4 mois 1/2 d'int.	Amélioration partielle non durable.
29	Czerny (Auvray, 18). Chip.. I, 33. Berg., 11.	H. 47 ans.	Début 3 ans avant. Attaques épileptif. Céphalée diffuse. Papillo-rétinite prononcée.	Convulsions; parésie, puis paralysie du bras g. — puis convulsions jambe et face 1 an après jusqu'à 10 fois par heure.	Glio-sarcome région motrice.	Deux rondelles avec trépan. Tumeur s'enfonçant de 3 à 4 cm. dans subst. cérébr. enlevée avec curette.	Peu à peu recouvrement du bras et de la jambe. Deux récidives après 10 à 11 mois chacune. Mort 2 ans et 7 mois ap.

N° d'ordre	Indications bibliographiques	Sexe / Age	Symptômes généraux	Symptômes de localisation	Nature et siège des tumeurs	Opérations	Suites et terminaisons
30	Diller et Buchanan (Auv., 22. Chip., I, 27. Berg., 12).	H. 34 ans.	Vomissements. Céphalée. Convulsions. Mémoire bonne.	Convulsions puis parésie face et bras dr. Aphasie partielle.	Kyste sous-cortical partie inf. de P².	Résection osseuse. Ponction puis incision du kyste séreux.	Disparition des sympt. gén., peu à peu disparition des convulsions.
31	Frank et Church (Auv., 28. Chip., I, 38 (?) Berg., 15).	H. 39 ans.	Céphalée constante.	Aura douloureuse dans l'index, convulsions envahissant membre supérieur, puis se généralisant.	Sarcome du centre des mouvements de l'index, de la grandeur d'une pièce de 5 francs.	Trépanation, 1 mois après évacuation de pus et sang.	Amélioration. Diminution des crises. Suivi jusque 3 ans après opération.
32	Richman Godlee (Auv., 30. Chip., I, 41. Berg., 84).	H. 25 ans.	Double névrite optique. Crises de céphalée et de vomissements.	Tiraillements face, langue, puis bras pendant 2 ans. Puis convulsions et parésie progressive des membres gauches. Boiterie.	Gliôme sous-cortical du volume d'une noix dans F².	Résection d'une pièce triangulaire au trépan.	D'abord état satisfaisant. Plus tard méningo-encéphalite. Mort.
33	Hirschfelder (Auvray, 33. Berg., 16).	H. 31 ans.	Névrite optique droite. Céphalalgie. Vertiges. Vomissements.	Perte progressive des mouvements bras et jambes gauches. Attaques épileptiformes. Perte du sens musculaire main gauche.	Gliôme d'un pouce et demi, partie moyenne de P².	Trois couronnes de trépan.	Mort le 9e jour.
34	Hirschfelder et Mosa (Auv., 34. Chip., I, 47. Berg., 17).	H. 33 ans.	Douleur occipitale. Vertiges. Symptômes généraux.	Convulsions à gauche. Hémiplégie gauche et perte du sens musculaire bras g.	Tumeur de 2 cm.1/2 partie moyenne de P².	Trépanation. Excision en partie.	Mort après 8 jours par infection de la plaie.
35	Horsley (Auv., 35. Chip., I, 49, (?) Berg., 18).	H. 8 ans.	Violente céphalalgie.	Accès épileptiformes débutant dans l'épaule gauche. Hémiplégie complète gauche; état demi-comateux.	Gliôme de 140 gr. de 0,07 cm., sur 0,063.	Couronne de trépan centre du bras.	Amélioration considérable. 2 mois 1/2 après il peut marcher avec un aide. Mort 6 mois après.
36	Horsley (Auv., 36. Chip., I, 50. Berg., 19).	H. 37 ans.			Gliôme du centre du bras droit.	Ablation de la tumeur.	Amélioration suivie 4 mois.
37	Horsley (Auvray, 33).	H. 18 ans.	Vomissements. Névrite optique.	Faiblesse progressive de tous les membres, surtout bras gauche et jambe. Attaques convulsives.	Tubercules pesant 7 drachmes.	Trépanation du côté droit.	Mort 19 heures après tub. généralisée.
38	Jaboulay (Auvray, 42. Chip., I, 63. Berg., 20).	H. 32 ans.	Céphalée gauche.	Convulsions épileptiformes. Parésie de la face et membre supérieur droit. Parfois perte de connaissance.	Tumeur du lobe frontal d'un blanc jaunâtre.	Tumeur excisée. 2e opération 15 jours après pour enlever d'autres masses néoplasiques.	Survie 6 mois. Diminution de céphalée et des crises. Aphasie secondaire améliorée.
39	Keen (Auvray, 45. Chip., I).	H. 56 ans.			Gliôme diffus de l'H. droit région rolandique.	Trépanation. On trouve tumeur diffuse à 9 cm. au-dessous du cortex. Ne peut être enlevée.	Mort 24 h. après l'opération.
40	Keen et Ch. Mills (Auvray, 46. Chip., I, 69. Berg., 213).	F. 27 ans.	Épilepsie jacks.	Première attaque hémiparesthésique il y a 10 ans. Puis accès jusqu'à 6 à 7 fois par jour. Aura part. du bras gauche. On croit d'abord à hystéro-épilepsie.	Tumeur adhérente à la dure-mère enlevée avec elle. Sarcome de corps de Pacchioni.	Excision de disque de substance corticale. Après l'opération, phénomènes parésiques qui disparaissent.	Les attaques épileptiformes sont réduites à 2 par jour, et sont moins fortes.
41	Keen (Auvray, 47. Chip., I, 67. Berg., 24).	H. 26 ans.	Chute à 3 ans.	A 23 ans, accidents épileptiques avec aphasie et paralysie du bras et jambe gauches.	Tumeur de la dure-mère de 3 pouces de long (Fibrosarcome).	Ablation de la tumeur avec l'os largement réséqué. Réouverture pour abcès. Hernie cérébrale qui guérit.	Vit encore 8 ans après en bonnes conditions.
42	Knapp et Bradford (Auvray, 52).	H. 32 ans.	Nausées. Vomissements. Céphalée. Douleurs atroces occipitales. Vue abolie. Névrite optique double.	Convulsions. Parésie bras et jambe gauches, puis contracture des deux membres. Sensibilité diminuée face et avant-bras gauche. Pertes de notion de position.	Tumeur sous-corticale partie supérieure de R. De nature tuberculeuse.	Ablation.	Mort 3/4 h. après.
43	Langenbuch (Auvray, 53. Berg., 27).	F. 5 ans 1/2.	Epilepsie jacks. consécutive à une chute 2 ans avant.	Convulsions toutes les 5 à 6 semaines. Paralysie des muscles du péroné jambe g.	Kyste du volume d'une noisette, région rolandique.	Couronne de trépan.	Guérison. Les accès reviennent.

N° D'ORDRE	INDICATIONS BIBLIOGRAPHIQUES	SEXE AGE	SYMPTÔMES GÉNÉRAUX	SYMPTÔMES DE LOCALISATION	NATURE ET SIÈGE DES TUMEURS	OPÉRATIONS	SUITES ET TERMINAISONS
44	Limont (Auvray, 55. Berg., 26).	F. 32 ans.		Convulsions débutant par le bras droit. Troubles du langage.	Gliôme.	Ablation d'une partie de la tumeur.	Récidive rapide.
45	Mac Ewen (Auvray, 56).			Monoplégie brachio-crurale, sans modification de la sensibilité.	Tumeur syphilitique du lobule paracentral.	Ablation.	G. Le malade marche et peut faire longues courses.
46	Mac Ewen (Auvray, 60).	F. 7 ans.	Accès épileptiformes.	Douleur intense du gros orteil à chaque accès; spasmes de l'orteil, puis convulsions cloniques pied, jambe et cuisses droites, qui sont contracturés.	Tubercules à la partie supérieure de F' et P' avec un module plus gros.	Ablation.	Guérison complète.
47	Oppenheim et Kokler (Auvray, 63).	F. 36 ans.	Céphalée frontale. Affaiblissement mémoire et intelligence.	Attaques épileptiformes. Paralysie faciale gauche. Bras totalement paralysé. Contracture de l'épaule.	Gliosarcome de F' P' avec kyste du volume d'un œuf de poule.	Résection à la Wagner. Ablation avec les doigts de toutes les parties violacées.	Accouche 3 mois après. Paralysies et contractures avaient diminué. Récidive. Mort 8 mois après.
48	Péan (Auvray, 64). Chip., I, 100. Berg., 27.	H. 28 ans.	Epilepsie jacksonn.	Attaques depuis 6 ans. commençant par le gros orteil et s'étendant ensuite à la jambe, ou au bras et à la face. Accès très fréquents à la fin.	Fibro-lipome de partie supérieure de R. centre du membre inf. droit.	Section ou polytritome et pince emporte-pièce. Ablation du néoplasme par morcellement.	Guérison. 3 mois après récidive. 2e opération : guérison définitive.
49	Steiglitz et Gerster (Auvray, 71). Chip., I, 123. Berg., 31.	F. 25 ans.	Épilepsie jacks.	Attaques convulsives débutant par le pouce et la main droite; puis paralysie marquée de main droite.	Kyste au niveau du centre du bras.	Large ouv. Exploration du centre. Ponction et résection du kyste et subst. du cortex.	6 mois après, retour des spasmes.
50	Thomas et Bartlett. Auv., 73. Chip., I, 125. Berg., 33.	F.	Céphalée constante. Pas de névrite optique.	Convulsions accompagnées d'engourdissement main et bras gauche, quelquefois s'étendant à la jambe et à la face.	Tumeur de 3 pouces, sous une épine osseuse du crâne.	Ablation.	Mort 48 heures plus tard.
51	Jones et Moore (Auvray, 44. Chip., I, 65, Berg., 21).	H. 44 ans.	Convulsions.	Attaque d'hémiplégie droite suivie de convulsions et 2 ans après 2e attaque d'hémiplégie.	Tumeur rolandique.	Trépanation. Ablation.	L'hémiplégie disparaît. Complète guérison.
52	Hammond (in Bergmann, 36).	F. 19 ans.	Faiblesse intellectuelle.	Hémiplégie. Epilepsie.	Kyste du lobe paracentral droit.	Opération.	Mort 6 jours après.
53	Taylor (id., 37).	H. 35 ans.	Double névrite optique.	Faiblesse du côté gauche surtout bras et jambe. Paralysie de la jambe après accès.	Tumeur partie antérieure de R.		Plus d'accès. Disparition de la névrite optique. Parésie des extrémités non modifiée.
54	Bramann (Klin. Chir., 1893. Auvray, 15. Chip., I, 10. Berg., 8).	H. 29 ans.	Accès de convulsions. Céphalée tenace. Double œdème papillaire.	Paralysie du bras gauche. Diplopie. Troubles de la déglutition et de la phonation.	Tumeur grosse comme une pomme, facilement curettable.	Résection.	Amélioration persistante.
55	Bieganski et Wrzesniowski (Berg., 39).	H. 34 ans.	Convulsions épileptif. Céphalée. Atrophie optique.	Convulsions bras droit et visage. Paralysie presque complète et atrophie moitié droite du corps.	Sarcome du volume du poing région rolandique.	Résection.	Mort par méningite.
56	Steiglitz, Gerster et Lilienthal (in Berg, n° 40).	H. 29 ans.		Accès épileptiques bien que 2 ans 3/4 avant on eût vidé un kyste sous-cortical.	Sarcome à la place d'un kyste de la région motrice.	Opération.	Guérison 10 mois après.
57	Dinkler (Berg., 41).	F. 40 ans.	Vomissements. Céphalée. Œdème papillaire.	Epilepsie jacksonn. droite avec parésie.	Tumeur de la subst. blanche à g. Pas diagnost. avant.	»	Mort.
58	Duncan et Maylard (Berg., 42).	H. 36 ans.	Névrite optique incipiens. Céphalée.	Spasmes face gauche. Surdité, faiblesse bras et jambe gauches.	Sarcome de région motrice droite.	»	3 ans après, accès plus rares. Hémispasme gauche.
59	Schultze et Schede (Berg., 43).	H. 36 ans.	Céphalée. Perte de l'intelligence.	Accès épileptif. du côté droit. Parole difficile.	Sarcome fusiforme de F' gauche.	»	Mort par hémorragie.
60	Chisholm (Auvray, 2 Chip., I, 19. Berg., 44).	F. 7 ans.	Double névrite, plus forte à gauche.	Écartement de suture coronale.	Kyste occupant une grande partie du centre de l'hém. g.	Trépanation partie supérieure de R (500 gr. liq.).	Mort 6 heures après l'opération avec hyperthermie.

N° d'ordre	INDICATIONS BIBLIOGRAPHIQUES	SEXE AGE	SYMPTÔMES GÉNÉRAUX	SYMPTÔMES DE LOCALISATION	NATURE ET SIÈGE DES TUMEURS	OPÉRATIONS	SUITES ET TERMINAISONS
61	Graham (Auvray, 7. Chip., I, 19. Berg., 45).	H. 16 ans.			Kyste hydatique au niveau du centre du bras.	Ablation d'un kyste de 10 cm. drain.	Vue reste affaiblie, mais peut gagner sa vie.
62	Parry Davemport (Auvray, 12. Chip., I, 99. Berg., 48).	H. 15 ans.			Kyste hydatique de l'hém. droit datant de 8 mois.	Trépanation. Ponction du kyste. Dilatation orifice.	Mort subite le 20e jour après hyperthermie.
63	Sacré (Auvray, 13. Chip., I, 114. Berg., 49).			Epilepsie bras droit. Difficulté de parole. Impossibilité de marche.	Kyste hydatique.	Trépanation. Ouverture. Drainage.	Résultat op. parfait.
64	Tietze (Auvray, 14. Chip., I, 126. Berg., 50).	H. 18 ans.		Crises d'épilepsie. Parésie du bras droit. Aphasie motrice. Paralysie faciale.	Deux cysticerques partie moyenne et 1/3 inf. de F².	Lambeau ostéo-cutané.	Guérison des accidents. Dimin. considér. des crises.
65	Escher (Berg., 51. Chip., I, 34).	H. 11 ans.			Kyste échinococ. hém. dr.		Mort de convulsions quelques heures après.
66	Lucas-Championnière (Chip., I, 81. Berg., 52).	H. 29 ans.		Troubles de la parole. Parésie main et jambe droites.	Hyperostose du crâne dans le domaine de zone motrice gauche.		Amélioration rapide et guérison.
67	Péan, Bull. Acad., 1891, et Chip., I, 101. Berg., 53.	G. 15 ans.		Epilepsie partielle.	Angiome des méninges, région motrice droite.	Ablation.	Guérison.
68	Severin (Chip., 117, et Berg., 55).		Douleurs de tête insup.		Excroissance fongueuse, zone mot.	Ablation.	Guérison.
69	Annandale (Berg., 55, et Chip., 141).	H. 43 ans.			Sarcome encapsulé superficiel, zone motrice.	Opération.	Survie.
70	Annandale (Berg., 56. Chip., II, 142).	H. 17 ans.			Kyste sarcomateux, zone motrice partie inf. de F² P², à droite.	•	Amélioration considérable.
71	Kammerer (Berg., 61. Chip., I, 66).				Sarcome de la dure-mère dans zone du sinus long.	Ablation. Sinus lié.	Guérison complète.
72	Lavista (Berg., 63. Chip., II, 209).	H.	Coma.	Accès épileptif. Paralysie oculomot. dr.	Tumeur du volume d'un œuf hémisph. gauche.	Ablation.	Mort.
73	Mac Cosh (Berg., 65. Chip., II, 221).	Enf.		Epilepsie avec crises maniaques. Point douloureux du sommet de la tête.	Angiome de pie mère région du sommet à g.	Trépanation.	Guérison complète.
74	O'Hara (Berg., 67. Chip., II, 225).				Brain hydatid.	Opération.	Guérison.
75	Richardson (Berg., 68. Chip., II, 236).	H.		Symptômes de compression dans zone motrice g.	Tumeur encapsulée du volume d'une orange sous-corticale.	1re opération : on ne trouve rien. Hernie cérébrale. 2e opération : tumeur enlevée sans difficulté.	6 mois après symptômes très atténués.
76	Roth (Berg., 70. Chip., II, 242).		Épilepsie jacks.	Attaques commençant par le pouce et l'index. Parésie du bras droit.	Epithélioma piemérien au niveau de zone motrice.	Lambeau ostéoplastique. On enlève des granulations de dure-mère. 2e opération découverte et ablat. de la tum.	Hémiplégie disparaît progressivement, ainsi que les attaques d'épilep. et la céphalalgie.
77	Sweeney (Berg., 73. Chip., II, 255).	H.			Kyste du bord post. de P² partie moyenne.	Ablation. Accidents de compression très atténués.	Amélioration considérable.
78	Syme (Berg., 75. Chip., II, 256).	H. 30 ans.	Vomissements. Céphalée. Névrite optique double et hémorragies.	Spasmes et parésie bras et jambes. Attaques de tremblement dans la jambe commençant par l'orteil. Jambe traine. Parésie	Sarcome partiellement encapsulé zone motr. droite.	Résect. trépan et scie de Hey. Tumeur lobulée enlevée en partie.	Récidive rapide. Mort 3 mois après.

N° d'ordre	Indications bibliographiques	Sexe Age	Symptômes généraux	Symptômes de localisation	Nature et siège des tumeurs	Opérations	Suites et terminaisons
79	Wood (Berg., 75. Chip., II, 262).			face à gauche. Acuité auditive diminuée à gauche. Doigts demi-fléchis, pouce en add.	Gliôme sous-cortical.	1re opération : ablation. Récidive. 2e opération.	2 opérations. Guérison.
80	Bremer d'Antona (Berg., 76).	H. 20 ans.		Convulsions commençant avec spasmes dans le pouce.	Angiome caverneux de zone motrice.	Opération.	Plus d'attaques.
81	Jeannel d'Antona (Berg., 77).	H.	Céphalée à gauche.	Convulsions avant-bras et 1/2 du visage. Aphasie incomplète.	Tumeur région rolantique gauche.	Trépanation.	Insuccès.
82	Murray et Richardson (Berg., 78).	H. 36 ans.	Œdème papill.	Paralysie bras et jambe gauches.	Sarcome dans le centre du bras dr.	Opération.	8 mois après, la paralysie et l'œdème papill. sont revenus, le malade marche.
83	Gibson (Berg., 79).	H. 45 ans.	Céphalée. Névrite optique.	Faiblesse bras g. et jambe. Spasmes dans visage, troubles parole.	Gliosarcome de la région rolandique droite.	Opération.	Guérison jusqu'aux plus petits mouvements de la main.
84	Nason (Berg., 80).			Signes d'une tumeur de la région motrice droite.	Kyste région rolandique.	Opération.	Mort 10 h. après.
85	Czerny. Auv., 18 et 25. Chip., I, 33. Berg., 11.	H. 47 ans.	Étourdissements, maux de tête, double papillite.	Nystagmas. Secousses cloniques dans le bras g. Plus tard paralysé. Secousses dans jambe g. et 1/2 de la face. Réflexe plantaire g. plus forts. Atrophie du bras.	Gliosarcome de zone motrice dr.	2 trép.	Retour de la mobilité. Récid. après 1 an. 2e opération, amélioration, nouvelle récidive 6 mois après. Mort 1 an plus tard.
86	Seydel (Berg., 81).	H. 49 ans.	Céphalée. Vertiges. Stauungs papille. Apathie. Nausées.	Manque d'assurance de la main droite, parésie de la jambe droite. Contractions commençant dans la main dr. Réflexes tend. exagérés. Aphasie légère. Agraphie.	Fibrome dure-mère au niveau du centre du bras g.	Résection.	Guérison, sauf un peu de vertige; faiblesse de mémoire et de la jambe.
87	Dunin (Berg., 83. Chip., I, 30).	H.	Double névrite optique.	Épilepsie jacks. Hémiplégie et aphasie. Troubles, sensibilité. Ataxie légère.	Gliôme de F1 gauche.	Trépanation.	Amélioration. Mort 4 m. après de récidive, avec kystes hémorragiques.
88	Goullec (Auvray, 30. Chip., I, 41. Berg., 84).	H. 25 ans.	Douleurs de tête terribles allant jusqu'au délire. Vomissements incessants.	Légères convulsions dans la moitié gauche du visage et langue. Accès épileptiques débutant par paresthésie 1/2 gauche du visage et langue, avec perte de connaissance. En outre petits accès. Début de parésie dans le bras gauche. Faiblesse du facial g. Langue déviée à g.	Gliôme du volume d'une noix dans F1 dr.	Trépanation.	4 mois après, amélioration notable; puis méningo-encéphalite. Mort.
89	Von Schrötter (Berg., 86).	H. 30 ans.	Accès épileptif.	Hémiparésie gauche surtout du bras.	Tumeur de la dure-mère.	Trépanation.	Cessation des accès.
90	Colqhoun (Berg., 87)	F. 42 ans.	Épilepsie jacks. Céphalée. Faiblesse de la mémoire.	Hémiparésie gauche.	Sarcome. On n'indique pas le siège.	Opération.	Guérison, sauf la parésie jambe gauche.
91	Horsley (Arch. de Neurol., 1886, II, 396, et Auvray. 41).	H. 22 ans.	Souvent maux de tête intenses occupant surtout rég. pariétale droite. Papilles un peu vascularisées.	Début par spasme d'opposition entre pouce et index. 1 an 1/2 plus tard spasme s'étendant au poignet, coude, épaule, puis face, puis membre inf. gauche, puis membre inf. droit et membre sup. droit.	Tubercule fibreux à l'union du 1/3 moyen et 1/3 inférieur de F1P1.	Couronne de trépan agrandie. Tumeur de 12 mm. et excision de un cm. de subst. nerveuse autour.	Guérison. Un peu plus de faiblesse dans la main. Plus d'attaques.
92	Fischer (Rev. de Chir., 1889, p. 859. Auv., 27. Chip., I, 36. Berg., 14).	H. 39 ans.	Vertiges et attaques épileptiformes. Céphalalgie g.	Paralysie du bras droit, puis aphasie et parésie du membre inférieur droit.	Masse rouge plongeant dans cerveau.	1re trépanation infructueuse. 2e trépanation : guérison. 2 mois après récidive à travers la plaie.	2 trépanations. 2 mois après, récidive. Mort peu de temps après.

N° d'ordre	INDICATIONS BIBLIOGRAPHIQUES	SEXE AGE	SYMPTÔMES GÉNÉRAUX	SYMPTÔMES DE LOCALISATION	NATURE ET SIÈGE DES TUMEURS	OPÉRATIONS	SUITES ET TERMINAISONS
93	Doyen (*Congr. Chir.*, 1891, p. 120).	H. 15 ans.	Crises épileptiformes à g. Torpeur intellectuelle. Hébétude complète. Œil droit, vision perdue.	Convulsions à droite. Hébétude. Intelligence complètement disparue. Voussure considérable région temporale droite. Parésie des membres gauches accentuée. Atrophie du nerf optique du côté de la lésion (compression). Ouïe, goût, odorat intacts ainsi que moteurs des yeux. Peu de signes de compression des organes de la base.	Kyste congénital latéral de l'hémisphère gauche. Issue de plus de 600 grammes de liquide albumineux.	Ouverture à la gouge sur la saillie temporale. Kyste dure-mère. Vidé. Drainage. Evacuations successives avec drains. Affaissement après 6 semaines.	Intelligence revenue entièrement; paralysie des membres cesse : va en bicyclette. Seule persiste la névrite optique.
94	Reynier (*Congr. Chir.*, 1891, p. 116. Auv., 67. Chip., I. 110. Berg., 36).	H. 10 ans 1/2.	Intelligence très vive. Pas de troubles visuels à l'ophtalmoscope (Parinaud).	Début 2 ans avant. Crises de tiraillement de la bouche, puis langue déviée, convulsions du bras droit élevé et fléchi. Puis convulsions diminuées, puis généralisées jusqu'à 5 et 6 par jour. Puis parésie et légère contracture du bras après la crise.	Gliome kystique du volume d'une noix partie inférieure de R sur 1/3 inférieur de F^1 et pied de F^1.	Deux interventions de trépan et pince-gouge. Dans la première, résection du kyste. Dans la seconde, ablation de la tumeur.	5 mois après la 2ᵉ intervention, il n'y avait plus de crises convulsives.
95	Broca (*Congr. Chir.*, 1891, p. 150).	H. 18 ans.	Développement intellectuel très insuffisant. Mémoire bonne cependant. Instruction d'un enfant de 7 à 8 ans. Imbécillité simple.	Depuis l'âge de 2 ans, bras gauche faible, froid, puis flasque et enfin contracture. A 13 ans crises convulsives main gauche à intervalles réguliers; tremblement des doigts, pouce surtout. Puis membre supérieur gauche paralysé, en contracture, en demi-flexion. Mouvements athétosiques de la main. Hémiplégie spasmodique infantile, surtout au membre supérieur.	Kyste cérébral du volume d'une noix 1/3 moyen de R.	2 couronnes de trépan réunies à la pince-gouge sur 1/3 moyen de R, centre du pouce. Liquide incolore et transparent. Drainage; guérison de l'opération, sans incidents.	Crises épileptiformes diminuées. Sommeil revenu. Vue améliorée. *Peut travailler, écrire.* Amélioration *très marquée dans le caractère.*
96	Llobet (*Rev. de Chir.*, 1892, p. 970. Auv., 8. Chip., I, 79. Berg., 46).	H. 13 ans.	Céphalalgie depuis 2 ans. 4 attaques d'épilepsie jacksonn. par jour en ces derniers temps. Intelligence et mémoire presque complètement abolies. Vision diminuée à droite. Pouls lent. Respiration irrégulière.	Epilepsie jacksonn. Hémiplégie totale droite, facial inférieur seul atteint. Contracture bras et jambe, flexion, pied en varus équin. Aphasie partielle.	Kyste hydatique volumineux de la région rolandique.	Large résection temporaire temporo-pariétal de 8 cm. sur 10 cm. avec polytritome de Péan, puis ciseau. Ponction expl. puis incision dure-mère et cerveau sur 2 cm. 200 gr. liquide clair. Extraction de la vésicule avec une pince.	Guérison rapide. Disparition de tous les symptômes : hémiplégie, contracture, aphasie. 6 mois après, vision encore affaiblie, et mémoire encore incomplète.
97	Poirier (*Rev. de Chir.*, 1892, et Acad. de Méd. juill. 1882). Auvray, 65. Chip., I, 104. Berg., 28.	H. 34 ans.	Depuis 9 ans crises d'épilepsie. Douleurs de tête intolérables. Diminution acuité visuelle.	Crises d'épilepsie jacksonn. à gauche jusqu'à 4, 5 par jour. Paralysie complète face et membres à gauche.	Angiome région rolandique siégeant au niv. de membres sup. et face.	Trépanation large à la gouge et au maillet sur région R. Enucléation.	Reste guéri, 4 ans après très amélioré. Marche facilement; bras rend des services. Quelques légères ébauches de crises. Est concierge.
98	Girard (*Congr. Chir.*, 1892, p. 329).	H. 26 ans.	Coup de revolver oreille droite. Accidents primitifs. Coma. Hémiplégie. Crises de céphalalgie intenses.	6 mois après paralysie du bras collé le long du tronc, main et bras contracturés; mouvements choréiformes : jamais de crise épileptique.	Vaste kyste traumatique suppuré sur l'hém. droit, très aplati et formé par des fausses membranes.	Hémicraniectomie. Série de couronnes de trépan Farabeuf et section intermédiaire au ciseau. Ouv. du kyste. Issue d'un liquide trouble avec grumeaux.	Amélioration de la céphalalgie, de la contracture, des mouvements choréiformes. Puis retombe après 1 mois dans le même état.
99	Postempski (*Rev. de Chir.*, 1892, p. 887, et Th. Auvray, 66. Berg., 29).	F. 58 ans.	Douleurs intermittentes bras droit depuis 10 ans. Troubles de la parole, de l'intelligence, de l'attention.	Monoplégie brachiale droite avec épilepsie jacksonn. brachio-faciale. Aphasie avec amnésie verbale transitoires. Parésie faciale et hypoglosse.	Endothéliome alvéolaire du volume d'un œuf de pigeon, partie moyenne de région rolandique.	Ablation.	Guérison. État mental normal. Pas d'aphasie. Troubles moteurs disparus (3 mois après).

N° d'ordre	INDICATIONS BIBLIOGRAPHIQUES	SEXE AGE	SYMPTÔMES GÉNÉRAUX	SYMPTÔMES DE LOCALISATION	NATURE ET SIÈGE DES TUMEURS	OPÉRATIONS	SUITES ET TERMINAISONS
100	Bramann *Rev. de Chir.*, 1893, p. 61, et Th. Auvray, 1896, 14), et Ch., I, 9. Berg., 7).	H. 46 ans.	Rétine normale.	Paralysie et convulsions du bras gauche. Paralysie de la partie correspondante de la face. On diagnostique tumeur de F3 et partie supérieure de R.	Sarcome kystique. 1re op. kyste, 2e op. myxosarcome diffus. 3e op. enlève tumeur 90 gr.	Wagner à base supérieure de 7 cm. sur 6 cm.: puis 2e lambeau à base frontale. Incision du kyste : 50 gr. liq. séreux. Retour des accidents. 2e opération, ablat. d'un sarcome. puis 3e interven ti (...)	4 récidives. Amélioration notable chaque fois. La dernière persistant 3 mois. Depuis la 1re opération jusqu'à la mort, environ 2 ans.
101	Warnots (*Congr. Chir.*, 1893, p. 481).	H. 40 ans.		Traumatisme du crâne. Crises d'épilepsie jacksonn, au membre supérieur droit, puis membre inférieur et face à droite.	Anévrysme artério-veineux du volume d'une amande. Trace d'ancienne fracture cranienne.	Trépanation. On ne replace pas la rondelle.	Depuis 6 mois, plus d'accès.
102	L. Carter-Gray (*Arch. de Neurol.*, 1893, II, p. 239).	H. 38 ans.	Céphalée à g. Insomnies.	Pas de convulsions. Parésie jambe et bras droits. Sensibilité tactile et à la douleur diminuée. Perte du sens musculaire complète.	Sarcome du vol. d'une noisette à l'union du 1/3 sup. et du 1/3 moyen de Pa.	Large trépanation découvrant Ta et pied de Pa.	Mort. Tumeur non trouvée.
103	Erb (*Arch. de Neur.*, 1896, I, p. 275).	H. 44 ans.	Céphalée. Vomissements. Névrite optique.	Epilepsie jacksonn. typique suivie d'hémiparésie.	Gliosarcome hémorragique.	2e intervention. 1re tumeur, 2e kyste dans le même point.	Après 1re amélioration, puis récidive, retour d'hémiparésie. 2e intervention : guérison. 6 mois après, encore hémiparésie, mais intelligence bonne. Vaque à ses occupations. 18 m. de prolongation.
104	Albertoni et Brigatti (*Arch. de Neurol.*, 1894, I, 194, et R.N. 1893, p. 323. An. I). Chip., I, 12. Berg., 9).	F. 15 ans.	Céphalée. Névrite optique. bilatérale.	Epilepsie jack. et épilepsie généralisée. Paralysie des membres supér. et infér. g. progressive.	Gliôme du volume d'un œuf de poule.	Extirpation fait cesser accès épileptiques. La paralysie s'améliore surtout au membre inférieur. Guérison de la névrite optique bilat.	Guér. se maintenant 13 m. après.
105	Rossolimo (*Rev. de Neurol.*, 1894, p. 487).	H. 38 ans.	Traumatisme antérieur.	Amnésie verbale, paragraphie; parésie des membres gauches, accès épileptiformes commençant par la main gauche, froide et cyanosée. Impulsions psychiques.	Kyste séreux sur centre main, partie moyenne Fa et Pa.	Ouverture d'un kyste séreux traumatique de 4 cm.	Amélioration de la force musculaire, parole et écriture et de l'entendement. Reste un peu d'amnésie.
106	Rémond et Bauby (*Arch. prov. de Chir.*, 1894, II, 634).	H. 24 ans.	Crises douloureuses dans la tête. Névrite optique double. Cécité absolue.	Aura des doigts vers l'épaule. Convulsions généralisées plus intenses dans bras droit.	Sarcome du volume du poing au bas de scissure de Sylvius.	3 couronnes de trépan réunies à l'emporte-pièce. On ne trouve pas la tumeur.	Mort 2 mois après de méningo-encéphalite.
107	Graser (*Rev. de Neur.*, 1895, p. 358, et Chipault. *Tr. Neur.*, 1896, II, 185).	H. 45 ans.	Céphalée frontale plus intense à dr. Stase papillaire à droite. Crises épileptiformes localisées.	Parésie successive auriculaire, annulaire, puis main, enfin jambe paré... Paralysie du membre supérieur droit.	Kyste sarcomateux épithélial sur centre du bras et lobe frontal.	Trépanation et ablation du kyste. Amélioration puis rechute. 2 interventions secondaires pour enlever un caillot, et ponctionner les ventricules.	Mort 1 mois après.
108	Syme (*Rev. de neurol.*, 1895, p. 475, et Chip., *Tr. Neur.*, I, 256).	H. 29 ans.	Céphalée localisée à région pariétale gauche. Quelques veines rétiniennes dilatées.	Engourdissement de la langue et du côté droit de la face. Convulsions du côté droit, puis paralysie complète de face et langue. Puis aphasie complète et parésie du bras droit.	Sarcome de la dure-mère s'étant creusé un lit profond dans partie inf. de Fa et pied Va et F3. Volume du poing pesant 2 onces 1/2.	Trépanation sur centre de la face et agrandissement à la pince. Tumeur détachée avec les doigts et un élévateur.	4 mois après, disparition de la paralysie faciale, de l'aphasie. Marche parfaite.
109	Mya et Codivilla (*Rev. de neur.*,	H. 24 ans.		Hémiparésie et hémihypoesthésie droites. Réflexes rot. exagérés	Kyste hydatique.	Couronne de trépan sur R, agran-	Guérison parfaite: le malade peut

N° D'ORDRE	INDICATIONS BIBLIOGRAPHIQUES	SEXE AGE	SYMPTÔMES GÉNÉRAUX	SYMPTÔMES DE LOCALISATION	NATURE ET SIÈGE DES TUMEURS	OPÉRATIONS	SUITES ET TERMINAISONS
	1895, 446. Auv. II,(c). Berg. 47).		.	et réflexes cutanés diminués. Atrophie des muscles paralysés. Début des accidents il y a 4 ans.		die. Ponction et évacuation du liquide.	marcher 12 kil., se servir de son bras, écrire, jouer mandoline. Sensibilité totalement revenue.
110	Steele (Rev. Neur., 1895, p. 418. et Chipault, II, 251, Berg. 72).	H. 41 ans.	Céphalées occipitales.	Depuis 4 ans crises de douleurs dans le mollet qui bientôt s'étendent à tout le côté droit et parésie du membre inférieur droit.	Sarcome encapsulé des méninges du poids de 80 gr. de 7 cm. de diamètre sur 1/3 sup. de R.	Trépan et pince-gouge. Énucléation facile avec les doigts. Hémorragie des tissus. Parésie du bras transitoire.	Le malade peut marcher et retourner chez lui 20 jours après.
111	Keen (Rev. Neur., 1895, p. 418, et Chipault, II, 203-205).	H. 42 ans.	Pas de stase papillaire. Crises de céphalée.	D'abord spasmes index et main, contraction de la bouche, parole perdue qqs minutes. Parésie progressive du côté droit du corps.	Ramollissement tuberculeux partie sup. de R.	Trépanation de partie supér. de R. On ne trouve rien.	Mort après 8 mois.
112	Von Beck (Rev. Neur., 1895. Auv., 5. Chip., II. Berg., 349).	H. 46 ans.	Douleurs.	Paralysie de la moitié de la face et des deux extrémités.	Gliosarcome région motrice.	3 opérations; 3 récidives en 1 an 1/2. Trépan et pince.	Mort après 2 ans 1/2 et deux récidives.
113	Vierordt Czerny (Rev. Neur., 1895, 445. Auv., 19. Chip., II, 165).	H. 23 ans.	Exophtalmie. Stase papillaire et stupeur.	Accès épileptiformes dans la jambe g., précédés d'aura depuis 1 an. On diagnostique : tubercule près limite du centre du membre sup. et du membre inf. g. Après 1re opér. infructueuse du Dr Edinger, retour des accidents. Atrophie du membre inférieur.	Tubercule solitaire du poids de 205 gr. dans région rolandique sur partie supérieure de F² et pied de F¹.	1re tentative infructueuse. D'Edinger. 8 mois plus tard large trépanation à la scie et au ciseau par Czerny. Ablation en 2 parties d'une masse du vol. du poing.	1 an après exophtalmie et stase papillaire complètement disparues. L'hémiplégie s'améliore et le malade marche sans fatigue jusqu'à la clinique.
114	Diana et Conway (in Chip., II, 166. Berg., 57).	H. 16 ans.	Céphalalgie. Névrite optique double plus tard. Vomissements.	Mouvements convulsifs dans bras gauche, puis paralysie et paresthésie. Face et jambe légèrement affectées.	Sarcome fusiforme région motrice partie inférieure, s'étendant jusque sur les frontales.	Ablation de 2 pouces 1/2 de la tumeur. Il en reste un peu.	Guérison. 11 mois après : crises convuls. unilat. Paralysie du bras diminuée; un peu de parésie face g. et jambe faible. Céphalée disparue. Vue devenue bonne.
115	Beevor et Ballance. Arch. de Neur., 1896, I, p. 59, et Rev. Neur., 1895, p. 473, et Chip., II, 144. Berg., 5.	F. 39 ans.	A la fin : céphalée, vomissements. Névrite optique. Etat mental s'altère. Absence de crises convulsives.	Paralysie progressive membre inférieur (cou-de-pied, genou, hanche successivement), puis envahissant le membre supérieur. Altération de la sensibilité. Hypoesthésie.	Tumeur du volume d'une 1/2 orange sous-corticale, partie supérieure F², P² et P¹.	Lambeau en V. Large ouverture quadrilatère à la scie de 3 p. sur 2 p. Intervention 2 temps. Ligatures périphériques. Ablat. à la cuiller.	Guérison. Plus de céphalée. Amélioration des mouvements qui sont recouvrés au membre sup. où il y a un peu de rigidité dans les doigts. Marche possible en traînant un peu la jambe. Etat mental meilleur.
116	Shaw et Bush (Rev. Neur., 1896, p. 28).	H. 34 ans.	Attaques convulsives. Névrite optique.	D'abord douleurs et spasmes convulsifs, perte de sensibilité dans cou et jambe gauche, de notion de position bras gauche. Anesthésie et analgésie à gauche. Atrophie des muscles du bras et de l'épaule.	Sarcome sous F² et pied de F¹ d'un pouce de diam.	Craniectomie triangulaire avec 3 couronnes, en deux temps. Ablation incomplète de la tumeur, dont une partie reste sous partie supérieure de F² et pied de F¹.	Hémiplégie devient complète. Anesthésie absolue de ce côté. Mort 15 j. après.
117	Brugelius et Berg. (Rev. Neur., 1895, p. 154).		Céphalée d'abord temporale, puis diffuse. Stase papillaire. Attaques convulsives.	Attaques convulsives à droite surtout. Parésie des membres droits et du facial inférieur, bras surtout. Aphasie, puis agraphie, déviation de la langue.	Gliomatose kystique diffuse de partie inférieure F² et pied de F³.	Lambeau en fer à cheval partie inf. région motrice.	Amélioration passagère mouvements du bras et parole. Mort 2 m. après avec aggravation de l'état primitif.
118	Monod, Cottet et Morelly (Soc.	H. 29 ans.	Crises. Céphalée persistante ré-	Hémiparésie du côté droit, puis crises toniques et cloniques à	Sarcome du volume d'une mandarine	Large hémicraniectomie avec l'ins-	Mort 15 jours après dans le coma. Tu-

N° d'ordre	Indications bibliographiques	Sexe / Age	Symptômes généraux	Symptômes de localisation	Nature et siège des tumeurs	Opérations	Suites et terminaisons
	anat., 1897, p. 907).		gion frontal et pariétale gauches avec exacerbations. Vertiges. Bourdonnements. Vomissements. Vue conservée.	droite, commençant par le *pied*. On pense à une tumeur du centre inférieur droit dans l'hémisphère g.	à la face interne de l'hémisphère, dans le lobule paracentral.	trumentation de Doyen. On ne trouve rien à la surface externe de l'H. qui cependant ne bat plus.	meur non trouvée.
119	Dallas et Mongeri (*Rev. Neur.*, 1897, p. 193).	H. 25 ans.	Papillite optique double.	Epilepsie jacks. et affaiblissement de tout le côté droit, plus marqué au membre supérieur.	Sarcome d'aspect kystique sous 1/2 post. F^1 et F^2, et sous F^3, au-dessus de F^3.	Deux trépanations. Après 2e, ablation de tumeur du vol. d'un œuf de poule.	Mort 12 jours après l'opération, dans le marasme.
120	Czerny (*Rev. neur.*, 1897, p. 290).	H. 41 ans.	Violentes céphalées 5 ans avant.	Secousses cloniques dans jambe gauche, plus tard atteignant le bras et la face.	Sarcome de 4 cm. sur 3 cm. 1/2 partie sup. de F^2, avec membrane d'enveloppe.	Résection temporaire linguiforme sur pariétal.	Amélioration. 4 m. après, faiblesse marquée des membres g.
121	Abrams et Dudley Tait. *Arch. de Neur.*, 1898, p. 320, I.	H. 32 ans.	Chute sur skating-Rink.	Hémiplégie droite, puis contracture et convulsions du membre inférieur droit s'étendant aussi au bras. Faiblesse muscul. consécutive.	Tumeur adhérente à dure-mère.	Enucléation. Hémorragie veineuse abondante.	Mort de shock.
122	Friedlander et Schlesinger (*Rev.Neur.*,1898, p. 299).	H. 43 ans.	Céphalée intense. Apathie. Mémoire affaiblie. Névrite optique. Troubles psychiques.	Paresthésie moitié droite de langue, main, joue et bras droits. Mouvements cloniques, id. — Ataxie du membre infér. dr. Troubles de la parole, puis parésie faciale et bras droit. Pariétal sensible à la percussion et proéminent.	Gomme de la dure-mère de la grandeur d'une pièce de 2 fr. au niveau des régions motrices, adhérente aux régions nerv. sous-jacentes.	Trépanation a la Wagner. Extirpation de lambeau dure-mérien et tumeur.	3 mois après il reste : parésie hypoglosse et quelques troubles de sensibilité (ataxie, douleur), températ. et vasomoteurs)
123	Thomas Oliver et Williamson (*Arch. de Neur.*, 1899, p. 465, 1er cas et *Brit. med. J.*, 1898, II, 1607).	H. 34 ans.	Céphalalgie. Vertiges. Puis vomissements. Névrite optique. attaques de convuls. jacksonniennes, membres gauches.	Paralysie g. (bras, main), parésie de jambe. Convulsions à g. Anesthésie et analgésie bras et main, diminution de sensibilité à la jambe.	Sarcome du volume d'une 1/2 orange dans une région motrice.	Craniectomie à la pince coupante. Guérison : 6 jours après recouvre mouvements à g. et 8 mois après reste légère parésie.	Dans ces derniers temps 1 attaque convulsive faisant craindre récidive.
124	Thomas Oliver et Williamson, 2e cas.	F. 23 ans.	Maux de tête. Vomissements. Convulsions. Névrite optique. 1re période.	Paralysie partielle à la jambe dr., complète au bras avec flexion des doigts, facial infer. Langue déviée à dr. sensibilité émoussée.	Angiome région motrice. On enlève autour de la tumeur une certaine zone de la substance nerveuse voisine.	Extirpation. Aphasie post-opératoire transitoire mais sans surdité et cécité verbale. Amélioration de paralysie du bras, mais non avant-br., jambe et face.	Revue 1 an après. paral. des doigts persiste; marche comme une hémiplégique; n'est plus aphasique.
125	Korteweg et Winkler (*Chir. nerv.* de Chipault, 1902, I. p. 675).	H. 48 ans.	Céphalée. Vertiges. Pas de stase papillaire.	D'abord convulsions cloniques jambe, puis bras, une dizaine d'accès. Puis bras et main en contracture légère, doigts repliés: mouvements laborieux. Pied paralysé, jambe en contracture. Sensibilité tactile, musc., thermique, atténuées dans membre inf. gauche.	Sarcome fusiforme du volume d'une pomme.	Lambeau à la Wagner sur R. Enucléation facile. Parésie pendant quelque temps, puis guérison de la céphalée et de la paralysie du pied.	Guérison se maintenant 12 mois après. Un peu de raideur dans la marche.
126	Sissing. Renssen et Winkler (*Chir. nerv.*, I. 676).	F. 36 ans.	Céphalée et stase papillaire tardive peu prononcée, puis léger état de démence.	Elle devient incapable de lire bien avant. Aphasie motrice complète. Paralysie de l'angle de la bouche. Hémiplégie droite.	Endothéliome adhérent à la dure-mère du volume d'un petit œuf de poule.	Lambeau à la Wagner. La dure-mère incisée. la tumeur tombe d'elle-même; molles adhérences.	La céphalée et l'aphasie disparaissent bientôt. Elle guérit rapidement : guér. constatée 2 ans après.
127	Pel et Korteweg (*Chir. nerv.*, I, 678. et *Rev.neur.*, 1894. p. 285).	F. 46 ans.	Pas de syndrome. Légère céphalée les derniers jours.	Crises d'épilepsie débutant par aphasie, nystagmus et mouvements du pouce, des doigts, coude, face et épaule dr. Plus tard paraphasie et aphasie amnésique. Contracture et atrophie bras et épaule, parésie de la jambe. Œdème de la main.	Fibrome de la pie-mère de 6 cm. sur 5 cm. sur F^3, au niveau du pied de F^3 et sur partie voisine de F^1 et F^2.	Ouverture scie et ciseau. Hémorragie abondante. Enucléation avec les doigts de la tumeur très adhérente.	Morte de shock.

N° D'ORDRE	INDICATIONS BIBLIOGRAPHIQUES	SEXE AGE	SYMPTÔMES GÉNÉRAUX	SYMPTÔMES DE LOCALISATION	NATURE ET SIÈGE DES TUMEURS	OPÉRATIONS	SUITES ET TERMINAISONS
128	Jacobi, Gohl et Winkler (*Chir. nerv.*, I, 679).	F. 35 ans.	Céphalée intense. Pas de névrite optique.	1 crise convulsive commençaut au pouce, bras, face et langue; puis paralysie brachio-faciale. Enfin paralysie moitié langue et hémiplégie.	Sarcome fuso-cellullaire sur genou infér. de sillon R.	Lambeau Wagner. Os scie. Tumeur adhérente au cerveau enlevée avec cortex.	Guér. de la céphalée. Mouvements revenus dans la jambe. Récidive 1 an après : hémisphère toutenvahi.
129	Wertheim, Salomonsen et Korteweg (*Chir. nerv.*, I, 681).	E. 6 ans.	A la fin stase papillaire bilatérale.	Début : spasmes orteils d. gagnant jambe et bras, tous les 3 et 4 jours. Flexion latérale de la tête. Après 6 mois parésie bras et jambe. Membres contracturés, pieds en équinisme. 4 mois plus tard convulsions à gauche.	Sarcome du volume d'un œuf de poule de la dure-mère, diffus dans le cerveau. A l'autopsie, tum. égale de l'autre côté.	Ouverture trépan-ciseau, scie. Ablation de la tumeur à gauche. Hémorragie abondaute.	Mort de collapsus 1 heure après. Une portion du côté opéré et une tumeur de l'autre côté laissées en place.
130	Guldenarm et Winkler (*Chir. nerv.*, I, 693).	H. 29 ans.	Céphalée. Vertiges. Chancelle quand il marche. Diplopie. Nystagnus. Rétrecissement des champs visuels surtout pour les couleurs.	Parésie du bras gauche et paralysie de la jambe g. Perte du sens musculaire et de la sensibilité dans la jambe. Hyperesthésie de tout le côté g. Aggravation; hémiplégie. Douleur sur pariétal, au milieu, à 2 cm. de suture sagittale.	Poche veineuse du volume d'une noix en rapport avec une grosse veine et le sinus sagittal.	Trépanation de 5cm. carrés. Ablation de la poche entre 2 ligatures. Hémorragie abondante.	Guérison de la monoplégie crurale. Vision améliorée 9 ans après le malade va bien et a repris ses occupations de paysan.
131	Rotgans, Hers et Winkler (*Chir. nerv.*, I, 694).	H. 31 ans.	Pas de céphalée ni de vertiges, ni de névrite optique.	A 14 ans, attaques de sommeil. Depuis cet âge, attaques d'épilepsie sensorielle sans mouvements; picotements pied, jambe et bras gauches. Puis nombreuses attaques convulsives pied et jambe g.; puis parésie et atrophie. 2 attaques avec perte de connaissance.	Angiome veineux sur partie supérieure de F' avec grosses veines afférentes.	Trépanation et lambeau. Ligature des veines afférentes, et ablation en partie du paquet vasculaire.	Amélioration, moins de crises depuis 3 ans, a repris sa profession d'instituteur.
132	Rotgans et Winkler (*Chir. nerv.*, I, 695).	H. 22 ans.		A 14 ans tiraillements et picotements bras et jambes dr. Plus part. parésie et convulsions du bras droit toutes les 5 à 6 semaines. Exophtalmie pulsatile dr. Intumescence pulsatile paupières et face. Souffle intense sur face et pariétal. Attaques jacks. du côté droit.	Anévrysme cirsoïde de l'ophtalmique et de la sylvienne.	Craniectomie sur R. Vue d'un amas pulsatile artério-veineux. Ligature des plus gros troncs.	Amélioration de l'exophtalmie et des attaques. Diminution des pulsat. persistant 1 an après.
133	Guldenarm, Lenz, Winkler (*Chir. nerv.*, I, 697).	H. 32 ans.	Pas de névrite optique. Attaques d'épilepsie partielle.	A 11 ans, blessure du nerf médian au doigt, attaques convulsives pendant plusieurs mois. Elongation sans résultat; attaques de 3 degrés : douleur intense aux 2' et 3' doigts; flexion doigt, main, av.-bras, tête et cou en rotation. Qqn. convulsions du côté opposé sans perte de connaissance. Attaques très répétées.	Angiome du cortex moteur droit.	3 couronnes de trépan et ablation des ponts. Excision d'une zone bleuâtre, formée de vaisseaux très dilatés à parois fines.	Amélioration des attaques pendant quelque temps, puis rechute. On ne réopère pas parce que îlots d'altér. disséminnes sur le cortex.
134	Korteweg, Van Esk et Winkler (*Chir. nerv.*, I, 698).	H. 21 ans.	Quelquefois un peu de céphalée. Pas de névrite optique.	8 ans avant, coup et plaie frontale. 3 ans après attaques convulsives nocturnes et diurnes, fréquentes, précédées d'une aura intellectuelle (réminiscences très vives). Parfois état de mal.	Cicatrice, rupture de l'écorce. Angiome sur F' et F².	Lambeau triangulaire. 4 couronnes de trépan. Ablation d'une plaque de pachyméningite durale de la grandeur d'un florin, d'un épais lacis vasculaire angiomateux et du cortex sous-jacent	Amélioration momentanée et 3 m. après, retour des attaques.
135	Guldenarm et Winkler (*Chir. nerv.*, I, 702).	H. 19 ans.	Rien à l'ophtalmoscope.	Coup sur la tête à 8 ans. Attaques d'épilepsie partielle, bras droit, surtout à 11 ans, jusqu'à 8 par heure. Puis à 13 ans, attaques convulsives très fréquentes jambes et bras. Atrophie et arrêt de développement des os du bras droit. Hémiparésie et hémiatrophie dr.	Tumeur calcifiée de 3 à 4 cm. (12 gr.) dans centre blanc de F'. partie sup. et moyenne.	Résection temporaire sur partie supérieure de F' et P'. Au toucher, corps dur dans F'. Excision en coin de la subst. cérébr. comprenant la tumeur.	Amélioration progressive. Plus de convulsions. Mort subite 3 ans après.
136	Wermey et Winkler (*Chir. nerv.*, I, 706).	H. 48 ans.	Céphalée extrême. Névrite optique très	Coup à 12 ans sur pariétal. Vers 46 ans, attaques d'épilepsie partielle avec monoplégie de jambe	Gliome kystique de 75 gr. dans lobule paracentral face	Résection temporaire avec scie électrique sur par-	Céphalée disparue; malade gai, marche; amélioré pro-

N° D'ORDRE	INDICATIONS BIBLIOGRAPHIQUES	SEXE AGE	SYMPTÔMES GÉNÉRAUX	SYMPTÔMES DE LOCALISATION	NATURE ET SIÈGE DES TUMEURS	OPÉRATIONS	SUITES ET TERMINAISONS
			intense. Un peu dément.	dr. — 2 ans plus tard, hémiplégie presque totale des extrémités, mais rien face et langue.	interne de F^1 et partie vois. de F^2.	tie sup. de la région motr. Ablation en coin de kyste et tumeur.	gressivement. État persistant 2 ans 1 2 après.
137	Wayenburg et Westermann (*Chir nerv.*, I. 708).	H.	Indolent. Vue affaiblie. Pas de névrite optique. Accès de migraine et vomissements.	En 1889. coups sur la tête. En 1893 jambe paralysée et parésie du bras droit. Puis embarras parole pour la lecture; écriture impossible. En 1897 paralysie jambe à peu près complète. Parésie face et bras dr. Aphasie motrice et sensorielle incomplète. Jamais d'attaques convulsives.	Sarcome fuso-cellullaire de 120 gr. partie sup. de région R et pied de F^1 F^2 F^3.	Craniectomie triangulaire, fraises et sciage. Hémorragie diffuse. 3 jours plus tard énucléation de la tumeur, diffuse dans subst. cérébr. en un point.	2 mois plus tard. plus d'aphasie; parole améliorée. Lecture à haute voix. Hémiplégie dimin. Revu en 1900 : 3 ans après même état. Réserves.
138	Stokvis, Eberson et Korteweg (*Chir. nerv.*, I, 712).	H. 40 ans.	Douleurs frontales et à la nuque, à la pression. Stase papillaire légère.	En 1894, faiblesse, secousses et engourdissement bras; jambe g. lourde. En 1895 main g. contracturée et paralysée avec sudations exagérées. Froideur dans jambe g. cyanosée et froide.	Gliosarcome du poids de 120 gr. dans 1/3 post. du lobe frontal jusqu'au lobe occipital.	Lambeau Wagner 12-13. Trépan et sciage. Énucléation de tumeur avec les doigts qui entraine un peu de subst. cérébr. Collapsus momentané, etc.	Amélioration. Récidive 1 an 1/2 plus tard. 2e opération. Mort dans coma après 7 semaines.
139	Van Eiselberg, Hermanidès et Winkler (*Chir. nerv.*, I, 712).	H. 53 ans.	Douleur pariétale. Céphalée. Vertiges. Percussion douloureuse. Névrite optique double. Semble dément. Protrusion des globes oculaires surtout à dr.	Depuis 4 ans, convulsions gauches avec aphasie, surtout bras; parfois convulsions face et langue déviée et serrée entre les dents. Dans les derniers temps, sensation tactile et stéréognostique diminuées dans main gauche. Les 2 membres supérieurs et jambe gauche affaiblis, parésiés.	Sarcome diffus partie inf. de F^2 et P^2, infiltrant l'hémisphère dr. jusqu'au noyau caudé et la couche optique.	Craniectomie région inf. R à cause des troubles dans les doigts g. Énucléation de la partie superficielle de la tumeur avec les doigts.	Mort 4 heures après dans le coma.
140	Baudet, Guldenarm et Winkler (*Chir. nerv.*, I, 717).	F. 20 ans.	Céphalée intense et vomissements dans les derniers temps. Papille et rétine gonflées.	D'abord, l'année précédente, plusieurs attaques d'épilepsie avec rigidité bras droit et aphasie transitoire. Puis hémiparésie et hémianesthésie à dr. Aphasie motrice complète. Plusieurs attaques de coma prolongées.	Glio-sarcome diffus occupant partie inf. de R, P^2 et T^1 et s'étendant jusqu'aux noyaux de la base.	Craniectomie à lambeau sur R. P^2 et T^1 selon scissure sylvienne. On extirpe 220 gr. de tumeur.	Mort le soir.
141	Wertheim. Salomonsen et Rotgans (*Chir. nerv.*, I, p. 720).	H. 33 ans.	Névrite optique double avec hémorragie rétinienne.	En 1899 difficulté de lire. Attaque convulsive joue droite; parésie faciale, paraphasie. Convulsions bras dr. — 5 accès, puis parésie faciale, langue paral. à dr., parésie bras dr.	Kyste de F^3 et zone mot. de 3 à 4 cm.	Lambeau 2/3 inf. de F^1 et P^2. F^3 apparait plus jaunâtre. Incision. Liquide jaune sans crochets 5 0/0 d'albumine. Paroi chamoisée.	Guérison maintenue jusqu'en 1902 un an après.
142	Van Gehuchten (*Arch. de neurol.*, 1900, p. 221, et *Rev. Neur.*, 1900, p. 993).	H. 28 ans.	Crises d'épilepsie.	Épilepsie jacks. débutant par la main dr., s'étendant au bras, épaule, et moitié dr. du visage. Perte de connaissance; aura; morsure de la langue.	Vaste cavité kystique remplie de liquide; substance cérébrale refoulée à 6 cm. de paroi osseuse.	Quatre couronnes de trépan.	Crises d'épilepsie disparues. Pas de nouvelles depuis 6 semaines.
143	Raymond. Chipault. in Raymond. Cliniques III, p. 4, 1900.	H. 30 ans.	1re phase de grandes attaques d'épilepsie généralisée. Après plusieurs accès, apparition de crises de céphalée localisée. Pas de troubles intellectuels, ni de troubles visuels.	Après 2 à 3 ans les attaques rares se réduisent à un léger étourdissement. Puis attaques d'épilepsie sensitivo-motrice bras dr. et au membre inférieur. Hyperalgésie, atrophie et parésie du bras droit, plus légère à la jambe. Légère parésie du facial inférieur.	Angiome du vol. d'une 1/2 orange sur centre du bras, 2/4 moyens de R et s'étendant un peu en bas et en haut.	Trois interventions avec trépan et pince-gouge à des intervalles de 1 mois ou 15 jours. Chaque fois hémorragie formidable. La 3e fois, résection au bistouri des méninges et de la tumeur et de l'écorce avoisinante.	Résultats 1 mois après la 3e intervention : attaques convulsives et céphalées très diminuées, presque disparues. Parésie motr. totalement guérie; mais faits nouveaux : parésie du voile du palais; perte du sens stéréognostique. Un degré assez prononcé d'aphasie motrice et de paragraphie.
144	Raymond, Chipault. Clinique,	H. 36 ans.	Pas de céphalée vraie. Tristesse.	Attaques de fortes douleurs dans la main gauche, suivies de con-	Plaque de méningite tuberculeuse	Trépanation à lambeau sur partie	Cependant amélioration. Plus de

N° d'ordre	Indications bibliographiques	Sexe Age	Symptômes généraux	Symptômes de localisation	Nature et siège des tumeurs	Opérations	Suites et terminaisons
	IV, p. 18, 1900.		Pleurs.	vulsions de la main jusqu'à une chaque nuit.	sur F⁴ et pied de F¹ F² F³.	inférieure de R... trop bas. Lésion non trouvée.	crises douloureuses et convulsives. Mort de tuberculose pulmonaire.
145	Raymond, Doyen.Clinique. V. p. 3. 1901.	H. 35 ans.		Spasmes convulsifs des deux derniers doigts, puis de la main qui se tord en même temps que la face grimace du même côté (gauche).	Gliôme. région du centre de la main.	Large volet cranien; recherche du centre de la main avec courant électr.:largeresection en cône des circonvolutions sous-jacentes.	La résection a été incomplète, paralysie de la main puis crises réapparaissent plus graves, puis paralysie de tout le côté. Apparition du syndrome. Mort. L'ablation avait été tout à fait incomplète.
146	Apert, Gandy et Marion (Arch. de Méd., 1900, I, p. 581).	H. 45 ans.	A peine un peu de céphalée les jours précédents.	Crises d'épilepsie jacks. depuis la veille 12 par heure: 300 par jour. Bras et jambe g. contraction et extension, puis atteints de convulsions, et après qq. temps dans le membre inf. droit. Jamais dans la face. T. 38°,8.	Tumeur du volume d'une cerise, ovoïde sertie dans la subst. nerv. du lobule paracentral droit.Pet. fibroïde dur, nature parasitaire (?).	Hémi craniectomie temporaire large. Extraction avec les pinces.	Les crises cessent: état de bien-être. Le malade meurt dans la nuit perdant des flots de sang par le nez et la bouche.
147	Duret et Delobel. Journal des Sc. Méd., Lille, 1900, p. 537, et Bull. Soc. anatom. Clinique Lille. 1900, 262.	H. 32 ans.		Début il y a 7 ans. Crises douloureuses et névralgies face, cou et membre sup. du côté droit. Crises d'épilepsie partielle tous les 8 jours : convulsions cloniques d'emblée débutant à droite et prédominant aux membres inférieurs. Syphilis.	Fibro-sarcome du volume d'une orange de la partie moyenne de la faux de la dure-mère, s'étant creusé un lit profond dans la face interne et externe de la partie moyenne des hémisphères.	Ablation au ciseau de la voûte du crâne envahie et excision de la tumeur en liant la faux de la dure-mère en avant et en arrière.	Le malade meurt 48 h. après dans le coma avec hyperthermie (43° dans l'aisselle). Pas d'encéphalite. Vascularisation modérée.
148	Potel, Mayet et Jaboulay (Arch. de Méd., 1900, II, p. 216).	H. 26 ans.	2 crises d'épilepsie. Céphalée paroxystique et douleur tempe gauche très précise.Cécité complète à gauche. Intelligence diminuée. Caractère devient violent.	Syndrome de tumeur cérébrale très accentué. Pas d'autre symptôme de localisation que douleur violente à la tempe gauche, subjective et objective très nette. Crises d'automatisme ambulatoire avant et après les interventions.	Gliôme malin étendu sur partie moyenne de F² et pied de F². F³ indemne.	Deux trepanations: la 1ʳᵉ à la gouge très facile, os aminci abrasé. On ne peut enlever la tumeur. Céphalée seule disparaît. Troubles visuels persistent.	Pas d'ablation de la tumeur; regardée comme impossible.
149	Carle et Pescarolo (Rev. de Neur., 1901, 690).	H. 38 ans.	Convulsions. Névrite optique. Altération psychique. Douleur frontale à g.	Convulsions, Aphasie motrice la 1ʳᵉ en date avec paralysie de l'hypoglosse droit. Parésie du facial inf. droit, et des membres (légère).	Tumeur de la grosseur d'un œuf de poule dans F³. Hémiplégie et hémianesthesie post-opératoire de courte durée. Hernie cérébr. Réduction.	Guérison de troubles parétique. Papillite et aphasie améliorées.	Guérison.
150	Sciammana et Postempski (Rev. neur., 1901. p. 240).	F. 38 ans.		Hallucinations tactiles de la face, paresthésie face et bras droit, aphasie transitoire. Troubles des mouvements des doigts, parésie du facial inférieur. Hyperesthésie surtout paume de main et pulpe des doigts.	Tumeur pie-mérienne grosseur d'une noix, logée dans 1/3 moyen de R.	Guérison.	Guérison.
151	Heidenhain (Rev. de Chir., 1901, p.598, et Deutsch. Med. Zeitung. 1901, 393).	H. 32 ans.	Ni céphalalgie ni vertiges, ni ralentissement du pouls. Puis troubles intellectuels, perte de connaissance. Double papillite.	Epilepsie jacks. Paralysie du membre inf. gauche. Secousses cloniques du bras gauche. Paranoia hallucinatoire.	Tubercule solitaire du lobule paracentral.	Enucléation facile.	Guérison. Reste un peu de paralysie du pied qui ne gêne pas pour la marche. Paranoïa disparue après 2 ans.
152	Heidenhain : id.	H. 32 ans.	Céphalalgie. Neuro-rétinite double. surtout à gauche.	Puis paresthésie et anesthésie de la main gauche: puis paralysie, perte du sens musculaire. Paralysie faciale.	Sarcome kystique occupant le centre moteur du bras droit.	Extirpation de la tumeur avec une mince couche de subst. encéphalique ambiante.	Guérison sans accident. Reste un peu de faiblesse du membre sup. g. Céphalée et troubl. oculaires disparus.

N° D'ORDRE	INDICATIONS BIBLIOGRAPHIQUES	SEXE AGE	SYMPTÔMES GÉNÉRAUX	SYMPTÔMES DE LOCALISATION	NATURE ET SIÈGE DES TUMEURS	OPÉRATIONS	SUITES ET TERMINAISONS
153	Krönlein (*Rev. de Chir.*, 1901, II, 598).		Après l'opération, apathie, somnolence, coma.	Crises épileptiformes. Ensemble symptomatique fait diagnostiquer tumeur région motrice.	Sarcome central de la région motrice droite, diagnostiqué.	Large résection ostéoplastique de toute la région pariéto-temporale droite; ablation de la dure-mère, mise à nu du sillon R., de F¹ et P¹. Palpation attentive ne révèle rien d'anormal. Excitation électrique de l'écorce, résultat négatif.	Non trouvé. Guérison de la trépanation. Mort 1 an 1/2 après.
154	Krönlein : *id.*				Tubercule du cerveau, région rolandique.	Deux trépanations.	Guérison persistant dep. 6 ans.
155	Krönlein (*Rev. de Chir.*, 1902, 523).				Sarcome de la zone motrice.	On ne trouve rien.	1 an 1/2 après, mort. A l'autopsie on trouve le sarcome à la place indiquée.
156	Lannois, Villard et Paviot (*Soc. méd. des Hôp. de Lyon*, 19 avril 1902).	H. 41 ans.	Epilepsie généralisée, ayant débuté il y a 10 ans. Crises par séries, se répétant alors à un jour ou deux d'intervalle.	En 1901 à la suite de crises très fortes il se constitue une hémiplégie gauche totale avec gêne de la parole et de la mastication. Membre supérieur paralysé, ne peut s'en servir, marche en traînant la jambe et en fauchant. Parole lente, mémoire diminuée, intelligence peu développée. Pas de troubles visuels.	Kyste gliomateux sous la partie moyenne de P¹, d'une contenance de 2 à 3 cm. cubes. — (L'examen histolog. a montré la nature gliomateuse de la poche.)	Trépan et élargissement à la pince-gouge. Ponction et ouverture du kyste; extirpation d'une partie de la paroi. Tamponnement à la gaze stérilisée. Guérison, sans incidents.	Guérison se maintenant en mai 1903, 14 mois après. Il n'a plus eu de crises épileptiques depuis l'intervention.
157	J. Stenwart *Rev. de Neur.*, 1902, p. 455).			Pas d'aphasie, mais de la dissarthrie en même temps qu'une sorte d'ataxie graphique, sans perte de force du bras et de la main.	Gliome sous-cortical du bas de F¹ gauche.	Trépanation.	Guérison.
158	Mingazzini (*Rev. Neur.*, 1902, p. 728).	1	Epilepsie jacks.	Epilepsie jacks. Hémiparésie gauche face comprise.	Gros sarcome dans partie moyenne des circ. rolan. dr.	Ablation.	Guérison du résidu.
	Id.	2	Epilepsie jacks.	Hémiplégie g. spasmodique : un peu de diminution de sensibilité.	Gliome de la partie moyenne de la région roland. dr.	Après l'opération, hémiplégie flaccide.	Mort.
159	Crouzon (*Soc. anat.*, 1902, p. 145).	H.	Coma.	Convulsions commissure gauche. Déviation tête et cou à gauche. Mouvements dans le pouce, le poignet et le membre sup. gauche. Réflexe palpébral supprimé à gauche. Secousses fréquentes.	Plaque de méningite syphilitique à la pointe du lobe temporal et s'étendant jusqu'à F³.	Large craniectomie. On ne trouve rien, la plaque était plus bas.	Mort 3 h. après l'intervention.
160	Poirier (*Soc. de Chir.*, 1902, p. 56).				Tumeur plus grosse que poing, 270 gr. dans lobe frontal et pariétal. 2 parties : l'une sus-mérienne, l'autre intracérébrale.	Os aminci. Ouverture du ciseau sur le temporal, agrandie avec pince-gouge. Tumeur saillante sur dure-mère; celle-ci incisée autour du pédicule, par traction et par dégagement avec l'index, extraction de 2 gros lobes dont chacun a le vol. d'un œuf de poule.	Guérison 7 j. après.
161	W. Lezynski et F. Glass (*Med. Record*, 1901, II, 485).	H. 56 ans.	Pas de symptômes généraux, ni céphalée, ni vertiges, ni vomissements, ni troubles visuels.	Depuis 2 ans crampes et spasmes douloureux dans le mollet et la jambe g., suivis d'impuissance momentanée. Dans les derniers mois, attaques se répétant jusqu'à 2 fois par jour. Faiblesse et parésie du membre augmentant	Endothéliome sphéroïdal de 2 cm. de diamètre, partie supérieure de la région motrice, adhérent à ce sinus longitu-	Trépanation à lambeau. Ligne de repère Kocher-Shanek de Berne. Vascularisat. très grande du diploé de la dure-mère et	2 mois après, encore paralysie et légère contracture du membre supérieur, vue s'améliorant, reprend ses occupations,

N° d'ordre	INDICATIONS BIBLIOGRAPHIQUES	SEXE AGE	SYMPTÔMES GÉNÉRAUX	SYMPTÔMES DE LOCALISATION	NATURE ET SIEGE DES TUMEURS	OPÉRATIONS	SUITES ET TERMINAISONS
				progressivement. Quelques secousses dans la main et l'avant-bras gauches.	dinal et à la dure-mère.	de la tum. Enucl. et dissection du sinus, sans le léser. Guérison.	Guérison se maintenant 2 ans après.
162	Lunz (*Deutsch. Wochensch.*, n° 23, et *Jahresbericht*, 1900, II, 1re part., p. 362).	F. 22 ans.	·	Convulsions motrices.	Tubercule du volume d'une noix, région motrice.	Après l'opération, aphasie et paralysie, qui disparaissent après qq. semaines.	Guérison. Convulsions persistent.
163	Bayerthal (*Muns. Wochens.*, n° 46, 1899, et *Jharesbericht*, II, p. 380, 1899).		·	Troubles mentaux. Épilepsie avec paranoia.	Tubercule solitaire.	Extirpation.	Guérison des troubles mentaux aigus persistant un an après.
164	J. Putnam et Richardson (*Boston Med. and surg. Journ.*, 1899, CXL, p. 129, et Keen in Chip., *Chir. nerv.*, 1903, p. 607).	H. 38 ans.	Céphalées. Attaques de vomissements suivies de prostration. Névrite optique sans altération de la vue.	Début par embarras de la parole, 3 mois auparavant. Écriture devient impossible. Main et pied droits s'engourdissent et se paralysent partiellement.	Sarcome occupant la totalité de l'hémisphère g., sauf lobe occipital et partie inférieure du lobe frontal.	Résection ostéo-plastique. Opération ne peut être achevée à cause état grave. 3 mois après l'opération, excision d'à peu près la moitié de l'hémisph. gauch.	Après 1re opération, amélioration très marquée. De même, après 2e, pendant 6 mois, puis mort avec symptômes de coma.
165	Krause (*Med. Zeitung*, 1902, p. 260).	H. 31 ans.	·	Paralysie de la main et du facial inférieur, après un trauma sur le crâne, cicatrice marquée arrière du sillon rolandique. On pouvait penser à un kyste hémorragique ou à une tumeur.	Kyste hydatique région motrice.	Dure-mère épaissie : il s'échappe un liquide clair, 1er kyste siégeant sous l'écorce. Au-dessous, 2e ksyte ponctionné, d'où s'échappe une membrane de cysticerque.	Le malade, porté guéri, avait son exeat, quand il mourut dans une attaque violente, stertoreuse. À l'autopsie, plusieurs kystes hydatiq. à la base, entre autres dans la fosse sylv.

N° d'ordre	INDICATIONS BIBLIOGRAPHIQUES	SEXE AGE	SYMPTÔMES GÉNÉRAUX	SYMPTÔMES DE LOCALISATION	NATURE ET SIEGE DES TUMEURS	OPÉRATIONS	SUITES ET TERMINAISONS
166	Fraenkel (*Med. Zeitung*, 1902, p. 317).	H. 20 ans.	Céphalées violentes dans la rég. temporale gauche. Double œdème papillaire.	Coup sur la tête : il tombe ensuite dans l'imbécillité, paralysie faciale à dr., faiblesse du bras et de la jambe dr. Répond aux questions avec difficulté. Comme la par. faciale est plus accusée que celle des extrémités, Korte diagnostique tumeur partie infér. de région motrice. État comateux.	Tumeur de partie inférieure de F³ et P³, du volume d'un œuf de poule.	Craniotomie à lambeaux. Ablation de la tumeur. Paralysie post-op. du côté dr. du corps, qui disparaît.	Guérison.
167	Sœderbaum (Scandinavie, in Chip., *Chir. nerv.*, 1903, II, p. 11).	F. 11 ans.	Céphalées, convulsions, vomissements.	Paralytique d'abord du bras g., puis de la jambe g. et face à g.	Kyste de la rég. motrice, dont la nature néoplasique est douteuse.	Lambeau ostéo-plastique sur R. En incisant le cortex on fit sortir du liquide.	Cicatrisation. Amélioration progressive.
	Berg (Scandinavie, Id., p. 12).	H. 58 ans.	Depuis 18 mois, accès vertigineux. Névrite optique.	Convulsions de la moitié droite de la face et du bras dr. Aphasie, agraphie croissantes. Hémiplégie.	Gliome diffus rég. motrice.	Lambeau ostéo-plastique de 9 cm. sur 8 cm. Gliome infiltré : on évacue un kyste.	Amélioration passagère.
168	Rossolimo (Moscou, 1894, in Chip., *Chir. nerv.*, 1903, II, p. 45).	·	·	·	Angiome caverneux du cortex et du sous-cortex dans la région para-centrale.	Opér. faite par Klein, ne peut être terminée à cause de l'hémorragie.	Mort, 15 h. plus tard.
169	Bornhaupt (Kiev, 1894, in Chip., *Chir. nerv.*, 1903, II, p. 45).	·	·	·	Gommes en arrière du sillon R.	Opération.	Mort de méningite suppurée, 15 j. après.
170	Pribytkov (Moscou, 1903, in Chip., *Chir. nerv.*, 1903, II, p. 45).	·	·	·	Sarcome, parvicellulaire dans la scissure de Sylvius 1/3 inf. de F³ P³ et T¹ T².	La tumeur pénètre dans la subst. du cerveau et atteint le gyrus uncinatus.	Mort 5 h. 1/2 après, de collapsus.
171	Zeidler (St-Pétersbourg, 1896, in Chip., *Chir. nerv.*, 1903, II, p. 45).	·	·	·	Gliome	Trép. ostéo-plastique sur région inférieure F³. Centre facial. Réunion par 1re intent.	Gangrène pulm. Mort le 20e jour.

N° d'ordre	INDICATIONS BIBLIOGRAPHIQUES	SEXE AGE	SYMPTÔMES GÉNÉRAUX	SYMPTÔMES DE LOCALISATION	NATURE ET SIÈGE DES TUMEURS	OPÉRATIONS	SUITES ET TERMINAISONS
172	Kosinski (Pologne, 1894. *Chir. nerv.*, II, 1903, p. 142).	H. 36 ans.	»	»	Tumeur du cerveau (sarcome).	Extirpation, avec perte de subst. de dure-mère de 5 ans.	Mort.
173	Wrzèsniowski (Pologne, 1896. Chip., *Chir. nerv.*, 1903, II, p. 142).	H. 34 ans.	Céphalée intense; atrophie des deux nerfs optiques.	Traumatisme sur la tête, plusieurs années avant. Convulsions jambe droite d'abord, puis bras, puis face. Hémiparésie et atrophie musculaire droite.	Sarcome du volume du poing.	Tumeur énucléable, extirpée assez facilement.	Résultat d'abord favorable, puis fièvre, mort 12e jour. Méningite.
174	J. Kosinski (Pologne, in Chip., *Chir. nerv.*, 1903, II, p. 142).	H. 26 ans.	Névrite optique, surtout du côté dr. Myosis dr.	Accès épileptiforme, toutes les 2 ou 3 sem. Gêne de la parole. Par. du facial dr., affaiblissement du bras dr.	Angio-sarcome, partie infér. de F_2 de 20 gr. 4.	Trépanation. Extirpation avec un élévateur et une curette.	Parole moins gênée, bras plus fort, paral. faciale dissipée. Œdème pap. moindre. Plus d'attaque. Mort 8 mois après, de récidive et généralisation.
175	J. Raum (1896, Pologne, in Chip., *Chir. nerv.*, II, p. 143).	H. 31 ans.	Amaurose.	Épileps. jacks. Convulsions, toutes les 3 ou 4 sem., du côté g.	Gliôme du volume d'une noix.	Extirpation.	Mort 10 j. après, dans accès de convulsions.
176	W. Krajewski (1891, Pologne, in Chip., *Chir. nerv.*, 1903, II, p. 143).	H. 72 ans.	Facultés mentales déprimées.	Accès convulsifs dans le bras droit, qui resta contracturé au niveau du coude et du poignet. Hémiparésie avec hémianesthésie droite. Nodosités sous-cut. à cysticerques.	Vésicules hydat. 1/3 sup. de F_2, et dans F_3.	Cinq vésicules furent enlevées.	Dans la nuit, accès de convuls. et mort. On trouva à l'autopsie 200 vésicules dans le cerveau.
177	H. Oberfeld (1900, Pologne, in Chip., *Chir. nerv.*, II, p. 144).	H. 34 ans.	3 ans avant, céphalalgies violentes. Diplopie. Stase papillaire. Exostoses, région temp. dr.	Attaques d'épilepsie partielle; convulsions dans les deux extrémités g. et moitié g. du visage, malgré traitement spécifique, jusqu'à 30 attaques par jour.	Pachy et lepto-méningite, syph. au voisinage de R.	Trépanation. On ne trouve que les lésions précédentes.	Mort le 3e jour. A l'autopsie, gommes considérables dans le lobe frontal.
178	Maydl (Bohême, 1896, in Chip., *Chir. nerv.*, 1903, II, p. 463).	H. 25 ans.	Depuis sa jeunesse, douleurs craniennes et vertiges. Plusieurs crises d'épilepsie, avec perte de connaissance.	Accès d'épilepsie, isolés ou par séries. Accès commence par petit doigt, annulaire, puis pronation et élévation du bras. Perte de connaissance. Nombreux cysticerques du tissu cellulaire.	Cysticerque de la grosseur d'un pois dans le centre cortical du pouce g.	Section ostéopériostique quadrilatère. Trépan et scie de Gigli. Ablation du cysticerque.	Guérison, quitte l'hôpital sans avoir présenté de crises.
179	Ferrier et Turner (Brain, 1901, p. 666, et Chip., *Chir. nerv.*, 1903, I, p. 758).	F. 34 ans.	Névrite optique.	En 1894, spasmes côté g. de la face. En 1895, deux attaques sur membres g. et face. En 1898, crises fréquentes. En 1900, hémiplégie et névrite optique, qq. crises généralisées.	Tumeur fibreuse, partie inférieure, région rolandique droite.	Énucléation par Cheatle.	Guérison ininterrompue avec cessation des crises, disparition de l'hémiplégie et résolution de la névrite optique.
180	Giordano (Venise), *Gaz. di Torino*, 1890, et *Chir. nerv.*, 1903, III, p. 323.	H. 21 ans.	-	Il y a 3 ans, plaie en arrière de la bosse frontale g. Six jours avant l'examen, tombe par terre et reste paralysé des membres droits.	Angiome de la zone rolandique gauche.	Deux couronnes de trépan. Blessure du sinus longitudinal. Amas de veines lié.	Guérison. De tous les symptômes, il ne reste qu'une difficulté à étendre les doigts.
181	Codivilla (Bologna, *Il Policlinico*, 1894, et Chip., *Chir. nerv.*, 1903, III, p. 325).	H. 68 ans.	Pas de lésions du fond de l'œil. Céphalalgie.	Il y a un an et demi, perte de connaissance suivie de céphalalgie surtout à droite. Parésie droite. Accès épileptif, d'abord partiels g., puis généralisés.	Kyste séreux de la région rolandique droite.	Large résection temporale. Kyste au milieu de R. avec liquide jaune séreux.	Guérison complète.
182	Postempski (Rome) (*Acad. di Roma*, 1896, et Chip., *Chir. nerv.*, III, p. 326).	H. 14 ans.	A 7 mois, contracture de la main dr., qui disparaît à 11 ans.	Depuis 3 ans membre inf. parésié et sensibilité diminuée, à droite ainsi qu'au memb. sup. Depuis 2 ans, accès jacks. des membres droits. Atrophie musculaire par. de main. Saillie des bosses pariét. et occipit. g.	Kystes séreux de zone roland. g. communiquant avec le ventricule lat.	Craniotomie à la Scali. Kyste du vol. d'un œuf de poule dans R. et ses deux circonv.	Guérison complète.

N° D'ORDRE	INDICATIONS BIBLIOGRAPHIQUES	SEXE AGE	SYMPTÔMES GÉNÉRAUX	SYMPTÔMES DE LOCALISATION	NATURE ET SIÈGE DES TUMEURS	OPÉRATIONS	SUITES ET TERMINAISONS
183	Giordano (Venise, *Clin. Chir.*, 1896, et Chip., *Chir.nerv.*,1903, III, p. 327).	H. 25 ans.	Céphalalgie région pariétale droite.	Paralysie des membres g., doigts raidis en flexion et pied en varus. Atrophie. Contracture av. bras et doigts en flexion, réflexe rol. et clonus plus forts à g.	Exsudat gélatineux syphilitique au niveau de la zone motrice.	Excision au bistouri et à la curette, jusqu'à ce que la paralysie remplace la contracture.	Après deux mois, guérison complète.
184	Mugnaï et Sciamanna (Arezzo, *Congrès Ital.*, 1892, et Chip., *Chir.nerv.*,1903. p. 328).	H. 42 ans.	»	Tremblements et parésie du membre inférieur droit. Un peu à g. du vertex intumescence pulsatile : quand on le réduit, convulsions dans le membre inf. dr. Paral. augmente.	Sarcomes à petites cellules comprimant zone motrice g. Volume d'un œuf de poule, partant de la faux du cerveau.	Lambeau ovale. Hémorragie. Trois jours plus tard on énucléé la tumeur. Reunion.	Mort de collapsus en 24 h.
185	Spadari (Bari, 1897, et Chip., *Chir.nerv.*,1903, III, p. 329).	H. 42 ans.	Traumatismes antérieurs. Céphalée. Amblyopie et mydriase bilatérale. Stase papillaire bilat. Dépression psychique.	Anxiétés dans membre inférieur. Parésie du membre sup. g. et du facial inf. g. Convulsions du membre inf. g. et de tout le côté. 2 fois par jour. Démarche vacillante. Atrophie.	Sarcome de la zone rolandique dr.	Couronnes de trépan. Hernie cérébrale brune. Ponctions. Par la piqûre s'échappe une petite tumeur qui s'isole avec facilité.	Guérison de tous les sympt., sauf parésie du bras g.
186	Postempski (Rome), et Chip., *Chir.nerv.*,1903, III, p. 330.	F.	»	Depuis 1 an sympt. de tumeur de la zone rolandique gauche.	Gliôme de la zone psycho-motrice g.	Ouv. à la gouge et au maillet. Ablat. d'une tumeur énucléable du vol. d'un œuf de colombe.	Guérison complète.
187	De Paoli (Perouse), in Roncali *Cong.Ital.*,1897, et Chip., *Chir.nerv.*, 1903, III, p. 330.	F. 18 ans.	Céphalées. Douleurs continuelles dans les membres inférieurs.	Tremblements et parésie du bras g. Tremblement clonique perpétuel des muscles de l'avant-bras. Sensibilité tactile diminuée dans tout le côté g. sauf le pied.	Tubercule de la zone motrice dr.	Large brèche sur zone roland. Excision des circ. grisâtres altérées, et Paquelin.	Résultat nul. Mort au bout de 5 mois.
188	De Paoli (*Id.*, Chip., p. 331).	H. 38 ans.	Depuis 18 mois, vertiges, puis céphalées frontales. Stase papillaire bilat., ne voit plus de l'œil gauche.	Aphasie et troubles moteurs de la jambe dr. Jambe traine. Aphasie et agraphie. Goût diminué.	Gliome de la région rolandique g.	Lambeau ostéoplastique. Ponction d'un kyste. Tumeur vasc. inextirpable. Excision d'un frag.	Amélioration passagère des sympt. gén.
189	Durante, inédite, Chip., *Chir. nerv.*, 1903, III, p. 332.	H. 40 ans.	Douleurs de tête à gauche. Affaiblissement de la vue surtout à g., puis stase papillaire et rétrécis. du champ visuel bilat.	Faiblesse des membres dr. et sensations paresthésiques dans tout le côté, commençant sous forme d'accès par le gros orteil. Parésie du facial dr. Astéréognosie, sensibilités dim., réflexes. Troubles psychiques, lenteur de perception, dim. volonté, etc.	Sarcome dural comprimant la partie sup. de la zone motrice, du poids de 130 gr.	Lambeau à la Durante. Brèche de 7 cm. Sect. circul. de la dure-mère et ablation avec les doigts.	Disparition de tous les sympt., excepté parésie du bras.
190	Cunéo (Gênes. *Congr. It. de Chir.*, 1899, et Chip., *Chir. nerv.*, 1903, III, p. 335).	H. 34 ans.	»	Il y a un an et demi accès convulsifs avec aura visuelle, limités à gauche. Ils deviennent si fréquents qu'ils mettent la vie en danger.	Gliôme diffus de la zone rolandique droite.	Ablation en deux séances à quelques jours d'intervalle du tiers moyen, du tiers inférieur, et du tiers supér. de P°.	Guérison. Les crises cessent, hémiplégie, qui disparaît laissant un peu de parésie et d'atrophie des muscles de l'avant-bras et de la main.
191	Bendandi (Bologne), *Bull. Science méd.*, Bologne, 1900, et Chip., *Chir.*, *nerv.*, 1903, III, p. 336.	F. 32 ans.	Début, il y a 1 an, par douleurs de tête rémittentes. Vertiges. Début de papillite.	Parésie du bras droit et aphasie passagères. Tremblement de la langue. Douleur à la percussion. côté g. du bregma.	Endothéliome de la faux, comprimant le lobe frontal g. et une partie du droit.	Vaste lambeau fronto-temporal g. Résection de la faux et du sinus entre deux ligatures avec tumeur de 80 gr. du vol. d'un œuf de poule.	Mort de shock ap. 10 minutes.
192	Mattoli (Tolentino), inédite, in Chip., *Chir. nerv.*,1903,III,p. 344.	F. 43 ans.	Dix-huit mois avant ablation de ganglions néoplasiques dans l'aisselle.	Accès Bravais-Jacks. commençant par la main et l'avant-bras droits. Douleur de percussion région temporo-pariétale g. Faiblesse des membres droits.	Epithéliome second. du cortex rolandique dr.	Brèche osseuse de 7 cm. Dure-mère englobée par une masse fongiforme, avec digita-	Guérison fonctionnelle complète qui se maintient 8 mois. Après, récidive diffuse, et

N° D'ORDRE	INDICATIONS BIBLIOGRAPHIQUES	SEXE, AGE	SYMPTÔMES GÉNÉRAUX	SYMPTÔMES DE LOCALISATION	NATURE ET SIÈGE DES TUMEURS	OPÉRATIONS	SUITES ET TERMINAISONS
			Céphalée pariéto-temp. g., intense, 4 mois après.			tion néoplasique qui pénètre dans le cortex R.	mort au bout de quelques mois.
193	Bollici (Ferrare. *Riforma med.*, 1899. et Chip. *Chir.nerv.*,1903. III, p. 345).	F.	•	Symptômes de tumeur de la région rolandique droite.	Néoplasme pré-rolandique.	Craniectomie dr. Extirp. d'un volumineux néoplas™, siégeant à la région pré-roland.	Guérison complète de tous les symptômes.
194	Postempski et Mingazzini (*Deust. Zeits.*, vol.XIX,et Chip. *Chir.nerv.*,1903, III, p. 345).	F. 38 ans.	Absence de papille de stase. Vue égale à 1. puis état confus et stase papill., 1 mois plus tard.	5 ans avant, épilepsie sensitive consistant en paresthésies au niveau de la joue droite. Parésie clonique du bras dr. et rotation de la tête à dr. Hémiparésie dr. surtout membre supérieur. Hyperesthésie tactile, thermique et douloureuse. Douleur cranienne au-dessus du pavillon de l'oreille gauche. Epilepsie s'aggrave.	Myxome pie-mérien au niveau de la région rolandique gauche.	Craniect.à dr.Ablation d'une tumeur du vol. d'un œuf de colombe contenant un kyste.	Guérison. Il persiste une légère parésie à droite et de l'astéréognose à gauche.
195	Bardesco (Roumanie. *Rev. di Chir.*,1898,p.352 et Chip. *Chir., nerv.*,1903.III.p. 539).	H. 36 ans.	Céphalées nocturnes.	Hémiparésie g., puis troubles mentaux, puis hémiplégie dr. totale avec convuls. Aphasie. Paral. du voile du palais. Traitement spécifique infructueux.	Gomme syph. de F', au pied de F'.	Extirp. à la curette de Volkmann.	Guérison de tous les accidents. Un an plus tard, mort de pneumonie. Méningo-encéph. diffuse.
196	Jonnesco (*Soc. de Chir. Bucharest*, 1901, et Chip. *Chir.nerv.*,1903, III, p. 539).	•	•	Hémiplégie.	Kyste hydatique du cerveau.	Membrane germinative extraite. Dure-mère non suturée.	Guérison. Disparit. de l'hémiplégie. Persistance de l'atrophie des péroniers latéraux.
197	Lanphear (*Journ. Amer.med.Ass.*, 4 mai 1895, et Chip., *Chir., nerv.*, 1903. III, p. 607).	•	•	•	Circonvolutions rolandiques.	•	Guérison.
198	Mudd (*Amer. j. med. sc.*, 1892, et Chip., *Chir. nerv.*, 1903, III, p. 607).	•	•	•	Kyste hydat. des circ. rolandiques.	•	Guérison.
199	Hingston (*New-York med. ..*, 1894, et *Chir. nerv.*, 1903, III, p. 607).	•	•	•	Kyste hydatique, localis. non indiquée.	•	Guérison.
200	Springshorpe (Melbourne) (*Austral. med. Journ.*, 1903, et Chip., *Chir. nerv.*. 1903. p. 941).	H. 30 ans.	Céphalée et vomissements depuis 3 semaines. Névrite opt. double avec hémorragies.	Tremblement jambe g. commençant par l'orteil, puis bras. Parésies bras et jambe g. Atrophie. Main contracturée. Parésie de la face.	Volumineux sarcome.	Enlevé en partie.	Récidive rapide. Mort après 3 mois.
201	Bird (*Austral. med. J.*, 1893. et Chip., *Chir. nerv.*, III, 942).	F. 32 ans	Pas de céphalées. Névrite optique double.	Crises épileptiques précédées de raideur de l'angle g. de la bouche, démangeaisons dans le pouce et av-bras. Ensuite, convulsions généralisées.	Gliome volumineux.	Trép. sur 1/3 inf. de R. Hémorr. formidable. Veines diploïques énormes. Tumeur non enlevée.	Amélioration jusqu'à 9 mois après. La tumeur envahit le cuir chevelu.
202	G. A. Syme (*Intercol. med. journ.*, 1899, et Chip., *Chir. nerv.*. 1903, III, p. 944).	H. 38 ans	Depuis 15 jours, céphalée occipitale. Affaiblissement de la vue, atrophie du disque optique g. Retrec. pour les couleurs.	Spasmes du pied et jambe dr. jusqu'à 3 ou 4 fois par jour et attaques généralisées.	Gliome partie sup. de R.	Trépanation. Cortex incisé. Tumeur enlevée de la subs. blanche à la curette sur l'étendue de 1 p. 1/2.	Malade quitte l'hôpital 2 mois après en parfait état.

N° D'ORDRE	INDICATIONS BIBLIOGRAPHIQUES	SEXE AGE	SYMPTÔMES GÉNÉRAUX	SYMPTÔMES DE LOCALISATION	NATURE ET SIÈGE DES TUMEURS	OPÉRATIONS	SUITES ET TERMINAISONS
203	G. A. Syme (*Id.*).	F. 25 ans.	Disques optiques surtout le droit congestionnés.	En 1898, attaques d'épilepsie gén. Mémoire et intelligence affaiblies. Parole hésitante. Parésie face dr. et bras dr. Refl. rot. exagérés.	Tumeur infiltrée.	Largement enlevée à la curette.	Le malade quitte l'hôpital 3 mois après. Améliorée.
204	Moore (*Id.*).		»	»	Tumeur profonde et volumineuse.	Ablation.	Guérison opérat. Récidive et mort au bout de 4 mois.
205	Llobet (*Ann. de sanit. milit..* 1900, et Chip., *Chir. nerv.,*1903. III. p. 846.	H. 8 ans.	Céphalées.	Accès d'épilepsie jacks. limités aux membres g. Tête augmentée dans tous ses diamètres.	Trois kystes hydatiques.2 vol.d'œuf de poule, 1 œuf d'autruche.	Craniectomie temporaire. Enucléation des 3 kystes successivement.	Mort 15 h. après avec 41°,1.
206	Llobet (*Id.*).	H. 11 ans.	Céphalée intense depuis 5 mois. Affaiblissement de la vue progressif.	Attaque convuls. Parésie des 2 membres g. Vomissements, attaque coma. Bosse pariétale plus saillante.	Deux kystes hyd. l'un. vol. d'un œuf de pigeon, l'autre petite olive. dans l'épais.du cerveau.	Deux interventions successives, ablation.	20 jours après mort d'encéphalo - méningite,sansdoute par.. autre kyste suppuré.
207	Llobet (*Id.*, p. 847).	H. 7ans 1/2.	Céphalagies incessantes. Vomissements. Peu à peu amaurose compl.	Hemiparésie g. Asymétrie du crâne, saillie des bosses frontales et pariétales à droite. Sutures écartées.	Kyste hydatique avec liquide en voie de décomposition.	Ponction de 250 gr. Elev. de température. 4 j. après craniectomie. Poche extraite.	Mort après 48 h. dans le collapsus.
208	A. Castro(*Revista Hosp. Minos.,* et Chip., *Chir. nerv.,Id.,*p.848).	H. 14 ans.	Depuis 4 mois, céphalées, vomissement.	Paralysie, jambe et bras dr., incapable de tout travail. Pas de déformation du crâne. On croit à une tumeur.	Plusieurs kystes de la région motrice les derniers évacués spontanément.	Craniectomie. Ablation d'une masse sup. vol. d'une noix.Le 12e j. évacuation spontanée d'un kyste de 7 cm. contenant 200 gr. de liquide.	Le 32e jour mort dans le coma par méningite.
209	A. Castro (*Id.*).	F. 12 ans.	Céphalées dans région temp. g. Vertiges. Vue altérée.	Intelligence conservée. Hémi-anesthésie et hémiplégie dr. Mains et doigts contracturés en flexion. Parésie du facial inf. dr.	Kyste hyd. du volume d'un œuf de poule.	Trép. tempor. pariétaleg.Sous mince couche cérébrale, extract. du kyste avec une pince.	Guérison. 6 mois aprèsmouvements bras et jambes meilleurs, vision améliorée.Va bien.
210	M. Castro (*Id.*, p. 850).	H. 10 ans.	L'année précédente céphalalgie intense, vomissements, convulsions.	Saillie pulsatile à la région pariétale g. Hémiparésie flasque dr. Ataxie des membres super. Pas de troubles intellectuels.	Kyste hydatique du vol. d'une orange sous P¹ et F¹.	Résection. Os d'un cent. d'épaisseur. Ponction. Extract. à la pince.	Guérison complete.
211	Estèves (*Revista de la Soc. med. Argentine.* 1899. et Chip., *Chir. nerv.*, III, 893.	H. 14 ans.	Douleurs côté droit de tête. Vomissements. Intelligence affaiblie. Mictions involontaires.	Attaques convuls. bras et jambe g. qui tombent en contracture. jambe en extension. Atrophie marquée. Dans le dern. j., coma.	Kyste hydatique.	Trép. Ponction. 120 gr. de liquide. Incision de Cère. Ext. de membrane du kyste.	Guérison. Le malade marche avec aisance; seule la main ne peut se mouvoir. Atrophie persiste.
212	Posadas (Chip., *Chir. nerv.*, III, 855).	H. 15 ans.	»	Convulsions des mâchoires, du bras et jambe gauches. Paralysie faciale. Membre inférieur atrophié. Membre du p. contracturé.	Kyste hydat.région motrice.	Trépanation. Ponction. drainage à la gaze. Qqs jours après extraction d'une membrane kystique.	4 jours après.Coma, mort. Cavité du vol. du poing. Comm. avec ventricule.
213	Posadas (*Id.*, p. 856).	H. 11 ans.	»	»	Kyste hyd. come dr.région motrice.	Extraction.	Guérison.
214	Posadas (*Id.*).	F. 3 ans.	»	Convulsions généralisées par accès. Tum., puls. de la région pariétale.	Kyste hyd. vol. des 2 poings.	Trép. Extraction.	Après 12 j. convuls. hypothermie. mort.
215	Vasallo (*Id.*, p. 856).	F. 9 ans.	Depuis 6 mois convuls. membres droits.	Difficulté de la parole. Hémiplégie dr.	Kyste hydatique.	Craniectomie. Extraction. Volume d'un œuf de pigeon.	Guérison.

LOBES FRONTAUX.

N° d'ordre	INDICATIONS BIBLIOGRAPHIQUES	SEXE AGE	SYMPTÔMES GÉNÉRAUX	SYMPTÔMES DE LOCALISATION	NATURE ET SIÈGE DES TUMEURS	OPÉRATIONS	SUITES ET TERMINAISONS
1	Mac Burney et Allen Starr (in th. Auv., 70. Chip., I, 119. Berg., 92).	H. 40 ans.	Céphalée frontale gauche intense, sensibilité locale; cécité partielle, plus intense à g., hébétude; lenteur de la compréhension et des réponses.	Torpeur cérébrale: affaiblissement intellectuel très marqué. Légère hémiplégie droite; moins faible à gauche. Orteils traînant pendant la marche; l'état mental s'aggrave rapidement.	Sarcome ovale de 3 p. 1/2 sur 1 3/4, à la partie postérieure de F_2 et moitié supérieure de Fa. Compression de F_3.	Opération à lambeau de 3 pouces 1/2, à l'union des tiers supér. et moyen de R. Néoplasme encapsulé facile à énucléer.	Mort de shock, huit heures après l'opération.
2	A. Booth et Curtis (in th. Auvray. 1896, 4).	H. 35 ans.	Vision réduite: névrite optique avec traces d'hémorragie.	Physionomie sans expression; parole lente, difficile, sans aphasie vraie; affaiblissement de la mémoire. Dépression; changement de caractère. Convulsions gén. plus marquées à droite. Depuis un an, proéminence de la région temporale, douloureuse.	Tubercule de 25 gr. partie antérieure du lobe frontal; kystique.	Incision en fer à cheval sur l'os frontal, ciseau et gouge. Séparation de la tumeur avec le doigt.	Amélioration; puis récidive. Mort un mois après. Foyers multiples.
3	Carl Beck (Auv., 6. Chip., II, 152. Berg. 88).	H. 28 ans.	Névrite optique. Cécité. Céphalée intense.	Symptômes classiques des tumeurs cérébrales avec signes de compression de la région motrice. Parésie g. de main et faciale.	Gliome dans la substance blanche sous les circonvolutions frontales.	Résection ostéo-plastique. Tumeur considérable. Ablation avec peine.	Portion de la tumeur restée près de la couche optique. Hémorragie dans le foyer. Mort 12 jours après.
4	Bernays (Auvr., 11. Berg., 89.		Céphalée.	Convulsions de la main droite et de la jambe. Aphasie.	Myxogliome de F_3 à gauche.		Mort 48 heures après de méningite.
5	Mac Ewen (in Auvr., 57. Berg., 91.		Céphalée.	Démence. Convulsions dans le bras et le visage à droite.	Sarcome métastatique du lobe frontal gauche.		Guérison.
6	Weir et Séguin (Auv., 71. Berg., 93).		Céphalalgie avec rotation de la tête à droite 2 ans avant.	Attaque épileptiforme type : face, bras, main à droite. Hémiparésie droite. Langue déviée : parole embarrassée et traînante.	Tumeur du volume d'une amande dans le pied de F_2 et bord de F_3.	Ouverture de 7 cm. sur 5. Palpation avec le doigt. Incision à 2 cm. de profondeur, ablation.	Résultat favorable. Mort après 2 ans 1/2. Récidive 8 mois avant la mort.
7	Eskridge (in Chipault, *Chir. opérat.*, I, 1894. n° 35).		»	»	Large gliome de 3 à 4 pouces dans le lobe frontal.	Trépanation. Tumeur trop volumineuse pour être enlevée.	Mort en 8 jours.
8	Verco (in Chipault, *id.*, 127).	H. 10 ans.	»	»	Kyste hydatique, lobe frontal droit, volumineux.	Trépanation. Drainage.	Mort.
9	Chipault (*Revue neurologique*, 1893, p. 152).	F. 46 ans.	Migraines. Crises d'épilepsie localisée. Pas d'œdème papillaire.	Crises convulsives à *auras* variables; tête et cou, puis membre supérieur. Paralysie et contracture du bras.	Gliome kystique du volume d'une cerise dans substance blanche de F_2; action périphérique sur les centres voisins.	Couronne de trépan sur milieu de ligne R. agrandissement de 6 cm. sur 9 cm. à la pince-gouge. Tumeur non trouvée.	Morte vingt jours après dans le gâtisme.
10	Inglis (in Chipault, *Trav. Neurol.*, I, 197).	H. adulte.		Hémiparésie droite. Tombe dans le coma.	Gliome sous-cortical du lobe gauche. A droite tumeur symétrique.	Trépanation sur une dépression supposée traumatique.	On ne trouve rien. Mort.
11	Lannelongue, de Bordeaux (in Cassaet. *Arch. Clin. de Bordeaux.* 1895, p. 385).	F. 40 ans.	Tête douloureuse à droite.	Attaques convulsives, d'abord 5 à 6 par semaine, puis 30 à 60 par jour; violents mouvements et tremblements main et bras, puis jambe gauche, puis généralisés. Après attaques, membres gauches flasques et paralysés, côté parésié.	Gomme corticale superficielle de 2 cm. d'épaisseur; sur 1/3 postérieur de F_2.	Fenêtre osseuse de 5cm. sur 2cm. 1/2.	Crises convulsives persistent. Mort après 15 jours.
12	Lucas-Championniere (*Soc. de Chir.*, 1891. p. 434).	H. 30 ans.	État semi-comateux.	Crises d'épilepsie jacksonnienne dans bras droit, qui après reste inerte. Faiblesse du membre inférieur gauche.	Tumeur corticale du pied de F_1 et face interne, déprimant l'hémisphère opposé.	Trépanation gauche. Incision de la dure-mère. On ne trouve rien.	Soulagement. Mort 4 jours après.

N° D'ORDRE	INDICATIONS BIBLIOGRAPHIQUES	SEXE AGE	SYMPTÔMES GÉNÉRAUX	SYMPTÔMES DE LOCALISATION	NATURE ET SIÈGE DES TUMEURS	OPÉRATIONS	SUITES ET TERMINAISONS
13	G. Obici (*Il polyclin.*, 1895, et *Rev. de neurol.*, 1895, p. 498).	F.	Depuis 7 ans, troubles nerveux. Céphalée	Troubles de l'intelligence et du caractère.	Lobe frontal.	Trépanation. Ablation.	Morte un an après.
14	Rossolimo (*Arch. f. Psych.*, 1897, et *Rev. neurol.*, 1897, 423. Chip., II, 241. Berg., 94.)	H. 40 ans.	»	Parésie gauche. Aphasie. Amnésie; paraphasie, épilepsie jacksonnienne. Troubles mentaux. Troubles de la parole chez un droitier.	Lobe frontal. Kyste. Gliosarcome.	On vide le kyste.	Amélioration cinq mois. Mort par accidents apoplectiformes et mentaux.
15	J. Estèves (*Prog. méd.*, 1899, 479, et *R. N.*, 1900, p. 184)	F. 13 ans.	Céphalalgie frontale g. intense. Vomissements; névrite optique double.	Convulsions. Côté droit et face à droite paralysés. Hémi-analgésie dr. Saillie ronde, fluctuante sur l'os frontal.	Kyste hydatique du lobe frontal gauche (anté-rolandique).	Résection temporo-frontale. Aspiration du liquide. 300 gr. Extraction de membrane à échinocoques.	Guérison de la paralysie et de la contracture. Écoulement de 800 gr. de liquide céphalorachid. pendant 9 jours. Communication avec les ventricules.
16	Wayenburg et Gillavry. *Jaresb.*, 1902, II, 372.				Tumeur sur F1 F2.	Ablation avec les doigts.	Guérison persiste depuis 4 ans.
17	Bramann (*Rev. Chir.*, 1893, p. 16. Chip., I, 19. Berg., 8).	H. 29 ans.	Céphalalgie. Vertiges. Troubles visuels depuis 1 an.	Parésie faciale et brachiale gauche depuis quelques mois.	Tumeur du lobe frontal droit, de 280 grammes.	Résection ostéoplastique de Wagner. 2 lambeaux, l'un frontal, l'autre fronto-pariétal. Énucléation facile.	Amélioration. Parésie du bras persiste.
18	Thomas et Keen (*Amer. Jour. of Méd. Sc. Nov.*, 1896, et Bergmann, 96).	H. 17 ans.	Céphalée. Double névrite opt. plus forte à gauche.	Douleur frontale. Légère parésie faciale dr. Légère faiblesse de main dr. Protrusion de l'œil g.	Grand glio-sarcome du lobe frontal gauche.	Opération.	Guérison. Reste une légère parésie faciale et les troubles visuels.
19	Bremer et Carson (*Amer. Journ.*, 1895, p. 120, et Bergmann, 97).	H. 47 ans.	Dilatation des veines rétiniennes.	Épilepsie jacksonienne. Parésie de la moitié dr. du visage. Exagération des réflexes tendineux à dr. Monoplégie du bras dr.	Endothéliome de la dure-mère au niveau de F2.	Opération.	Mort au 17e jour.
20	Shaw et Bush. 1895, in Chipault (*Trac. Neur.*, I, p. 136).	H. 34 ans.	Œdème léger de la pupille gauche. Névrite optique à dr.	Attaques convulsives dans les membres gauches. Parésie gauche et anesthésie. Attaques et paralysie du deltoïde surtout marquées (épaule).	Sarcome rondo-cellulaire de partie supérieure de F2 et pied de F1.	Plusieurs trépanations au trépan et au ciseau. Incision sur 1/3 moyen de F2. Tumeur d'un pouce énucléée avec le manche d'une cuiller.	Tumeur incomplètement enlevée, Mort 19 jours après.
21	Erkridge et Mac Naught (*Arch. Neur.*, 1896, p. 69).	H. 35 ans.	Plusieurs crises de céphalalgie et d'inconscience, après un traumatisme du jeune âge, 9 ans.	Cas de troubles intellectuels. Crises convulsives générales. Affaiblissement intelligence et mémoire. Hébétude.	Lobe frontal. Kyste traumatique, l'accident primitif datant de 27 ans.	Résection de l'os déprimé. Ouverture d'un kyste volumineux traumatique à contenu séreux jaune paille.	Guérison rapide des troubles de l'intelligence et de la mémoire. S'il fait un léger excès, retour des convulsions.
22	Jaboulay in Devic et Courmont (*Rev. Médec.*, 1897, p. 269).	F. 46 ans.	Céphalalgie diffuse. Œdème papillaire double.	Troubles mentaux, deux ans avant troubles moteurs; d'abord affaiblissement de la mémoire; accès de sommeil. Automatisme ambulatoire. Apathie profonde et progressive. Pas d'épilepsie. Hémiplégie dans les derniers temps.	Gliome circonscrit du volume d'un gros marron dans le pied de F2 et de F1 sans intéresser F3.	Trois rondelles de trépan en ligne oblique. Cerveau immobile. Énucléation facile avec ciseaux courbes. Hémorragie importante.	Disparition rapide des troubles mentaux. Dimin. de l'hémiplégie. Intelligence et parole normales. Après 4 mois foyer d'encéphalite dans la région frontale et mort.

N° d'ordre	Indications bibliographiques	Sexe / Age	Symptômes généraux	Symptômes de localisation	Nature et siège des tumeurs	Opérations	Suites et terminaisons
23	Aldibert (*Rev. de Chir.*, 1895, p. 159).	F. 75 ans.	Pas de syndrome. Pas de phénomènes de compression.	Début brusque. Crises convulsives très nettes d'épilepsie partielle. Parésie des membres droits. Peu de troubles intellectuels. Pas d'aphasie.	Sarcome globo- et fusocellulaire pied de F¹ et F². Atrophie de F². Volume d'une grosse noix. Rien dans F².	Deux couronnes de trépan, région motrice. Agrandissement à pince-gouge (7 cm. sur 5 cm.). On ne trouve pas la tumeur.	Pas de résultats. Tumeur non trouvée. Mort 2 mois après.
24	Durante (*Congrès it. de Chir.*, 1900, et *Brit. Med. Journ.*, 1900, II, p. 1462).	H. 20 ans.	Céphalée, région frontale dr. Névrite optique. Convulsions avec perte de connaissance à 3 ou 4 reprises. Vue très diminuée.	Troubles psychiques. Diminution du goût et de l'odorat.	Tumeur de la partie du lobe frontal qui occupe la fosse cérébrale antérieure. 1re opération : guérison de tous les symptômes, sauf des troubles de la vue qui empirent jusqu'à la cécité.	2e opération 8 mois après. Retour des troubles psychiques. La tumeur a récidivé plus volumineuse. Extirpation jusqu'au milieu de la fosse cérébrale, ventricule étant ouvert, et partie antérieure du lobe temporal atteinte.	Guérison par seconde intention; mais 8 mois après, retour des symptômes et mort dans le coma.
25	Carles. 13e Congrès ital. (*Rev. de Chirurg.*, 1899, 266).	H.		Troubles graves de l'intelligence avec aphasie motrice très marquée. Paralysie de l'hypoglosse et du facial inférieur.	Sarcome de la partie infér. du lobe frontal, surtout F².		Après 2 ans 1/2, intelligence normale, caractère gai. Bradyphasie.
26	Eiselberg, H., et Winkler, in *Chirurg. nerv.*, Chipault, 1902, I, p. 679.	H. 25 ans.	Céphalée. Vertiges intenses. Vue diminuée. Névrite optique double.	Démence. Ataxie. Ptosis. Parole lente, scandée. On croit à une tumeur du cervelet.	Sarcome du volume d'une petite orange sur F² F³ et partie infér. de F².	Erreur de diagnostic. Craniectomie à lambeau sur l'occipital. Blessure d'un gros sinus veineux anormal.	Mort le lendemain.
27	Eiselberg in Chipault, *Trav. de Neurol.*, I, 169.	H. 51 ans.	Vertiges. Pertes de connaissance, céphalée.	Attaques convulsives. Spasmes des bras, surtout du gauche.	Résection cranienne dans zone précentrale.	On ne trouve pas la tumeur.	Aucune amélioration.
28	Guldenarm et Winkler (*Chir. nerr. de Chipault*, I, p. 717).	F. 40 ans.	Céphalée légère, vomissements, névrite optique double.	Démence. Titubation cérébelleuse. Parole non altérée. Convulsions main et bras droits, suivies de monoplégie. Parfois attaques débutant dans la jambe gauche, bientôt jusqu'à 20 par jour.	Gliôme symétrique dans chaque lobe frontal au niveau de F¹ F². Tumeur bilatérale des lobes frontaux.	Incision en H : branche horizontale sur suture sagittale. Deux lambeaux ostéo-cutanés. A gauche on enlève la tumeur, mais à dr. impossible à cause du collapsus.	Mort le lendemain dans le collapsus.
29	Rotgans et Winkler, in *Chir. nerv. de Chipault*, 1902, I, p. 677.	F. 41 ans.	Névrite optique double. Rétrécissement du champ visuel. Vertiges. Chutes. Cécité absolue. Céphalée. Vomissements.	Démence. Point douloureux à dr. du crâne, et à ce niveau, son tympanique et bruit de pot fêlé. Parésie de la face et du bras g. Œil gauche saillant. Odorat aboli.	Tumeur du volume d'une orange (180 gr.) dans le lobe frontal droit.	Trépanation à la Wagner avec point douloureux au centre, de manière à mettre à nu tout le lobe frontal. On énuclée sans difficulté une tumeur sarcomateuse.	Pneumonie. Mort après 3 semaines.
30	Ruland et Vankleef, in *Chir. nerv. de Chipault*, I, p. 680.	F. 21 ans.	Céphalées frontales. Vertiges. Hémorragies nasales. Vomissements.	Tumeur de la région frontale. Après deux ans, mouvements spasmodiques du facial gauche, non suivis de parésie.	Tumeur de la dure-mère et du cortex.	Résection.	Disparition de tous les symptômes, persistant 8 mois après.
31	Gobl, Jacobi et Winkler, in *Ch. nerv. de Chipault*, I, p. 683.	F. 32 ans.	Céphalées. Vomissements. Vertiges. Troubles de la vue progressifs, etc.	Délirante, puis démente. Accès épileptiformes suivis de paralysie du côté droit. Démence de plus en plus accusée avec aphasie motrice et aphasie sensorielle; surdité verbale, cinq accès épileptiformes par jour.	Nombreux cysticerques du volume d'un pois; conglomérés sur F³. Extirpation d'une vingtaine de ces kystes.	Lambeau de Wagner au niveau de F³ et partie inférieure de F².	Guérison rapide : mais résultat thérapeutique nul. Démence plus accusée.
32	Wayenburg et Westermann, 1897, in *Chir.*	H.	Vue affaiblie; pas de névrite optique. Accès de	Paralysie jambe droite. Embarras de la parole pendant la lecture. Écriture impossible; il	Sarcome globo- et fusocellulaire de 120 grammes dans	Lambeau triangulaire sur régions rolandique et fron-	Deux mois après, plus de céphalée, plus d'aphasie :

N° D'ORDRE	INDICATIONS BIBLIOGRAPHIQUES	SEXE AGE	SYMPTÔMES GÉNÉRAUX	SYMPTÔMES DE LOCALISATION	NATURE ET SIÈGE DES TUMEURS	OPÉRATIONS	SUITES ET TERMINAISONS
	nerv. de Chipault, I, p. 708.		migraines avec vomissements.	a oublié ses lettres. Paralysie du bras droit. Aphasie motrice et sensorielle incomplète.	les lobes rolandique et frontal.	tale. Perforation à la fraise et scie-ge.	peut lire et comprendre. Hémiplégie reste. Guér. partielle se maintient 3 ans après.
33	Guldenarm et Winkler, 1889. Chir. nerv. de Chipault, I, p. 714.	H. 56 ans.	Pas de syndrome. Ni céphalée; ni vomissements; ni troubles visuels.	Convulsions dans les orteils et la jambe droite. 2 mois plus tard jambe paralysée, bras parésié.	Angio-sarcome dans partie postérieure de F1 et F2 et partie supérieure de F2.	Carré de 6 cm. à la scie, partie supérieure de lt. On extirpe deux morceaux, comme des dés, de la tumeur.	Mort 18 jours après.
34	Guldenarm et Ziegenweidt, id., p. 721.	H. 35 ans.	Vers la fin, céphalée, vomissements. Vertiges.	D'abord impulsion vers la gauche, perte de mémoire, conduite déréglée. Attaques jacksonniennes face et bras gauche, parfois jambe. Malade hilare. Diagn. tum. du lobe frontal droit.	Gliôme du lobe frontal.	Craniectomie à lambeau sur la région frontale. Ponction d'un kyste. Extirpation d'une masse violette (gliôme).	Mort 10 mois après.
35	Jaboulay, in Patel et Mayet (Arch. de Méd., 1900, II, p. 216).	H. 26 ans.	Céphalées gauches paroxystiques; battements région temporale. Œdème papillaire très marqué et cécité à g.	Douleurs subjectives et à la pression bien localisées dans la région temporale avec battements. Pas de troubles de la motricité et de la sensibilité. Marche titubante. Intelligence et mémoire diminuées. Caractère irritable, violent, défiant.	Gliôme partie moyenne de F1 et pied de F2.	Os très amincis : trépanation à la rugine. Deux tentatives pour enlever la tumeur non encapsulée. On en réséque qqs fragments.	Le malade sort 5 mois après, amélioré, au point de vue des symptômes généraux.
36	Vidal (Congrès de Chir., 1901, p. 348).	F. 17 ans.	Crises d'épilepsie généralisée totales d'emblée et de vertiges.	Quelques contractions à peine perceptibles dans le muscle sterno-mastoïdien gauche.	Fibrome de la dure-mère du volume d'une noisette, pédiculisé.	Hémicraniectomie, en partie par la fraise et la scie, en partie au ciseau. Hémostase avec sérum gélatiné au 1/10°.	Guérison rapide. Pas de retour des crises.
37	W. Elder et Miles (Brit. med. journ., 1902, I, p. 269).	H. 47 ans.	Céphalées frontales gauches. Vomissements. Affaiblissement intellectuel. Brouillard du disque optique, dilatations veineuses.	Dépression, torpeur, garde constamment le lit. Perte de l'attention, du pouvoir d'inhiber, diminution de la mémoire; impuissance des contrastes et des comparaisons. Absence de jugement. Affaiblissement des mouvements de la face, de la langue, dysarthrie. Mots impropres. Pas d'aphonie. Respiration stertoreuse, demi-coma. Saillie sur le frontal g. dépressible et douloureuse.	Masse nodulaire syphilitique occupant la pointe du lobe frontal g. Tumeur de 2 p. de long. sur 1 p. 1/2 large et 1 p. 1/4 épaisseur. Carie frontale syph.	Masse circonscrite et enlevée avec une épaisse couche du cortex.	Guérison persistante.
38	Gubszewicz (Gaz. de Lekorska, n° 41, et Jahresbericht, 1899, II, 1, p. 380).	»	Élévation de température et céphalées violentes.	Céphalées.	Cholestétome dans le lobe frontal droit, communiquant avec la cavité de l'orbite, adhérent à la dure-mère.	Trépanation du frontal et extirpation de la tumeur.	Guérison.
39	Armitage (Lancet, 1898, n° 26, et Jahresbericht, 1898, II).	»	»	Convulsions bras g. et face. Trajet fistuleux près de la région frontale, au-dessus de l'orbite, à la suite d'un coup.	Tumeur au pied de F1 et F2.	Trépanation sur la fistule, exploration, on ne trouve rien. L'autopsie révéla une tumeur au lieu même où avait été faite la trépanation (?).	Pas de résultat.
40	Von Bergmann (Berliner medinisch Geselschaft et Deutsche med. Zeitung, 1901, p. 151.	H. 34 ans.	Depuis 2 ans, violentes douleurs de tête et de la nuque, jusque dans la profondeur du cou. Œdème papillaire, sans extravasat. plus à droite qu'à gauche.	Développement d'un réseau veineux très marqué sur le front, peu à peu voit moins distinctement, démarche incertaine, ataxie. Modification du caractère, devient colère, querelleur, tombe dans une profonde mélancolie; difficultés de penser, parole lente, parfois loquacité. Percussion douloureuse à droite, très marquée.	Sarcome du volume d'un demi-poing dans le lobe frontal.	Opér. 2 déc. 1900, par méthode de Wagner. Tumeur apparaît de suite, facilement enlevée, énucléable. Hernie cérébr. consécutive, qui disparait peu à peu.	Guérison. Troubles mentaux et visuels améliorés, œdème papillaire effacé, surtout à gauche.

N° D'ORDRE	INDICATIONS BIBLIOGRAPHIQUES	SEXE AGE	SYMPTÔMES GÉNÉRAUX	SYMPTÔMES DE LOCALISATION	NATURE ET SIÈGE DES TUMEURS	OPÉRATIONS	SUITES ET TERMINAISONS
41	Durante (*Bull. delle Acad. Roma*, 1885 et 1896, et Chip., *Chir. nerv.*, 1903, III, p. 322 et 328).	F. 46 ans.	.	Depuis 1 an, perte de l'odorat et affaiblissement notable de la mémoire, mélancolique et taciturne. OEil g. abaissé et dévié en dehors.	Sarcome de la dure-mère comprimant le lobe frontal g.	Brèche à la gouge. Dure-mère perforée par la tumeur. Extirpation laborieuse.	Guérison complète. Récidive 12 ans après. 2ᵉ opération. Résection de la faux de la dure-mère. Guérison persistant en 1903.
42	Durante (*Acad. di Roma*, 1896, et Chip., *Chir. nerv.*, 1903, III, p. 329).	H. 39 ans.	Douleurs de tête plus intenses à g. Exophtalmie de l'œil g. Diminution de la vue et de l'ouïe.	Vive douleur à la percussion fronto-pariétale g. Papille de l'œil g. blanchâtre.	Gomme syphilit. sous-corticale lobe frontal gauche.	Lambeau à la Durante. Pus. Foyer d'aspect caséeux, s'étendant vers la base du lobe front.	Après 6 jours le malade voit de l'œil g. Guérison complète.
43	Durante (inédite, in *Chir. nerv.*, 1903, III, p. 334).	H. 19 ans.	Début il y a 13 mois par accès épileptiques, rares. Depuis 2 mois stase papillaire bil. et ret. des champs visuels.	Céphalée et douleur à la percussion sur la région fronto-pariétale droite. Parésie faciale g. Tendance à la rot. de tête à droite. Difficulté de compréhension. Indifférence profonde. Ouïe, goût et odorat diminués à g.	Glio-angio-fibro-sarcome du lobe frontal droit, du poids de 90 gr.	Lambeau à la Durante. La tumeur énucléée avec les doigts avait détruit presque tout le lobe frontal et la partie ant. de la faux.	Guérison de tous les symptômes. La vue seule reste complètement perdue.
44	H. Vegas (in Chip., *Chir. nerv.*, 1903, III, p. 857.)	H. 14 ans.	Saillie temporo-frontale, il y a 2 ans. Depuis 1 mois, céphalée continue, puis exacerbations.	Devenu apathique, mémoire affaiblie au point de rendre l'étude impossible. Tumeur de la grosseur du poing à la région temporo-frontale dr. avec sensation parcheminée. Bouche d'adénoïdien; dim. légère de la force du bras g.	Kyste hydat. de la grosseur du poing dans le lobe frontal dr.	Craniectomie Doyen. Extraction de la membrane.	Guérison. Retour 1 an plus tard : ablation d'un semis de vésicules au même point. Mort 15 j. après.

LOBES DIVERS.

I. — *Lobe pariétal.*

N° D'ORDRE	INDICATIONS BIBLIOGRAPHIQUES	SEXE AGE	SYMPTÔMES GÉNÉRAUX	SYMPTÔMES DE LOCALISATION	NATURE ET SIÈGE DES TUMEURS	OPÉRATIONS	SUITES ET TERMINAISONS
1	Ch. K. Mills, W. Keen et Spiller (*Brit. med. Journ.*, 1901, p. 196).	H. 57 ans.	Quelques accès de céphalée. Absence du syndrome. Pas de vertiges, de nausées, de crises épileptiformes, un peu de rétrécissement du champ visuel.	En 1894 picotements et lourdeur dans bras droit, tension dans région pariéto-occipitale gauche, ataxie bras dr. et jambe; puis parésie et paralysie. Altération de la sensibilité cutanée sous toutes formes. Hémianopsie dr. partielle et temporaire. Amnésie verbale et fatigue à la lecture.	Tumeur *sous-corticale* de 5 cm. sur 4 cm. dans région de P^2 avec kyste contenant 50 gr. de liquide. *Endothéliome*.	Volet osseux de 10 cm. dans région pariétale gauche, agrandi en avant.	Guérison; 3 mois après l'opération malade redevenu normal, sauf un peu de gène dans jambe dr.
2	Ch. Mills et Pfahler (*Rev. Neur.*, 1902, p. 687, et *Philadelp. med. journ.*, 1902, p. 268).	F. nègre 32 ans.	Céphalée violente, continue. État mental intact. Vision 5/25°. Double névrite optique. Hémor. en flammèches.	Paralysie bientôt généralisée à dr. marquée à la jambe, moins accusée à la face. Anesthésie accusée au bras, presque nulle à la jambe. Astéréognose, de plus en plus prononcée. Hémianopsie homony. Réflexes exagérés. Examen aux rayons Röntgen.	Tumeur dans substance blanche de P^1 et P^2 et partie moyenne de P^3 (*fibro-sarcome*). Il n'entame ni thalamus, ni capsule interne.	Trépanation par le Dr W. Hearn. On enlève un néoplasme de 4 cm. 5 dans le haut de P^3. Ce n'est qu'une faible partie de la tumeur.	Mort deux heures après.

N° d'ordre	Indications bibliographiques	Sexe Age	Symptômes généraux	Symptômes de localisation	Nature et siège des tumeurs	Opérations	Suites et terminaisons
3	Guldenarm et Winkler (*Chir. nerv.* de Chipault, 1902, I, p. 704).	H. 23 ans.	Céphalée intense. Vomissements. Vertiges. Névrite optique double un an avant l'opération.	Deux ans avant, picotements bras et jambe g. et quelques spasmes dans la main. Attaques épileptiformes dans le bras gauche : la tête se tourne à g. Pas de paralysie après 2 ans, mais sensation tactile perdue dans les doigts et partie du bras. Perte de notion de position des doigts. Hémianopsie inférieure double.	Kyste du volume d'un œuf de poule et néoplasme dans P¹ et P².	Résection temporaire à la scie de 5 cm. sur région P. Ablation du kyste et d'une portion de l'écorce cérébrale voisine.	Légère amélioration de l'hémianopsie. Insensibilité persiste. Crises épileptiques moindres. Récidive 6 mois après. Nouvelle opération : on enlève 70 gr. de tumeur. Mort dix mois après.
4	Baudet. Guldenarm, Winkler (*Chir. nerv.* Chip., 1902, I, p. 719).	F. 20 ans.	Plusieurs accès d'épilepsie avec régidité du bras droit. Œdème papillaire.	Plusieurs attaques convulsives et aphasie transitoire, puis attaque de coma. Hémiplégie droite. Aphasie motrice et sensorielle.	Glio-sarcome volumineux développé d'abord dans les lobules pariétaux et partie inférieure de R., sur la scissure sylv. puis ayant envahi tout l'hémisphère et les ganglions basaux.	Lambeau sur scissure sylv. et pariétale inférieure et partie infér. de P². 210 gr. de tumeur enlevés; plusieurs kystes à contenu chocolat.	Mort le soir.
5	L. Michell Clarke et R. G. P. Lansdown (*British. med. Journ.*, 1901, I, 879).	H. 28 ans.	Vertiges. Céphalées, tempe gauche et région occipitale. Perte progressive de la vue, ne distingue plus que la lumière, quelques absences sans convulsions. Pas de vomissements. Affaiblissement de la mémoire, stupeur, somnolence.	Diminution de sonorité manifeste, région pariéto-occipitale gauche, sur l'étendue d'une couronne, sans sensibilité plus vive à la pression. — Névrite optique plus accusée à gauche. — Paralysie de la VIe partie gauche (mot. ocul. ext.). — Pas de paralysie dans les membres, ni dans la face; il marche bien. Pas de troubles de la sensibilité, ni de goût ni de l'odorat. Un peu de surdité. Parfois contracture des mâchoires et bâillements. Langage peu altéré, sauf un peu de bredouillement de quelques mots occasionnellement. Affaiblissement gén. du système musculaire et troubles mentaux ordinaires des tumeurs cérébrales.	Sarcome, puis myxosarcome à la 2e opération du poids de 6 onces 3/4 (environ 195 gr.), volume d'une orange, occupant vraisemblablement la région des lobules pariétaux, à cause de l'absence de troubles mentaux spéciaux, de paralysie; hémianopsie constatée après la 2e opération.	1re trépanation région pariéto-occipitale inférieure g. On se guide sur le résultat de la percussion, le siège de la douleur, et on trépane sur la région sonore. On agrandit à la pince coupante et la première fois, on enlève une tumeur encapsulée de 1 p. 3/4 sur 1 p. 1/4. Accidents persistent qq. semaines après. 2e opération. Ablation au même point en 3 ou 4 morceaux de la grosse tumeur de 195 gr.	Après la 2e opération, il y eut pendant quelques jours de la torpeur intellectuelle, de la parésie des membres droits; de la perte du sens musculaire et des mouvements ataxiques du bras droit, des réflexes exagérés à droite. A plusieurs reprises il y eut des écoulements abondants de liquide rachidien avec élévation de température. Après 25 jours, il sort de l'hôpital. 2 mois après, il pouvait marcher, se servait bien de son bras, n'avait plus de maux de tête; il avait une hémianopsie droite très marquée, avec perte de la vision dans les deux moitiés inférieures des rétines. Etat mental et langage satisfaisants, plus d'amnésie verbale. Guérison se maintient 7 mois après.
6	Scheffenson (*Med. News.*, 1900, p. 175).	H. 32 ans.	Céphalées. vomissement à jet, obnubilation mentale. Névrite optique. Nystagmus latéral. Iridoplégie partielle.	Engourdissement transitoire du bras droit et aphasie complète. Convulsions cloniques, puis toniques. Atrophie. Aphasie et alexie. Stupidité mentale.	Tumeur centrale envahissant le gyrus angulaire et la base de T¹ à gauche.	Trépanation par Rogers. La tumeur pesait 3 onces et mesurait 7 pouces, et s'enfonçait de 3 p. 1/2 dans le tissu cérébral.	Mort 2 h. après d'hémorragie et de shock.
7	Durante (inédite, in Chip.,	H. 23 ans.	Début il y a 4 ans, à la suite d'une	Accès épileptiques à gauche, de plus en plus graves et fréquents.	Tubercule du 1/3 sup. de P² et de	Lambeau à la Durante, ciseau et	Hernie cérébrale volumineuse.

N° D'ORDRE	INDICATIONS BIBLIOGRAPHIQUES	SEXE AGE	SYMPTÔMES GÉNÉRAUX	SYMPTÔMES DE LOCALISATION	NATURE ET SIÈGE DES TUMEURS	OPÉRATIONS	SUITES ET TERMINAISONS
	Chir. nerv., 1903, III, p. 333).		chute sur occipit. droit, affaiblis. progres. de la vue et accès d'épilep. jacks.	Hémianopsie bilat. homonyme dr.; pas de stase papillaire. Abolit. réflexes membre sup. et exgér. au membre inférieur g.	la portion antérieure de P^1 et P^2. Tumeur du volume d'un œuf de colombe, poids 30 grammes.	maillet. Ablation tum. adh. à dure-mère et dans subst. blanche.	Mort après 3 mois. Tubercules nombreux dans le cerveau.
8	Mac Burney (New-York, *Med. Rec.*, 1896, Chip., II, 217. Berg, 64).	F.	Céphalées.	Contractions des bras, affectant ensuite la face, puis généralisées.	Angiome de la pie-mère dans la région pariétale g.	Trépanation à deux reprises.	Guérison complète.
9	A. Castro (Chip., *Chir. nerv.*, III, 849).	F. 7 ans.	Douleurs à la nuque. Vomissements. Vue baisse. Céphalées intenses, paroxystiques.	Parésie du bras g. qui s'accentue. Jambe parésiée. Marche vacillante. Intelligence conservée. Pas d'altération du crâne.	Kyste hyd. du lobe pariét. dr. dans l'épaisseur de la subst. cérébrale.	Craniectomie. Pas de drainage.	Mort après 55 jours.
10	M. Castro (*id.*, p. 853).	H. 8 ans.	Céphalées. Vertiges. Double papillite.	Crâne augmenté à dr. Parole difficile. Intelligence torpide. Hémip. flasque.	Kyste hyd. surface du lobe pariétal.	Opération.	Mort de méningite après 12 j.

II. — *Lobe occipital*

N° D'ORDRE	INDICATIONS BIBLIOGRAPHIQUES	SEXE AGE	SYMPTÔMES GÉNÉRAUX	SYMPTÔMES DE LOCALISATION	NATURE ET SIÈGE DES TUMEURS	OPÉRATIONS	SUITES ET TERMINAISONS
11	Birdsall et Weir, 1887 (Berg., 98. Auvray, 12. Chip., I, 130).	H. 42 ans.	Céphalée. Vertiges. Vomissements. Névrite optique.	Engourdissement des membres, troubles de la marche. Diplopie passagère. Hémianopsie.	Sarcome fusiforme du lobe occipital droit adhérent à la faux, pesant 140 gr.	2 couronnes de trépan. Enucléation doigt et spatule. Morcellement.	Mort d'hémorragie 12 heures après.
12	Birdsall et Weir, 1887 (Berg. 99. Auvray, 13. Chip., I, 132).	H. 39 ans.	Attaques épileptiques.	Attaques épilep. précédées d'une aura dans la main, le bras dr. et le côté dr. de la face. Parésie de ces parties. Hémianopsie. Aphasie.	Sarcome du volume d'une 1/2 amande, non encapsulé.	2 couronnes de trépan. Ablation à la curette.	Guérison. Diminution de la parésie et de l'aphasie au bout de quatre mois. Récidive trois ans après et mort.
13	Rodgers (Berg., 100. Auvray, 68. Chip., I, 112).	*	*	*	Gliosarcome de la région occipitale gros comme un œuf d'oie.	Ablation. Hémorragie considérable.	Un mois après quitte l'hôpital amélioré. Pas de renseignements ultérieurs.
14	Bruns (*Arch. de neur.*, 1894, p. 159 et *R. N.*, 1894 p. 113).	F.	Somnolence. Vomissements. Céphalée. Papille étranglée.	Hémianopsie droite et alexie sous-corticale de Wernicke. Alexie verbale, non littérale. Pas d'agraphie. Plus tard surdité verbale et hémiplégie droite.	Gliosarcome du lobe occipital gauche sur circonvolution occipito-temporale supérieure et moyenne sur gyrus hyppocamp. et lingual. Deuxième tumeur sur circonvolut. temporales.	Trépanation. Tumeur non trouvée. Amélioration des troubles du syndrome. Persistance des symptômes localisateurs.	Amélioration, puis aggravation des symptômes. Mort 3 mois après.
15	Saenger (in Chip. *Tr. neur.*, I, p. 243).	H. 27 ans.	Névrite optique double avec s'ase papillaire.	Hémianopsie latérale homonyme droite. Alexie. Parésie du facial droit. Accès épileptiformes.	Tumeur du cunéus.	Résection ostéo-plastique. On ne trouve pas le néoplasme. Ponction ventriculaire.	Disparition de la stase papillaire, arrêt de la névrite optique et le fond de l'œil reprend son aspect normal.

N° d'ordre	INDICATIONS BIBLIOGRAPHIQUES	AGE SEXE	SYMPTÔMES GÉNÉRAUX	SYMPTÔMES DE LOCALISATION	NATURE ET SIÈGE DES TUMEURS	OPÉRATIONS	SUITE ET TERMINAISONS
16	Schœnborn (Chip. Tr. neur., I, p. 245).	F. 24 ans.	Céphalée frontale. Affaiblissement de la vue allant à droite jusqu'à la cécité complète. Vertiges. Vomissements.	A gauche hémianopsie à limite verticale bien tranchée. Strabisme convergent de l'œil droit.	Myxosarcome kystique du cunéus. A l'autopsie cavité occupant le cunéus, le précunéus, et, sur la face externe, la partie moyenne de 0t0²0³.	Lambeau à la Wagner sur l'occipital droit. Incision du cerveau. Le doigt pénètre dans kyste avec noyau néoplasique. Ablation avec tissu environnant. Plusieurs hernies cérébrales. Ponction ventriculaire.	Amélioration des symptômes généraux, mort le 12e jour. La tumeur paraît avoir été totalement enlevée.
17	Wertheim Salomonsen et Woerterman (Chir. nerv., 1902. Chip., I, p. 719).	H. 32 ans.	Céphalée et vomissements. Névrite optique progressive.	Début par troubles aphasiques : ne peut calculer, lecture difficile, parole confuse. Puis hémianopsie droite totale. Ensuite cécité littérale, non verbale. Attaque apoplectiforme avec hémiplégie dr. passagère.	Gliôme kystique du lobe occipital.	Lambeau à la Wagner au niveau des circ. occipitales. A 1 cm. sous le cortex, kyste contenant 90 cc. liq. séreux sans crochets.	Guérison rapide. Amélioration notable. Hémianopsie disparaît dans les quadrants inférieurs. Récidive 2 mois après. 2e opérat. On trouve gliôme diffus. Mort 3 mois après.
18	Thiem (Rev. de Chir., 1902, p. 301, II).	H. 38 ans.	Neuro-rétinite hémorragique.	Hémianopsie droite. Diagnostic par exclusion.	Kyste séreux de 0² gauche paraissant développé au-dessous des méninges.	Trépanation.	Guérison.
19	J. Bausn (189?, Pologne, in Chip., Chir. nerv., 1903, II, p. 143).	H. 9 mois et demi.	Tête volumineuse, hydrocéphalie.	Au niveau de suture lambdoïde tumeur molle, donnant par la ponction un liquide trouble.	Gliôme ramolli du lobe occipital droit.	Trépanation au niveau de la tumeur. On pénètre dans une cavité à contenu puriforme. Drainage.	Mort 3 jours après. A l'autopsie : gliôme ramolli, méningite tub., épendymite.
20	Lisanti (Riforma med., 1899. et Chip., Chir. nerv., 1903, III, p. 343).	H. 40 ans.	Chute, douleur pariéto-occipitale, vertiges. Vomissements, papillite de stase à droite.	Accès épileptiques précédés d'une aura sensorielle du côté dr. du corps. Affaiblissement intellectuel progressif. Hémianopsie bilat. homonyme droite. Sensibilités affaiblies à dr. Cécité verbale et paraphasie ; ne comprend que la mimique.	Kyste hydatique du cortex pariéto-occipital g.	Trépanation pariéto-occipitale. Ponction. Liquide clair d'échinocoque. Présence de crochets. Injection de liquide Van Swieten. Fermeture.	Guérison. Amélioration très marquée et progressive de tous les symptômes.
21	Bullard et Bradford (Chip., Chir. nerv., III, p. 607).	.	.	.	Angiome de la région occipitale.	.	Guérison.

III. — Lobe temporal.

N° d'ordre	INDICATIONS BIBLIOGRAPHIQUES	AGE SEXE	SYMPTÔMES GÉNÉRAUX	SYMPTÔMES DE LOCALISATION	NATURE ET SIÈGE DES TUMEURS	OPÉRATIONS	SUITE ET TERMINAISONS
22	Bruns et Kredel (Berg., 101, 1893).	F. 50 ans.	Céphalée extrêmement grave avec délire et syncope. Vomissements.	Aphasie. Douleurs et faiblesse de tout le côté droit. Douleur à la percussion de la région temporale gauche.	Sarcome du lobe temporal gauche.	Résection.	D'abord amélioration. Mort de récidive six mois après.
23	Fitzgerald, 1888 (Berg., 102, et Chip., I, 37).	F. 16 ans.	.	.	Echinocoque de la région temporale gauche.	Trépanation et ponction.	Pas de renseignements.
24	Sommer (Arch. de Neur.. 1894, I, p. 208) et R.N., 1893, p. 657. Berg., 103.	H. 42 ans.	Céphalalgie violente. Papille étranglée. Malade indifférent.	Paraphasie en répétant. Ne peut trouver le nom des objets (cécité psychique), ni lui, architecte, reconnaître les figures géométriques. Cécité verbale à la lecture. Agraphie.	Endothéliome du volume du poing sur partie moyenne T¹ et T² sur P² et insula.	Ablation suivie de paralysie des extrémités droites et d'aphasie.	Mort 3 jours après par phénomènes bulbaires de décompression brusque.
25	Broca (Soc. Chir., 1896, p. 406. Berg., 104).	H. 31 ans.	Céphalée intense, continue localisée région pariétale inf. Vomis. Amblyopie progressive. Stase papillaire.	Pas de troubles moteurs ni sensibles. Cécité verbale. Amnésie verbale pour les noms propres. Paraphasie sensorielle. Acuité auditive diminuée à g.	Tumeur du lobe temporal de 7 cm. sous-corticale. Neurogliome.	Petite couronne de trépan au-dessous et en avant du pli courbe. Résection à la gouge de 7 cm. sur 5 cm. Opération en 2 temps :	Guérison sans accidents. Pas de troubles cérébr. post-opératoires. Disparition de la céphalée. Amblyopie très diminuée,

Nᵒˢ D'ORDRE	INDICATIONS BIBLIOGRAPHIQUES	SEXE AGE	SYMPTOMES GÉNÉRAUX	SYMPTOMES DE LOCALISATION	NATURE ET SIÈGE DES TUMEURS	OPÉRATIONS	SUITES ET TERMINAISONS
						tumeur énucléée avec le doigt et enlevée après morcellement en 2 parties, après incision du cortex jusqu'à 1 cm. de profondeur.	peut-être hémianopsie. Diminut. de la paraphasie et de l'amnésie. En octobre 1900, le malade vivait encore; le seul symptome persistant était une diminution grave de l'acuité visuelle à cause de la névrite optique trop prononcée au moment de l'opération.
26	Rotgans et Winkler (in Chipault, Chir. nerv., 1902, I, p. 709).	F. 33 ans.	Céphalée. Vomissements. Quelques accès épileptiformes avec convulsions des 4 membres. Névrite double avec hémorragie rétinienne. Aveugle.	Début par léger degré de surdité verbale il y a 3 mois. Voussure localisée du temporal très aminci. Percussion douloureuse. Bruit de pot fêlé. Paraphasique. Ne peut nommer les substantifs. Souvent n'entend pas ce qu'on lui demande, quoique non sourde. Intoxication des actes et des mots. Nerf facial droit paralysé. Yeux déviés à gauche. Langue à droite. Anosmie. Membres dr. non paralysés. Somnolence.	Tumeur diffuse du lobe temporal (gliome).	5 trous à la fraise réunis par scie de Gigli. Os mince comme feuille de papier. Dure-mère non perforée. Ablation de tumeur molle non circonscrite, par fragments, avec la curette.	Un mois après la malade quitte l'hôpital très améliorée. Aveugle avec paraphasie et légère surdité verbale, sans hémiplégie. Meurt 11 mois après.
27	Heidenhain (Rev. Chir., 1901, 24 p. 598, e Deutsch. Med. Zeitung, 1901, p. 393).	H. 19 ans.	Accidents très graves de compression cérébrale. Céphalée intense. Vomis. pouls lent, œdème pap. bilat. Profonde stupeur.	Tumeur diagnostiquée dans le lobe temporal. Parésie du facial inf. Pas de troubles de la parole.	Carcinome mélanique de la toile choroïdienne et de l'épendyme. Hydropisie consécutive de la corne sphénoïdale droite.	Résection de tout le lobe temporal droit. Le malade recouvre toute son intelligence, est musicien, comme avant. Pas d'anopsie.	Guérison avec hémiplégie incomplète. Mort 3 mois après. Noyaux disséminés mélaniq. dans le cerveau.
28	Mingazzini (R. N., 1902, p. 728).	*	Névralgie sus-orbitaire d'abord à cause d'ostéite fosse cérébrale moy. Crises d'épilepsie. Syphilis.	Aphasie sensorielle, associée à la paraphasie à l'alexie verbale et syllabaire, et à l'écriture servile.	Gomme syphilitique du lobe temporal gauche. À l'autopsie pachyméningite. Ramollissement partiel du lobe temporal. Kyste ocreux du thalamus g. Ramoll. récent du pont de Varole, etc.	Ablation et traitement spécifique.	Guérison opératoire. L'aphasie sensorielle n'est pas modifiée.
29	Durante (inédite), in Chip., Chir. nerv., 1903, III, p. 334.	H. 18 ans.	Opéré en 1899 par Durante pour néoplasme du lobe frontal droit. Retour des douleurs. Cécité complète. Vomissements. Accès convulsifs généralisés.	Douleurs au niveau du point opéré. Faiblesse du membre inf. Diminution de l'ouïe et de l'odorat à gauche. Indifférence extrême, absence de tout sentiment de respect, tendance à tourner tout en ridicule. Réflexes tend. sup. presque abolis, inférieurs plus vifs.	Glio-angio-fibro-sarcome des lobes frontal et temporo-sphénoïdal droits.	Deux opérations à 4 jours de distance. Lobe frontal détruit, et à la place du lobe temporo-sphénoïdal détruit en partie, on enlève un néoplasme du poids de 260 gr.	État grave pendant 20 j. Guérison. Seuls disparurent troubles psychiques et parésie faciale. Pas de récidive 8 mois après.

V. — *Corps calleux et Ventricules.*

Nᵒˢ D'ORDRE	INDICATIONS BIBLIOGRAPHIQUES	SEXE AGE	SYMPTOMES GÉNÉRAUX	SYMPTOMES DE LOCALISATION	NATURE ET SIÈGE DES TUMEURS	OPÉRATIONS	SUITES ET TERMINAISONS
30	Jacobi, Gohl et Winkler (in Chip., Chir. nerv., 1902, I, p. 723).	F. 42 ans.	Vertiges. Céphalée intense à la fin. Somnolence passagère. Début de névrite optique.	Crises épilept. depuis 3 ans, une par semaine. Parole troublée sans aphasie vraie. Titubation, puis parésie du facial et de la langue à g. Bras gauche faible. Démence progressive avec hila-	Sarcome du septum lucidum, se dirigeant vers le lobe frontal dr. Dégénérescence kystique de la subs-	Lambeau ostéo-cutané sur région frontale droite. Tumeur non trouvée.	Succombe le lendemain par le shock.

N° D'ORDRE	INDICATIONS BIBLIOGRAPHIQUES	SEXE AGE	SYMPTÔMES GÉNÉRAUX	SYMPTÔMES DE LOCALISATION	NATURE ET SIÈGE DES TUMEURS	OPÉRATIONS	SUITES ET TERMINAISONS
				rité. Scoliose lombaire gauche.	tance blanche frontale moyenne droite.		
31	Estèves *id.*, p. 855).	H. 11 ans.	Vomituritions. Douleurs de tête continuelles. Double stase papillaire.	Marche vacillante. Parésie du facial inf. Douleur plus intense sur le pariétal dr.	Kyste hydat. du ventricule latéral droit sous une épaisseur de deux doigts de substance cérébrale.	Craniectomie au niveau du point douloureux pariétal. Ablation du kyste.	Guérison après 30 j.
32	Herrera Vegas (Chip., *Chir. nerr.*, 1905, III, p. 855).	H. 8 ans.	Céphalées intenses, vomituritions.	Rigidité de la nuque. Face immobile, déviée à g., faiblesse des membres gauches. Intelligence normale. Marche vacillante.	Kyste du ventricule latéral de la grosseur d'une tête de fœtus.	Craniectomie temporaire. Ponction. Incision, qui donna issue au kyste.	Mort le 3ᵉ jour.

V. — *Tumeurs de deux et trois lobes.*

1° Lobe pariétal et lobe temporal.

N° D'ORDRE	INDICATIONS BIBLIOGRAPHIQUES	SEXE AGE	SYMPTÔMES GÉNÉRAUX	SYMPTÔMES DE LOCALISATION	NATURE ET SIÈGE DES TUMEURS	OPÉRATIONS	SUITES ET TERMINAISONS
33	Korteweg, Rotgans et Von Melle (in Chip. *Chirurgie nerreuse*, 1902, I, p. 716).	H. 25 ans.	Céphalée violente. Névrite optique double sans rétrécissement des champs visuels.	Premiers phénomènes : céphalée et usage de mots inexacts. 1° Symptômes propres au lobe pariétal : hémiparésie légère à droite avec paresthésie, surtout dans les doigts. Contacts mal localisés bras et pied droit. Position des doigts et mouvements passifs non reconnus. — 2° Symptômes propres au lobe temporal : ouïe diminuée à dr. 3° Symptômes communs (sympt. du langage) : comprend mal les mots ; ne comprend pas les mots écrits et imprimés. Paraphasie. Prend les mots les uns pour les autres. Lecture à haute voix mauvaise. Agraphie. Parésie du pathétique droit.	Sarcome diffus du pli courbe et de la temporale supérieure gauche.	1ʳᵉ opération : grand lambeau sus-pariétal inférieur. Tumeur extirpée en partie. Diminution de la névrite optique et amélioration notable des troubles aphasiques. Hémiparésie et hémihyperesthésie aggravées. Céphalie disparue.	Récidive 2 mois 1/2 après. 2ᵉ Opération : ablation de 100 gr. de la tumeur. 2ᵉ récidive et 3ᵉ opération 2 mois plus tard. Mort huit jours après.

2° Lobes occipital, temporal et pariétal.

N° D'ORDRE	INDICATIONS BIBLIOGRAPHIQUES	SEXE AGE	SYMPTÔMES GÉNÉRAUX	SYMPTÔMES DE LOCALISATION	NATURE ET SIÈGE DES TUMEURS	OPÉRATIONS	SUITES ET TERMINAISONS
34	Guldenarm et Winkler (in Chip., *Chir. nerr.*, 1902, I, p. 718).	F. 38 ans.	Céphalalgie. Vomissements. Ralentissement au pouls. Pas de trace de névrite optique.	Symptômes du début 10 mois avant. Paraphasie suivie d'hémianesthésie droite. — Symptômes *pariétaux* : hémianesthésie à droite absolue (contact, douleur, chaleur). Contractures douloureuses dans le bras droit dont les mouvements sont incertains. Symptômes *occipitaux* : hémianopsie droite incomplète. Symptômes *temporaux* : ouïe mauvaise à dr. Paraphasie. Surdité verbale. Ne comprend pas les phrases. Ne peut nommer les objets. Lecture à haute voix et écriture impossibles. Ne comprend pas les mots, et copie bonne.	Gliôme du thalamus ayant envahi à peu près complètement les lobes pariétal, temporal et occipital gauches. Le diagnostic de tumeur débutant au voisinage du thalamus avait été porté à cause du début par l'hémianesthésie ; et la paraphasie avait fait penser à un envahissement voisin s'étendant sur P. O. et T.	2 couronnes de trépan et pont intermédiaire. Excision d'un petit fragment de cortex.	Prolapsus cérébral consécutif. Hémiplégie droite. Strabisme droit. Accidents s'aggravent. Mort 2 mois après l'intervention.

N° d'ordre	Indications bibliographiques	Sexe Age	Symptômes généraux	Symptomes de localisation	Nature et siège des tumeurs	Opérations	Suites et terminaisons
1	Annandale (in Chipault, *Tr. neur.*, I, 1896. 143. Berg., 110).				Sarcome du lobe cérébelleux droit.	Ablation.	Amélioration marquée 2 mois plus tard.
2	GraingerStewart (in Chip., *id.*, 183).	H. adulte.		Douleurs atroces.	Tumeur du cervelet.	Trépanation.	Disparition des douleurs jusqu'à la mort.
3	Munn (in Chip., *id.*, 225. Berg., 112).		Affaiblissement de la vue. Hébétude.	Douleur violente région occipitale droite. Convulsions. Tournoiement sur axe de dr. à gauche.	Gliôme diffus du lobe droit du cervelet.	Trépanation et pince-gouge de 5 cm. sur 3 cm. 1/2. Tumeur gélatineuse fait saillie. Ablation à la curette.	Mort 36 heures après.
4	Stieglitz (in Chip., *id.*, p. 137, n° 252).		Céphalée. Névrite optique. Vomissements. Vertige.	Giration à droite. Surdité droite.	Glio-sarcome du cervelet du volume d'une grosse noix, comprimant 7° et 8° paires à leur entrée dans le méat auditif.	Trépanation occipitale. On se propose de pénétrer à travers la fente du cervelet dans la fosse cranienne post. On ne peut à cause de hernie cérébrale considérable.	Méningite purulente. Mort.
5	Parkin (*Brit.Med. J.*, 1896. Berg., 105).	H. 4 ans.	Céphalées intenses. Pouls irrég. Temp. au-dessous de la normale. Névrite optique.	Marche difficile. N'apprend pas à parler. Pas de vivacité. Ataxie. Tendance à tomber en arrière. Exagération du réflexe rotulien. Convulsions.	Gliôme du cervelet.	Opération.	Guérison complète 2 ans 1/2 après l'opération.
6	Bennet May (cité par MM. Burney et Starr. *Amer. Journ. of Med. Sc.*, 1893, avril. Berg., 106).	H. 7 ans.	Céphalée. Vomissements. Amblyopie. Double rétinite.	Paralysie de l'obducens dr. Ataxie cérébelleuse avec tendance à tomber en arrière. Nystagmus.	Tumeur de l'hémisph. cérébelleux droit. Pas de diagn. avant.	Opération.	Mort de shock.
7	Suckling (*id.* n°3. Chip., I, 80. Berg., 107).	F. 12 ans.	Céphalée. Vertiges. Vomissements. Névrite optique des deux côtés.	Faiblesse de toutes les extrémités. Ataxie cérébelleuse. Diplopie. Nystagmus. Dimin. du réflexe patellaire. Tremblement du bras dr. Légère parésie de la face à g. Langue déviée à droite.	Gliôme de l'hémisph. cérébelleux gauche ayant envahi une partie du vermis.	Deux couronnes de trépan. Cervelet fait hernie. Hémorragie. Tissu ramolli. Résection de partie herniée.	Collapsus opératoire de 12 heures. Mort en 48 heures.
8	Maunsell (*id.* n°4. Chip., I, 89. et Berg., 108).	H. 18 ans.	Céphalée. Vertiges. Vomissements. Névrite optique.	Ataxie cérébelleuse. Surdité g. Perte de l'odorat. Contract. du bras et jambe g. Paralysie des sphincters.	Kyste hydatique des méninges situé sous la tente du cervelet à g.	Trépanation. On enlève le kyste.	Guérison: mais reste sourd et aveugle.
9	Springthorp et Fitzgerald. (Chip., I. 118. Berg., 109).	H. 13 ans.	Céphalée. Vomissements. Atrophie optique.	Démarche chancelante. Accès commençant par déviation de la tête et des yeux à dr.	Gliôme hémorragique du vermis.	Trépanation au niveau du lobe dr. du cervelet. Tumeur non trouvée.	Mort de shock.
10	Gibson (Jahresbericht, 1895, p. 437; Berg., 114).	F. 25 ans.	Vomissements. Maux de tête. Œdème papillaire.	Démarche titubante. Nystagmus. Paralysie du palais. Pupille plus large à gauche qu'à droite.	Fibro-sarcome kystique de l'hémisphère cérébelleux droit.	Trépanation.	Guérison.
11	Lampiasi (Jahresbericht, 1895, 437. Berg., 115).	H. 45 ans.		Symptômes de tumeur cérébelleuse.	Pas de tumeur cérébelleuse. Pas diagnostic avant.	Opération. — On ne trouve pas de tumeur.	Mort treize heures après l'opération.
12	Keen (*Rer. de neur.*, 1895, p. 418).	H. 14 ans.	Double névrite optique. Stupeur.	Titubation avec tendance à tomber en arrière et à gauche. On diagnostique tumeur du lobe moyen du cervelet avec envahissement du lobe gauche.	Gliome du plancher du IIIe ventricule.	Trépanation sur fosse cérébelleuse dr. Incision du cervelet. Recherche infructueuse.	Mort neuf heures après.
13	Maundsley et Fitzgerald (*Lond. med. Record*, juin 1890. et Berg., 116).	H. 28 ans.	Céphalée. Vertiges. Vomissements. Névrite optique.	Démarche titubante. Cécité. Surdité. Parésie faciale gauche et faiblesse du côté g.	Tumeur de l'hémisph. cérébelleux g. Pas de diagnostic avant.	Opération.	Guéri, mais reste sourd et aveugle.

N° d'ordre	INDICATIONS BIBLIOGRAPHIQUES	SEXE AGE	SYMPTOMES GÉNÉRAUX	SYMPTOMES DE LOCALISATION	NATURE ET SIÈGE DES TUMEURS	OPÉRATIONS	SUITES ET TERMINAISONS
14	Schonbora Hirsh. dissert., Wurtsburg 1891 Chip., II, 215, et Berg., 113. Il s'agit plutôt d'une tumeur du lobe occipital. (V. lobe occip.).	F. 24 ans.	Céphalée. Etourdissements. Vomissements. Œdème papillaire double.	Perte de la vision. Pupilles sans réactions. Paralysie du droit externe. Hémianopsie gauche. Amaurose dr.	Myxosarcome kystique de l'hémisphère cérébelleux droit, du cunéus et du précuneus.	Opération.	Hernie du cerveau. D'abord légère amélioration. Mort 8 jours après.
15	Mac Ewen. Auvray, 3, p. 394.	H.	Céphalée avec exacerbations. Vomissements. Atrophie du disque optique.	Finalement paralysie des membres inférieurs. Incontinence urines et mat. féc. Parésie marquée des membres supérieurs et difficulté de déglutition.	Tubercule cérébelleux.	Trép. en 2 temps. Large ouverture. Trois jours après, ablation de deux tubercules.	Amélioration progressive marquée. 6 mois après paralysie revient. Mort le 9e mois.
16	Starr et Burney. Auvray, i.p.395.	H. 10 ans.	Céphalée frontale. Vomissements. Dimin. de l'intelligence. Devient irrit. Bientôt cécité complète.	Démarche titubante. Odorat aboli à g. Légère paralysie faciale dr. Audition moindre à droite. Titubation vers la gauche.	Gliôme kystique friable très vasculaire, à droite.	Craniectomie en fer à cheval au ciseau par Burney. Ablation à la curette. Cavité d'un pouce 7/8.	Amélioration jusqu'au 10e jour, puis coma et mort. L'ablation avait été partielle.
17	Terrier, in th. Auvray. p. 512.	H.	Céphalée tous les matins. Crises de vomissements et de céphalées. Rien au fond de l'œil. Amaigrissement rapide.	Douleur occipitale atroce. Tête en opisthotonos. Démarche ébrieuse, mais c'est un phénomène fugitif. Apathie.	Tubercule du lobe gauche du cervelet du volume d'une mandarine, adhérent a la tente du cervelet énucléable.	Trépan. Brèche osseuse agrandie jusqu'au volume d'une mandarine, contiguë en bas au sinus latéral.	Guérison complète pendant 5 jours, puis retour de céphalée. Réouverture d'une poche kystique. On la ponctionne tous les 2 jours et on retire 400 à 500 gr. de liq. Mort 4 mois après. La poche communiqu. avec corne ventriculaire hydropique.
18	Guldenarm et Winkler (in Chir. nerv., Chipault, I, 1902, p. 681).	H. 38 ans.	Douleur occipitale et vertiges ayant débuté 2 ans avant. 1 an avant, névrite optique intense. Cécité complète. Vertiges.	Ataxie cérébelleuse. Exagération des réflexes. Démarche ébrieuse. Chute à droite. Anosmie. Polyurie simple. Percussion douloureuse à gauche. On croit la tumeur à gauche.	Endoth. de 82 gr. appendu par un péd. de 8 cm. au côté droit tente du cervelet. Compression de l'hémisph. dr. cérébelleux et de protubérance.	Craniectomie à 2 lambeaux à Wagner, l'un au-dessus, l'autre au-dessous du sinus transverse, à gauche. On ne trouve rien.	Amélioration passagère. Le malade meurt 3 mois après.
19	Guldenarm et Winkler (id., 685).	H. 29 ans.	Début il y a 15 mois. Céphalée intense. Névrite double. Vomissements.	Marche impossible à cause de propulsion à g. et en arrière. Surdité gauche. Parésie bouche et joue gauche. Hypoesthésie V paire gauche. Hémiparésie droite. Tendance a opisthotonos. Strabisme droit.	Endothéliome du volume d'une châtaigne comprimant lobe cérébelleux gauche et protubérance, près de l'origine des VIIe et VIIIe paires.	Deux lambeaux Wagner; sinus transverse au milieu. Le chirurgien glisse deux doigts sous le lobe gauche du cervelet, suit les bords du rocher sous la tente, et arrache, sans lésion grave, la tumeur. Pas d'hémorragie.	Grand soulagement au réveil. Le malade sent qu'on lui a enlevé la tumeur. Le soir tout allait bien. Le lendemain à minuit, mort subite. Autopsie non permise.
20	Guldenarm, Hermanides et Winkler (id., p. 686).	F. 53 ans.	Migraines, puis vomissements, vertiges. Névrite optique surtout à gauche. Cécité absolue dans les derniers temps.	Evolution en 3 ans. D'abord d'une gaité maladive et perpétuelle. Tendance à chuter en arrière et à g. Titubation. Dans 2e période, paralysie de VIe paire gauche, strabisme. paralysie faciale g. Surdité g. Hypoesthésie Ve paire gauche.	Gliôme du pédoncule cérébelleux moyen gauche, du volume d'une noix, en partie dur, en partie kystique.	Lambeau Wagner sus occipital, 2 doigts glissés le long du rocher extirpent la tumeur sans hémorragie.	D'abord bien. Le surlendemain, succombe brusquement. Début de myélite aiguë sur les coupes de la région.
21	Guldenarm, Hermanides et Winkler (id., p. 689).	H. 31 ans.	Céphalée intense. Vomissements. Névrite optique double très accusée avec amblyopie légère.	Contraint d'aller à dr. quand il marche. Manège en cercle. Rigidité de nuque: autres muscles flasques. Puis marche impossible et céphalée plus intense.	Tumeur du cervelet (?).	Lambeau à la Wagner, sinus latéral au milieu. Excision d'une portion prolabée du cervelet. Pas de tumeur trouvée.	Guérison, névrite optique très diminuée. Tendance à aller à droite. 2 ans plus tard, en bon état.
22	Iterson. Hermanides et Winkler (id., 690).	H. 13 ans.	Vertiges. Névrite optique double. Vomissements.	Titubation. Diplopie. Surdité. Position forcée de la tête à g. et en haut. Tronc incliné à g. Debout, tombe en arrière et à g.	Kystes du cervelet.	Lambeau en fer à cheval. Ouverture d'un kyste; liquide séreux abon-	Guérison opératoire. Un an après, côté gauche faible, flasque, mou-

N° D'ORDRE	INDICATIONS BIBLIOGRAPHIQUES	SEXE AGE	SYMPTÔMES GÉNÉRAUX	SYMPTÔMES DE LOCALISATION	NATURE ET SIÈGE DES TUMEURS	OPÉRATIONS	SUITES ET TERMINAISONS
				Parésie des muscles g. Parole inintelligible.		dant. Plusieurs kystes. Lobe gauche du cervelet en grande partie détruit.	vements incertains. Chancelant. Marche le tronc courbé en avant. Névrite optique disparue. Mort 3 ans après.
23	Korteweg et Winkler (id., p. 691).	H. 29 ans.	Céphalalgie. Vertiges. Vomissements, puis cécité absolue.	Raideur de la nuque. Marche chancelante. Puis, ne peut ni marcher, ni se tenir assis dans son lit. Miction et défécation invol. Somnolence. Paralysie VI° paire. Muscles du tronc et des extrémités sans force.	Kyste du cervelet. lobe gauche et vermis.	Large lambeau au-dessous du pressoir d'Hérophile et du sinus transverse. Cervelet fait hernie. Ponction. Issue d'un liquide jaunâtre, albumineux. Drainage permanent sous-cutané avec mèches de gaze iodoformée.	Guérison. 1 mois après, le malade peut se lever, s'asseoir, marcher dans la salle. Paralysie oculaire disparue. Persiste un peu d'incertitude des mouvements et cécité complète. Guérison persiste 1 an 1/2 après.
24	Rotgans et Winkler (id., p. 692).	H. 21 ans.	Accès de céphalalgie. Vomissements. Cécité complète. Vertiges.	Ne peut plus marcher. Bruit de pot fêlé. Ecaille temporale mobile. Yeux tournés à g.; tête déviée à dr. Ataxie marquée à dr., même membre supérieur. Asthénie et astasie dr. marquées. Ouïe diminuée des deux côtés. Odorat aboli.	Kyste du cervelet droit ayant mobilisé l'écaille temporale et repoussé la protubérance en avant.	Large lambeau transversal au-dessous du sinus. Cervelet prolabé. jet de liquide. On pénètre dans le kyste avec le doigt et on extirpe une masse calcaire.	Guérison rapide. Ataxie, asthénie et flaccidité diminuées. Un mois après, il peut marcher. Mouvements des yeux plus amples. Cécité persiste.
25	Guldenarm et Zigenweidt (id., 720).	H. 44 ans.	Céphalée. Diminution de la vue. Vertiges. Névrite optique double. Diminution du champ visuel, et scotome central.	Névralgie faciale g.; surdité g., parésie faciale g. Titubation avec tendance à tomber à g. Goût diminué.	Fibro-sarcome du volume d'une pomme entre l'hémisphère droit et tente du cervelet, refoulant la protubérance. V° et VIII° nerfs adhérents à tumeur, croisée par VII°.	Lambeau et trépanation partie gauche du crâne, qui est élargi jusqu'au sinus transverse. On ne trouve pas la tumeur que l'autopsie démontre être à droite.	Mort 9 jours après l'opération.
26	Raymond (Cliniques, III, 1898, p. 77 et Iconogr. Salp., 1898, p. 213).	F. 22 ans.	Céphalalgies violentes. Délire maniaque. Convulsions. D'abord œdème papillaire permettant de lire, puis cécité complète. Apathie.	Début par démarche titubante et fatigue des jambes. Puis véritable titubation ébrieuse. Ictus cérébelleux syncopal ou attaques épileptiques. Surdité complète des deux côtés. Réflexes tend. exagérés. On croit d'abord à une tumeur sur pédoncule cérébelleux moyen intéressant VIII° paire.	Tumeur bilobée, chacun des 2 lobes ayant le volume d'une mandarine sur le bord antérieur de chaque lobe cérébelleux comprimant la protubérance allongée verticalement. Les 3 pédoncules cérébelleux, nerf acoustique et autres comprimés en masse.	Trépanation agrandie par pince-gouge sur la région occipitale par Chipault. Tumeur non trouvée. Trépanation palliative.	Mort peu de temps après.
27	Raymond (Cliniques, III, 1898, 129).	F. 25 ans.	Vertiges violents. Titubation. Diminution de l'acuité visuelle.	Douleurs violentes région occipitale. Titubation. Vertiges. Nystagmus. Parésie VII° et VIII° paires g. Exagération des réflexes à g. Perte de l'odorat. Hémiparésie g.	Tumeur du cervelet. Lobe gauche.	Lambeau région occipitale, agrandissement à la gouge. Par toucher digital, reconnaît tumeur volum. dans lobe g., inext. Aucune tentative d'extirp.	Diminution des douleurs.
28	Jaboulay et Descot (in Jaboul. Chir. des centres nerv., 1902, II, p. 76).	H. 30 ans.	Crises de céphalées et de douleurs occipitales très violentes. Vomissements. Vertiges forts et fréquents. Œdème papillaire bilat., plus à g., et amblyopie. Intelligence intacte.	Crises de douleurs occipitales jusqu'à 16 par jour. Titubation. est comme ivre. Ataxie très nette. Tendance à osciller et à verser à g. Impulsions. Oscillations debout. Asthénie marquée. Réflexes rotuliens droits exagérés; audition supprimée à dr.	Tubercule fibrocaséeux du volume d'une noix dans partie infér. et post. du lobe cérébelleux droit.	1° trépanation, fosse cérébelleuse au-dessous du sinus. Tension cérébr. On ne trouve pas la tumeur. Amélioration, surtout vue, ne persiste pas. 2° trép. au-dessus.	Après 2° trépanation, mort brusque par arrêt de la respiration avec dissociation cardiaque et respiratoire.

N° d'ordre	INDICATIONS BIBLIOGRAPHIQUES	SEXE AGE	SYMPTÔMES GÉNÉRAUX	SYMPTÔMES DE LOCALISATION	NATURE ET SIÈGE DES TUMEURS	OPÉRATIONS	SUITES ET TERMINAISONS
29	Personali (Rev. Neur., 1901, p. 408).		Céphalée. Stase papillaire.	Démarche titubante. Parésie musculaire du côté de la lésion. Réflexe patellaire exagéré. Asynergie des mouvements.	Tumeur intéressant le noyau dentelé.	Extirpation à peu près complète d'un lobe latéral du cervelet.	Amélioration, puis amaigrissement rapide. Méningite. Mort.
30	Heidenhain (Rev. de Chir., 1901, p. 598. Deut. med. Zeit., 1901, 393).	E. 12 ans.	Enfant aveugle. Hydrocéphale.	Symptômes cérébelleux.	Sarcome du lobe médian.	Tout l'occipital fut réséqué. Ne peut être trouvé à l'opération.	L'enfant se rétablit de l'opération. Meurt plus tard.
31	Okynzic-Tuffier (Soc. Anat., 1902, p. 895).	H. 18 ans.	Céphalalgie. Nausées. Vomissements. Hébétude. Intelligence conservée. Rétinite œdémateuse. Cécité complète.	Céphalalgie occipitale. Strabisme ext. de l'œil g. Raideur de la nuque. Jamais de titubation ni de démarche ébrieuse. On croit à une tumeur de la base.	Gros tubercule siégeant dans le lobe droit du cervelet et faisant saillie vers la face ventrale.	2 ponctions lombaires. 1re craniectomie droite qui ne découvre rien. 2e craniectomie gauche : exploration infructueuse de la base.	Mort le lendemain de 2e opération.
32	Duret (Congrès fr. de chir. 1905).	H. 45 ans.	Céphalées fréquentes. Vomissements. Crises douloureuses. Vertiges. Papilles œdémateuses.	Crises douloureuses, violentes dans l'occiput. Nuque contracturée. Asthésie. Ataxie cérébelleuse. Titubation; marche les jambes écartées, tombe du côté droit, réflexes rotur. exagérés à droite.	Sarcome du lobe g. du cervelet en partie détruit et de la dure-mère de la fosse cérébel. Volume d'une grosse châtaigne.	Large résection à g. de 7 cm. sur 6 Au-dessus et au-dessous du sinus lat. rés. entre deux ligat. Malgré large expl., tumeur non trouvée, quoique tout proche.	Se rétablit bien de l'opérat. d'abord. Meurt après 16 jours, sans complications opératoires.
33	Gutbrie et Collier (Soc. clinique de Londres, 27 oct. 1829, et Med. News, 1899).	F. 9 ans.	A l'âge de 3 ans, coup sur la tête, épistaxis. 4 ans après, maux de tête qui empirent, somnolence, bâillements. Double névrite optique.	Démarche chancelante, cérébelleuse, ataxie du bras droit.	Kyste du lobe gauche du cervelet.	Opération en deux temps. Trois j. après, ponction, une once de sérosité claire, albumineuse, ne réduisant le Fehling.	Guérison persistant 18 mois plus tard : mais l'enfant est resté aveugle.
34	Steele (Med. News, 1900, I, p. 29).	H. 14 ans.		Nombreux skyagraphes. On croit à une tumeur du lobe frontal gauche. Steele pense à une tumeur du cervelet.	Gliome du cervelet, lobe g. de 2 p. sur 1 p., près de la ligne médiane, repoussant le lobe d. et le lobe médian.	On trépane à droite. A l'autopsie, tumeur du côté opposé.	Mort 40 h. après.
35	Jaboulay (Lyon méd., 11 août 1902. Gaz. hebd. id., p. 68 et Chir. des centres nerveur, p. 108).	H. 40 ans.	Depuis 1 an 1/2 céphalées occipitales. Vue baisse progressivement. Il y a 3 mois vomissements, titubation, vertiges, œdème papillaire bilatéral et hémorragies en flammèches.	Il titube, chaque fois qu'il veut se lever de son lit — sifflements et surdité de l'oreille gauche. — Parésie du facial inférieur gauche, et des membres du côté droit (paralysie alterne par compression de la protubérance).	Gliome rougeâtre, à grandes cellules, formé de deux masses principales, dans le lobe gauche.	Opération en deux temps. Trépanation au-dessous de la ligne mastoïdo-iniaque, incision de la dure-mère. Ecoulement abondant de liquide rachidien pendant 10 jours.	25 jours après, 2e opération. Résection de la surface du cervelet sphacélée, tumeur enlevée avec doigts. Disparition de céphalées et vertiges. Névrite opt. pers.: dim. de la vision O. G. et att. de parésie alterne.
36	Von Bergmann (Berl. med. Gesellschaft, 6 février 1901, et Deutsche Med. Zeitung, 1901, p. 151).	F. 12 ans.	Céphalées dans le côté droit de la tête, surtout le matin. Convulsions dans le côté droit surtout dans la face, parfois contracturée 5 minutes. Perte de connaiss. Abcès otitique ouvert par trép. mast.	A plusieurs reprises, après la 1re opération, il y eut des retours de céphalées, de vomissement, de vertiges et de convulsions, qui cessaient dès qu'on rouvrait la plaie, pour donner issue à un liquide clair. Après un dernier accès, Bergmann reconnut que le liquide était albumineux, et devait appartenir à un kyste ou plutôt à un néoplasme kystique.	Kyste sous la tente du cervelet. Dépendant d'une tumeur, reconnue gliomateuse au microscope.	Bergmann, en explorant, reconnut un kyste sous la tente; il l'enleva avec une grande quantité de substance nerveuse.	Guérison. Intelligence devenue bonne; l'enfant peut réciter une poésie assez longue. Marche facile, assurée; plus de céphalée, ni de crises, ni d'étourdissements.
37	Ferrier et Burghard (Brain. 1901. p. 665).	H. 12 ans.	Depuis plusieurs mois, céphalée et vomissements. Double névrite optique.	Démarche cérébelleuse. Partie droite de l'occipital sensible à la pression et saillante.	Fibro-endothéliome du lobe droit du cervelet.	Tumeur remplissant le lobe droit, énucléée avec le doigt. Excision d'un prolongement suspect.	Guérison, après traitement par le sérum, d'un collapsus hémorragique. Névrite optique diminue. L'enfant va à l'école.
38	A. Bruce (Scott. med. and Surg.	H. 34 ans.	Céphalalgie au côté g. de l'occi-	Quelques années avant surdité g. complète. Incertitude des mou-	Fibro-sarcome de la dure mère et	L'extirpation de la tumeur nécessite	Mort 3 jours après.

N° d'ordre	Indications bibliographiques	Sexe / Age	Symptômes généraux	Symptômes de localisation	Nature et siège des tumeurs	Opérations	Suites et terminaisons
	Journ., 1899, II, p. 218, et Chip., Chir.nerv.,1903, II. p. 758).		pital. Névrite optique plus prononcée à droite.	vements des membres g.; tendance à tomber à g.; parésie côté g. de face; agueusie dans tiers post. de langue.	tente, en arrière du méat auditif.	l'enlèvement de l'hémisph. g. du cervelet.	
39	Fison et Luckham (Lancet, 1900, II, 329, et Chip., Chir. nerv., 1903, II, 758).	H. 16 ans.	Céphalées, dans partie g. de l'occipital. Vomissements.	Déviation légère de la bouche à droite. Rétraction de la nuque. Attitude en flexion, couché sur le côté g., attaques de rigidité des membres et du tronc, qui durent 3 ou 4 minutes.	Tubercule du lobe gauche du cervelet, entouré d'une zone de ramollissement. Ventric. très dilatés.	Au moment de l'incision, devient livide. Arrêt de la respiration.	Mort de shock, au moment de l'incision des parties molles.
40	Lampiasi (Trapani) (Congrès II.,1886 et Chip., Chir.nerv.,1903, III. 385.	H. 9 ans.	Deux ans avant, céphalée. Depuis 5 mois, cécité quasi complète. Stase papillaire avec atrophie.	Ne peut marcher, par paralysie des membres inférieurs. Exophtalmie g. Convulsions générales ou locales, à dr., 3 ou 4 fois par jour.	Tubercule du lobe g. du cervelet de la grosseur d'un œuf de poule.	Trépan. Par ponction. 10 cent. cub. liquide céphalorachidien.	Mort le 4e jour. Hydrocéphalie énorme.
41	Postempski (Rome),Congrès II.,1891 et Chip., Chir.nerv.,1903, III, p. 385.	H. 22 ans.	Il y a 3 ans, douleurs quotidiennes s'étendant à la colonne vertébrale, fièvre, vomissements; acuité visuelle diminuée à g.	Faible dévelop. intellectuel. Ptosis léger. Nystagmus. Légère parésie faciale g., langue tremblante. Démarche spasmodique. Clonus du pied, léger à dr., aboli à g.; réflexe plantaire aboli des deux côtés.	Néoplasme du lobe g. du cervelet.	Brèche au ciseau de 3 cm. sur 8 cm. Issue de liquide. En deux tentatives on ne trouve pas la tumeur.	Amélioration de l'incoordination de la vue, de la par. faciale, des réflexes.
42	Bandani et Murri (Bologne in Orestano Revista di path.nerv.,1901, et Chip., Chir. nerv., III, p. 386.	H. 17 ans.	Il y a un an et demi, vertiges, céphalées, nausées, vomissements.	Démarche ébrieuse. Depuis 1 an, trouble de la parole, surdité à g. Chute en avant. Incoordination plus nette à g., réflexes tend. exagérés à g. Dim. des sensibilités côté g. de la face; odorat, ouïe, goût abolis à g. Démarche ataxique, en zigzag.	Fibro-sarcome du lobe g. du cervelet du vol. d'une noix.	Résection ciseau et tenaille. Extirpation. Excision d'une hernie cérébelleuse le 5e jour.	Amélioration pendant 3 mois; puis récidive. 2e tentative. Mort de shock. A l'autopsie : ramollissement étendu du cervelet.
43	D'Alloco et Sajanti (Ternio) Riform. med., 1896 et Chip., Chir. nerv., 1903, III. p. 388.	H. 19 ans.	Céphalées frontales, puis occipitales. Vomissements. Stase papillaire. Dim. du pouvoir visuel des 2 yeux.	Démarche hésitante. Tendance à tomber à dr. : parésie plus marquée des membres droits. Nystagmus lat. et rotatoire. Strangurie. Réflexes pat. abolis. Autres réflexes très faibles.	Glio-sarcome kystique, télangiectasique, de tout le cervelet.	Deux couron. de trépan. qu'on réunit. Ponction, liquide jaune citron. Cavité anfractueuse ramollie, énorme.	Mort le 8e jour.
44	Durante (Rome) Congrès II.,1897 in Roncali et Chip., Chir. nerv., 1903, III. 388.	F. 11 ans.	Début, il y a 2 ans, par fortes céphalées tous les 15 j. Vomissements. Depuis 1 mois, dim. de la vue à dr. Stase papillaire à dr.	Depuis 1 an 1/2, démarche hésitante, ébrieuse, avec tendance à se diriger à g. Ouïe dure à dr. Réflexe pat. exagéré des deux côtés.	Gliome du lobe médian, diffusé des deux côtés, surtout à g.	Lambeau à la Durante. Issue de 200 g. liq. rachidien. Troubles respiratoires.	Mort de shock après 20 minutes. Hydropisie énorme des ventricules et de l'aqueduc de Sylvius.
45	Cunéo (Congr. de chir. II., 1899 et Chip., Chir. nerv., 1903, III. p. 388).	H. 32 ans.	Céphalée à g. surtout occipitale. Stase papillaire bilat.	Début, il y a un an, par incertitude de la marche et de l'équilibre, cécité et surdité complète à g. Douleur à la pression sur la rég. occipitale dr. Nystagmus lat.	Sarcome du lobe g. du cervelet et de la rég. pédonculaire.	Craniectomie. Lig. du sinus lat. On soulève la tente, et on extrait une tum. mamelonnée dans lobe gauche.	Mort le 20e jour. Méningo-encéphalite. Hydrocéphalie.
46	Montenovesi (Rome) inédite. in Chip., Chir. nerv., 1903, III. p. 389.	H. 13 ans.	Début, il y a 10 m. par céphalées et vertiges, tendance à tourner à g. par accès. Stase papillaire bilat. Rét. du champ visuel.	Plusieurs secousses convulsives dans les jambes qui restent faibles. Debout, tendance à tourner vers la gauche. Parésie du facial inf. Faiblesse musc. bras et jambe g. Ouïe affaiblie des 2 côtés, surtout à g. A la fin marche titubante et difficulté de s'orienter.	Tumeur du lobe g. du cervelet.	Brèche petite, grandeur d'une pièce de 0.50 cent. Cervelet fait hernie, et on ne voit rien d'anormal.	Résultat nul.
47	Nota (Turin) (Chip., Chir. nerv., III, 391).	H. 7 ans.		Symptômes de tumeur du cervelet.	Tubercule du cervelet.	Craniectomie. On ne trouve rien.	Mort. A l'autopsie : tub. du cer. et de l'hém. cérébral g.
48	Durante (Rome). inédite. Chip., Chir.nerv.,1903, III, p. 391.	F. 37 ans.	Début il y a 5 mois, par céphalées surtout occipitales. Vertiges forts. Vomissements. Hallucinations visuelles, fantômes	Affaiblissement de toute la moitié droite du corps, qui l'oblige à garder le lit. Impotence du membre sup. dr. qui laisse tomber les objets. Strabisme convergent. Nystagmus transversal. Ptosis droit, hypotonie du facial inf. dr. Hypokinésie et ato-	Tumeur du lobe cérébelleux dr.	Brèche de 8 cm. sur 5 cm. au ciseau. Incision du lobe. Tumeur extraite avec le doigt. Jet de sang. Tamponnement.	Mort 1 h. après. Lobe cérébel. droit détruit, et hémorragie péri-bulbaire. Déviation du bulbe. Mort de shock.

N° d'ordre	INDICATIONS BIBLIOGRAPHIQUES	SEXE AGE	SYMPTÔMES GÉNÉRAUX	SYMPTÔMES DE LOCALISATION	NATURE ET SIÈGE DES TUMEURS	OPÉRATIONS	SUITES ET TERMINAISONS
			blancs en série. Affaiblissement de la vue des deux côtés.	nie des muscles du côté dr. du corps. Debout, oscillation, les yeux ouverts; assise, inclinée à dr. Démarche en zigzag. jambes écartées. Dév. à dr., si elle tourne, perd l'équilibre. Astasie à dr. surtout membre sup. Réfl. tend. exag. Sensibilité, état psychique norm. Paresth. de l'orientation.			
49	Tricomi (Bologne) (*Riform. med.*, 1899) et Chip., *Chir. nerv.*, 1903, III, p. 396.	F. 9 ans 1/2.	Deux chutes à 5 ans. Depuis douleurs de tête. Vomissements. Vertiges. Stase papillaire bilat.	Légère parésie du facial dr. Asthénie et atonie des muscles de la face à dr. Tremblement bras et mains des deux côtés. Démarche ataxique type. Réflexes rot. exagérés, sensibilité normale, et bon état psychique.	Gliôme des tubes quadrijumeaux et du péd. cérébelleux supér. dr.	Brèche à la gouge de la dim. de 5 fr. Enorme tension. Exploration négative.	Mort le lendemain.
50	Brewer (*Med. News*, 1899 et Chip., *Chir. nerv.*, 1903, III, p. 607).	H. 26 ans.	Céphalée occipit. Vomiss. Vertiges. Somnol. Double névrite opt. avec cécité presque comp.	Démarche chancelante. Pas d'hyperesthésie. Pas d'anesthésie. ni altérat. du goût et de l'odorat.	Tubercule de la grosseur d'une noisette, près de la ligne médiane à 1 p. 1/2 profondeur.	Tumeur enlevée en 3 fragments.	Amélioration. Récidive 2 mois après. Mort après 2° opér. Tub. pulm.
51	G. A. Syme (*Inter Colonial med. Journ.* 1899, et Chip., *Chir. nerv.*, 1903, III, p. 945).	H. 25 ans.	Chute il y a 2 ans. 1 an après céphalées locales à droite. Névrite optique double. Vomissements.	Incoordination dans le bras droit. Réflexes rotuliens diminués.	Kyste gliomateux occupant tout le lobe g. du cervelet, comprimant le vermis.	A chaque tentative, incision de la peau, du périoste, syncopes respiratoires.	On renonce à opérer; mort le lendemain dans une syncope respiratoire.
52	G. A. Syme.	H.	5 ans avant, coup	6 mois après l'accident, démarche	Tumeur dure du	Trépan sur le lobe	Mort de syncope

RÉSULTATS

Les statistiques, quand il s'agit d'une question nouvelle et difficile, comme celle des tumeurs cérébrales, projettent une clarté utile sur la voie parcourue, et montrent la valeur des résultats. Elles ne sauraient être *intégrales*, car l'opérateur le plus favorisé (tel Horsley), ne pourrait guère présenter que 10 à 15 opérations à son actif. Il s'agit, en effet, d'une chirurgie *rare* et un peu spéciale.

La statistique opératoire la plus importante est celle de Von Bergmann (1899). Elle comprend 104 cas d'*opérations curatives* pour le cerveau, et 12 pour le cervelet, en tout 114 observations.

Notre statistique porte sur 311 opérations ainsi réparties :

```
Région motrice.......................................  214
Lobe frontal.........................................   44
Autres lobes.........................................   34
Cervelet.............................................   52
                                                     ─────
                                                      311
```

Elle comprend les faits de Chipault, d'Auvray, déjà réunis par Von Bergmann, et ceux de l'auteur allemand. On aurait pu l'augmenter, un peu, par des recherches plus étendues peut-être : mais le temps et les circonstances ne nous l'ont pas permis. Telle quelle, elle permet d'importantes déductions.

A. *Sexe. Influence du traumatisme.*

Nous relevons 75 opérations faites chez des femmes, et 234 chez des hommes : dans 34 cas, les renseignements manquent sur le sexe de l'opéré. C'est une proportion de 22,29 p. 100 pour les femmes, de 68,62 p. 100 pour les hommes, et 10 p. 100 de renseignements insuffisants[1]. Il y a donc trois fois plus d'hommes que de femmes, qui subissent l'opération. On a attribué, la prépondérance des tumeurs cérébrales, dans le sexe masculin, aux traumatismes, car il y est plus exposé. Mais le *trauma* est-il cause efficiente? C'est là, comme le remarque Bergmann, une question très importante au point de vue médico-légal, en raison des faits que soulèvent aujourd'hui les questions d'assurances et les lois ouvrières. On ne saurait nier, à notre avis, certaines relations entre le trauma et les néoplasmes cérébraux, surtout quand il a

---

[1]. Proportions de Von Bergmann : Femmes 18.10 p. 100 ; hommes 66.38 p. 100.

été violent, suivi de perte de connaissance, de coma, accompagné de fracture ou d'enfoncement, et que les accidents nerveux, débutant aussitôt après, suivent une progression continue. Il en était ainsi, dans les faits de Guldenarm, Hermanidès et Winkler, de Rotgans et Winkler, de Wayenburg et Westermann, de Guldenarm et Ziegenweidt[1], où on voit, après une chute grave, le choc d'une poutre, un coup de pied de cheval ou de bœuf, apparaître : de la céphalée, des vomissements, des vertiges, des crises d'épilepsie, et tous les symptômes des tumeurs cérébrales se développer progressivement. D'ailleurs, d'autres faits des mêmes chirurgiens hollandais, nous montrent, outre les épanchements sanguins et les enfoncements, d'autres lésions intéressantes, produites par les traumatismes craniens, telles que : des dilatations vasculaires, des angiomes, des cicatrices de la dure-mère, et des ruptures du cortex, avec aréole angio-néoplasique. En résumé, si le trauma, à lui seul, ne saurait faire naitre un néoplasme, il en favorise l'apparition, sous l'influence héréditaire, ou, s'il en existe des prédispositions de terrain.

Age. — Le tableau suivant, groupant les tumeurs opérées, par décades, montre que c'est, entre vingt et cinquante ans, qu'ont été entreprises, le plus grand nombre des opérations, soit 60 p. 100, surtout entre vingt et quarante ans. Pendant l'enfance et l'adolescence, jusqu'à vingt ans, on trouve une proportion un peu au-dessus de 20 p. 100: elle n'est plus que de 5 p. 100, chez les vieillards, qui ont dépassé la cinquantaine.

0 à 10 ans	10 à 20	20 à 30	30 à 40	40 à 50	50 à 60	60 à 75	PAS DE RENSEI- GNEMENTS
20	50	70	85	51	14	5	45
5,88 0/0	14,72 0,0	20,58 0,0	25 0/0	15 0/0	4,12 0,0	1,17 0,0	13,23 0/0

Siège. — Les tumeurs de la *région motrice* fournissent, de beaucoup, le plus fort contingent de tumeurs opérées, puisqu'il atteint environ 64 p. 100 : les facilités plus grandes du diagnostic, l'accessibilité, et peut-être la fréquence assez grande, expliquent cette prédominance. Dans ces dernières années, les opérations sur le *lobe frontal* ont notablement augmenté; en 1899, Von Bergmann, dans son traité, en a réuni seulement 26 cas; nous en présentons aujourd'hui 44. Cependant, nous avons, autant que possible adopté, comme limite, le *sillon préfrontal*, laissant ce qui

---

1. In Chip., *Chir. nerv.*, 1902, p. 689, 692, 702, 704, 708, 920.

est en arrière à la région motrice. Autre remarque intéressante : le nombre des tumeurs de ce lobe, opérées dans le sexe féminin, se rapproche de celui du sexe masculin : 13 chez les femmes, 19 chez les hommes, et 8 où l'indication du sexe fait défaut. Aujourd'hui, les cliniciens arrivent, plus vite et mieux, à reconnaître les tumeurs des lobes frontaux : c'est ce progrès du diagnostic, qui explique les chiffres de notre statistique. Pour les lobes *pariétal* (lobule pariétal supérieur, lobule du pli courbe et pli courbe), *occipital* et *temporo-sphénoïdal*, nous arrivons au chiffre déjà intéressant de 32 cas. Les tumeurs du *cervelet* opérées s'élèvent à 52, dont un tiers appartiennent à des enfants, ou au moins à des sujets au-dessous de vingt ans.

	Bergmann.			Duret.	
Région motrice.	87 cas.	75	p. 100.	211 cas.	63,52 p. 100.
Lobe frontal....	10 —	8,97	—	42 —	12,91 —
Autres lobes....	7 —	6,04	—	34 —	10 —
Cervelet........	12 —	10,35	—	52 —	15,20 —

Nature des tumeurs opérées. — Les tumeurs, les plus fréquemment rencontrées par les chirurgiens, dans leurs interventions, sont en première ligne, les *sarcomes* et les *fibro-sarcomes*, au nombre de 76; viennent ensuite les *gliômes* et les *glio-sarcomes*, avec un total de 71. Nous relevons ensuite, 13 endothéliomes. Il en résulte, que la classe des *tumeurs malignes* est représentée par 160 cas, soit à peu près la moitié, et même plus de la moitié, si l'on tient compte des 56 cas, sur lesquels nous ne possédons pas de renseignements, et qui sont, presque tous, dénommés « tumeurs » sans autre qualificatif. Il ne faut donc pas se montrer trop sévère, au point de vue de la possibilité des *récidives*.

Les *angiomes* figurent au nombre de 16 : sous cette dénomination, sont compris les fibro ou sarco-angiomes, et toutes les dilatations vasculaires : veines dilatées, tumeurs caverneuses, anévrysmes cirsoïdes, anévrysmes.

Les *kystes* dits *simples*, au nombre de 29, comprennent également, outre quelques kystes d'origine traumatique (bien que nous ayons éliminé tous ceux qui sont une simple transformation de l'épanchement sanguin), les kystes séreux congénitaux, et sans doute quelques kystes néoplasiques non reconnaissables. Les *kystes hydatiques* sont représentés par 36 observations, dont deux appartiennent aux *cysticerques*.

Nous avons gardé, dans nos tableaux, la plupart des cas de *tuberculomes* et de *syphilomes*, où les renseignements étaient suffisants. Il s'agit, en somme, de véritables tumeurs, qui, comme les autres, nécessitent l'ouverture du crâne, et des manœuvres intra-cérébrales.

Enfin, il se rencontre 5 ou 6 cas de *fibromes purs*, 3 *ostéomes* ou *tumeurs calcifiées*, 2 cas de *tumeurs secondaires*, un cas de *carcinome mélanique*; et, dans 56 observations, la nature histologique de la tumeur, est restée indéterminée.

NATURE DES TUMEURS OPÉRÉES.

RÉGIONS DE L'ENCÉPHALE	SARCOMES ET FIBRO-SARCOMES	GLIO-SARCOMES	GLIOMES	ENDO-THÉLIOMES	ANGIOMES	KYSTES SIMPLES	KYSTES HYDATIQUES	TUBER-CULOMES	SYPHILOMES	FIBROMES	OSTÉOMES	CARCINOMES	TUMEURS INDÉ-TERMINÉES	TOTAL PAR CHAQUE RÉGION
Région motrice.	49	7	2	6	15	22	27	16	9	3	2	3	29	211
Lobe frontal....	11	3	9	2	2	1	1	1	1	1	»	»	9	42
Autres lobes....	10	2	5	2	»	2	5	1	1	»	»	1	3	36
Cervelet........	9	2	12	3	»	1	1	8	»	»	»	»	13	52
Totaux....	79	14	51	13	17	29	37	26	14	4	2	4	51	311

B. *Morts rapides* (Shock, Hyperthermie, Hémorragies).

La mort rapide, par shock, est survenue 56 fois ; c'est une proportion de 16,18 p. 100; et, si on ajoute 4 cas où la mort par hémorragie est indiquée, et 3 cas où on invoque l'hyperthermie précoce, on arrive au chiffre de 43 morts rapides, soit 18,2 p. 100 : ce qui n'est pas aussi considérable, que quelques-uns auraient pu le penser. Si on analyse les faits, on voit : que 14 fois la tumeur était volumineuse, diffuse; 4 fois s'étendait jusqu'aux noyaux centraux et qu'on ne pût l'extirper; 8 fois, on signale une hémorragie abondante, pendant l'opération. La tumeur ne fut pas trouvée, et le diagnostic était incertain, 10 fois; 4 fois, le néoplasme avait envahi les deux hémisphères, etc. En définitive, on observe surtout la mort par shock, *dans les circonstances graves*. Mais, ce qu'il importe de remarquer, c'est que la proportion la plus forte de beaucoup est fournie par les *tumeurs du cervelet*, qui donnent 19 cas de morts rapides sur 52 opérations, soit plus du tiers : ces insuccès sont évidemment le résultat, de la profondeur à laquelle on agit, et d'une technique insuffisante.

Il y a progrès, cependant, au point de vue de la fréquence des accidents rapides et mortels, car Von Bergmann dans sa statistique indique 25 p. 100 de morts par le shock.

La mention spéciale, « mort d'hémorragie », n'existe que 4 fois : mais il est probable qu'elle a joué un rôle important, dans la terminaison funeste, une dizaine de fois.

Encéphalo-méningite. — L'encéphalo-méningite, ordinairement, est un accident relativement tardif. Nous la trouvons signalée expressément 11 fois; la mort est survenue 4 fois, quatre mois après l'opération, et 2 fois, après deux mois. Là encore, on peut remarquer qu'un certain nombre de fois, on n'a pas trouvé la tumeur. Ce sont les manœuvres prolongées et pas assez prudentes, qui entraînent cet accident, ou encore, l'ablation incomplète du néoplasme. L'infection joue sans doute un rôle important : mais elle n'est pas toujours seule en cause.

Morts dans le 1er mois après l'opération. — Nous relevons 30 cas de morts, dans le 1er mois qui a suivi l'intervention. Ils sont ainsi répartis : région motrice, 9; région frontale, 12; autres régions, 3; cervelet, 5. — On remarquera, l'énorme proportion d'insuccès, qui accompagne les opérations de tumeurs du lobe frontal. La raison en est évidente : symptomatologie mal connue jusque dans ces derniers temps, et diagnostic tardif, quand déjà la tumeur est volumineuse et diffuse.

En additionnant, avec ces 22 décès du 1er mois, les 11 cas de méningo-encéphalite, et les 43 cas de morts rapides, on obtient un total de 76 cas : ce qui donne une proportion de 29,68 p. 100 de malades opérés, n'ayant retiré aucun avantage réel de la trépanation. Nous avons recherché, quelles étaient les causes les plus fréquentes de ces insuccès, en dehors du shock et de l'hémorragie. On peut les indiquer ainsi : 16 fois, tumeurs volumineuses, infiltrées, mauvais diagnostic, la tumeur n'est pas trouvée; 7 fois, elle était sous-corticale; adhérente aux méninges 4 fois; (scissure de Sylvius, partie profonde, ou voisinage immédiat du bulbe). Il y a eu 4 fois hernie cérébrale. Enfin, dans les deux tiers de ces cas malheureux, il s'agissait de sarcomes et de gliômes.

C. *Améliorations et guérisons.*

Nous avons, à l'exemple de Bergmann, recherché *consciencieusement et avec soin*, quels avaient été les résultats obtenus, *chez les opérés ayant dépassé le 1er mois.* Nous avons trouvé 172 améliorations notables, persistantes, ou guérisons. Dans 35 cas, en outre, il y eut peu d'amélioration ou une amélioration passagère; et dans 17 cas, aucune amélioration. Le tableau ci-dessous permet de se rendre compte de ces faits, d'un simple coup d'œil.

On peut donc dire, avec certitude, qu'il y a guérison ou amélioration notable, *dans plus de la moitié des cas.* Il ne s'agit pas, il est vrai, de guérisons radicales, *définitives* (sauf quelques exceptions); mais, qui pourrait affirmer que nous obtenons mieux, dans les extirpations de sarcomes et d'épithéliomes des membres? Il faut aussi ajouter que, dans la plupart des cas de tumeurs encéphaliques, les malades ne sont pas suivis un temps suffisant, quelquefois pas du tout. D'autre part, en général, les observations sont incomplètes, se limitent à des renseignements sommaires, et sont publiées par morceaux : c'est là un grand embarras pour les recherches, et pour apprécier les résultats.

Le tableau, indiquant la *durée des guérisons* (dans ces cas, il s'agit de malades suivis) est très encourageant, puisque nous constatons que : dans 37 cas la guérison persiste de trois mois à un an ; dans 14 cas, de un an à deux ans ; dans 19 cas, de deux ans à trois ans, et dans 10 cas plus de trois ans (Keen, tumeur de la dure-mère, le malade est dans de bonnes conditions huit ans après ; Guldenarm, tumeur veineuse du volume d'une noix, neuf ans de survie constatés et peut-être plus ; Krönlein, tuberculome volumineux, vit encore cinq ans après ; Poirier (angiôme) et Broca (neurogliome), malades existant encore après quatre ans ; survie de plus de trois ans, 6 cas). Ajoutons que, dans la catégorie de deux à trois ans, il en est encore 5, qui atteignent trois ans : en tout quinze à trois ans, et au delà.

AMÉLIORATIONS NOTABLES ET GUÉRISONS		GUÉRISONS, LEUR DURÉE					PEU D'AMÉLIORATION	AUCUNE AMÉLIORATION
		3 mois	3 mois à 1 an	1 an à 2 ans	2 ans à 3 ans	plus de 3 ans		
Région motrice.	122	6	28	16	12	0	21	11
— frontale.	24	1	6	1	4	»	3	4
Autres régions..	11	2	6	»	1	»	7	1
Cervelet........	16	2	3	2	3	1	4	1
Totaux.....	176	11	43	19	20	10	35	17

En résumé, si aux 176 cas de guérisons ou d'améliorations notables et durables, on joint les 35 cas, où il n'y eut pas d'amélioration ou une amélioration passagère, on voit que 64,06 p. 100 obtiennent quelque bénéfice de l'intervention.

D. *Récidives.*

Dans 26 observations de nos tableaux, il est mentionné des récidives. Elles sont apparues : rapidement, de deux à trois semaines après l'opération, 6 fois ; 1 fois après cinq mois ; 4 fois après huit mois ; 2 fois après dix ou onze mois ; 1 fois après un an et demi ; 1 fois après vingt-deux mois ; et 1 fois après trois ans. Il s'agit presque toujours de sarcomes ou de gliômes et souvent de gliômes kystiques : pour ces derniers, on avait d'abord opéré un kyste, et, la seconde fois, on se trouve en présence d'une tumeur solide.

Certains de ces malades ont été réopérés 2, 3 et 4 fois. Le plus curieux sous ce rapport est le fait de Bramann. Il s'agit d'un homme de quarante-six ans; on l'opère d'un kyste contenant 50 à 60 grammes de sérosité roussâtre; quatre semaines après, première récidive, on le réopère et on trouve un myxo-sarcome diffus; deux mois après, deuxième récidive et troisième opération. Il est présenté au Congrès allemand de chirurgie (1892), comme débarrassé de tous ses accidents; mais deux mois après, une quatrième opération devient nécessaire; il y survécut quatre mois : depuis la première opération jusqu'à la mort, il s'était écoulé environ quinze mois. Dans quelques cas, par les opérations successives on a obtenu des prolongations d'existence variant de quelques mois à un an, un an et demi, deux et même trois ans, dans un cas. — A titre exceptionnel, on pourrait enfin rappeler le cas remarquable de la malade de Durante, qui, opérée une première fois en 1885, d'un fibrome de la dure-mère, comprimant le lobe frontal, fut réopérée douze ans après, en 1896, et vit encore aujourd'hui.

CONCLUSIONS

La chirurgie des *tumeurs de l'encéphale* est une chirurgie *rare et difficile.*

Quoiqu'elle paraisse plus lente, dans son évolution, que les autres branches de la chirurgie viscérale, elle fait, cependant, *des progrès notables et continus.*

Ceux-ci sont sous la dépendance d'un diagnostic *hâtif*, et d'une intervention *précoce.* — L'emploi de la *radioscopie* peut, à cet égard, rendre des services, comme le montrent quelques faits récents[1]. Il serait désirable, en effet *qu'on parvînt à reconnaître l'existence des tumeurs encéphaliques, avant qu'elles n'aient eu un retentissement défavorable sur tout l'encéphale, c'est-à-dire avant que tous les phénomènes de leur syndrome se soient complètement installés.* La localisation topographique, quoique nécessaire, *peut évoluer dans les limites moins étroites que jadis,* en raison de la facilité d'ouvrir le crâne plus largement. Cependant, tous les faits démontrent que les résultats sont meilleurs, quand on se trouve rapidement en présence de la tumeur, c'est-à-dire quand le *diagnostic est exact et précis.*

D'après la statistique que nous avons établies, en colligeant

1. Starr s'exprime ainsi : « I can support the dictum of Keen, that this is not operation to be rashly undertaken, by the novice in surgery ». (Brain, Tumours and their removal, *Brit. med. Journ.*, 1897, II, 1019.)

311 cas de tumeurs encéphaliques, les malades succombent aux accidents *primitifs* de l'opération, dans la proportion de 18,20 p. 100. C'est un pourcentage meilleur que celui indiqué par Von Bergmann dans sa statistique (1899), où il s'élevait à 25 p. 100.

Le nombre des malades, qui ont obtenu un bénéfice réel de l'intervention, s'élève à 64,00 p. 100. Les uns voient disparaître les douleurs si violentes de la céphalée, les vertiges, la torpeur intellectuelle et s'améliorer leurs crises convulsives, et leurs paralysies : un grand nombre, recouvrent complètement (60 p. 100 d'après Rohner de Nancy et Dupont) ou partiellement (18 p. 100), *la vision*. Un examen sévère et consciencieux, montre que 344 opérés sur 176, c'est-à-dire plus de la moitié, ont eu des *améliorations durables* ou des guérisons. On possède des documents sur 102 d'entre eux, qui permettent d'affirmer qu'ils *y ont gagné une prolongation de l'existence*, assez souvent pendant plusieurs années : pour un certain nombre, la guérison paraît devoir être définitive. Il ne faut pas oublier, que dans près de la moitié des cas qu'on opère, il *s'agit de sarcomes et de gliômes*; et nous n'obtenons pas de meilleurs résultats, pour ce genre de néoplasmes, dans les autres régions de l'économie.

Les progrès réalisés dans la *technique opératoire*, et dans la *sécurité et la rapidité de l'ouverture du crâne*, permettent de bien augurer de l'avenir de la chirurgie cérébrale, en particulier de celle de l'ablation des néoplasmes. Un certain nombre de chirurgiens préfèrent pratiquer, pour la recherche des tumeurs, la *craniectomie*, de manière à laisser la *brèche ouverte*, pour combattre les récidives. D'autres font la *craniotomie à lambeau*, pour conserver au cerveau, son organe de protection. Cette dernière opération est plus rapide, et donne un jour plus grand, mais il ne paraît pas indispensable de l'étendre, dans tous les cas, à une moitié entière du crâne; comme pour la laparotomie, une couverture de la moitié ou d'un tiers d'un côté du crâne., souvent paraît suffisante. Ces craniotomies d'autre part, peuvent varier d'emplacement, selon le siège occupé par le néoplasme, et être frontales, occipito-cérébelleuses ou latérales, comme nous l'avons indiqué.

La nouvelle instrumentation avec les *fraises*, permet de faire l'ouverture avec rapidité, et sans danger pour la substance nerveuse : la scie à curseur et le ciseau complètent son action.

La *craniotomie* n'est qu'une opération *préliminaire* : le chirurgien doit réserver une bonne part de sa sollicitude, pour le temps délicat de la recherche et de l'ablation du néoplasme, du sein des centres nerveux (*opération définitive*).

Le plus grand nombre des extirpations de tumeurs encéphaliques a eu pour champ d'action la *région motrice*, où on relève 214 opérations. Dans ces dernières années, les progrès du diagnostic le permettant, on s'est porté vers d'autres parties des hémisphères : on compte 42 cas d'ablations de tumeurs du *lobe frontal*, 31 dans les *lobes pariétal, occipital* et *temporo-sphénoïdal*, et 52 pour le *cervelet*.

ANNEXE I

LE SYNDROME DES TUMEURS CÉRÉBRALES.

Les neuropathologistes, qui, dans ces dix dernières années (1893-1903), se sont occupés des symptômes ou signes cliniques des *tumeurs de l'encéphale*, les ont diversement classés.

Peitavy distingue : des symptômes généraux et des symptômes de localisation (Th. 1893).

Auvray reconnaît des symptômes de compression générale, et des symptômes de localisation (Th. 1896).

Brissaud, dans le traité de médecine de Charcot et Bouchard, décrit : des *symptômes constants*, qui sont le fait de la compression (tels la céphalée, les convulsions, l'affaiblissement intellectuel), et des *symptômes inconstants*, les uns liés à un trouble général de l'équilibre encéphalique (les vomissements, les vertiges et la stase papillaire), les autres en rapport avec une altération localisée de la substance cérébrale, et fournissant les principaux éléments du diagnostic topographique (*symptômes de localisation*), 1894.

Raymond, dans ses magistrales Leçons cliniques de la Salpêtrière (1898), expose successivement à ses auditeurs, les *symptômes de compression* des tumeurs cérébrales (symptômes communs à toutes les néoplasies de l'encéphale), et les *symptômes locaux*, imputables soit à l'irritation directe, soit à la désorganisation d'un territoire déterminé de l'encéphale, par la néoplasie (*diagnostic topographique*) [1].

Dans l'état actuel de la science, et pour répondre aux légitimes préoccupations du chirurgien, appelé à opérer une tumeur cérébrale, il nous semble préférable de diviser, un peu autrement, notre étude. Le problème à résoudre, pour l'opérateur, est

---

1. Raymond, *Cliniques sur les maladies du système nerveux*, 1898, t. III, p. 231.

triple. Existe-t-il une tumeur cérébrale? Quel est son siège? Quelle est sa nature? Ce sont là les trois questions préalables, qu'il doit résoudre.

L'existence d'une tumeur cérébrale lui sera révélée par un ensemble de signes, ordinairement associés dans les néoplasies encéphaliques; son *siège*, par les symptômes de localisation; et sa *nature*, par les caractères de son évolution ou des accidents qu'elle peut présenter.

Dans une première partie, nous exposerons le *syndrome* ordinaire des tumeurs cérébrales et leur *séméiologie générale*; dans une seconde, leur *diagnostic topographique* ou les *symptômes* de *localisation*; dans une troisième, les *indications* et les *règles* de leur *traitement opératoire*.

SYNDROME DES TUMEURS ENCÉPHALIQUES.

Comme pour la plupart des maladies complexes des viscères importants, il existe, nous semble-t-il, dans les néoplasies cérébrales, un *syndrome*, c'est-à-dire un groupement fréquent de signes cliniques qui aide à les reconnaître, et qui en constitue, en quelque sorte, la *physionomie habituelle*. Ce syndrome semble d'ailleurs avoir une raison pathogénique spéciale. La céphalée, les vomissements, les vertiges, les convulsions, l'affaiblissement ou la torpeur intellectuelle, les lésions papillaires, et certains troubles du pouls et de la respiration, en sont les éléments constitutifs, les plus communément admis. Ce n'est pas que leur présence soit absolument constante. Souvent, au contraire, plusieurs font défaut, ou sont modifiés, atténués. Malgré cela, les traits principaux du schéma clinique restent assez accentués, pour qu'on ne s'y trompe pas. Le clinicien, qui les rencontre chez un malade, pense aussitôt à l'existence d'une tumeur cérébrale : il ne lui reste qu'à vérifier s'ils ne peuvent être simulés, par une autre affection de l'encéphale.

Il est d'ailleurs une autre raison, qui nous incite à faire une étude toute particulière de ce syndrome; c'est que, pour la plupart des neuropathologistes, il est engendré par une cause unique, la *compression cérébrale*. Nous verrons ce qu'il en faut penser.

Nous allons examiner successivement : sa *constitution*, les *modifications* qu'elle peut présenter, sa *valeur séméiologique*, sa *signification pathologique*, et sa *pathogénie*.

A) *Constitution du syndrome.*

Nous avons déjà énuméré les principaux symptômes qui le

composent, présentons quelques considérations utiles, pour chacun d'eux.

1. La *céphalée* est un symptôme capital des tumeurs encéphaliques, souvent *initiateur*. Elle se signale par deux traits caractéristiques : la *ténacité* et l'*intensité*. Tantôt continue, tantôt rémittente, intermittente, ou par accès irréguliers, nocturnes dans la syphilis, et quelquefois paroxystiques.

Elle est *profonde*, et se distingue de celle des *neurasthéniques* et des *dyspeptiques*, qui est superficielle et limitée au cuir chevelu; de la céphalée des *hystériques*, qui est mobile, ou qui simule *le clou* et s'accompagne des stigmates et autres phénomènes; de la *migraine*, exactement dimidiée; de l'*encéphalopathie saturnine*, qui n'est pas aussi vive, et à laquelle s'ajoutent souvent, le liséré plombique, des coliques, de la constipation, et autres troubles. Seule, la *céphalée urémique* la simule réellement, par sa violence, sa fixité, et sa brusquerie d'apparition; l'examen des urines écarte les doutes [1].

La céphalée des tumeurs est *diffuse*, c'est-à-dire occupe tout le crâne, ou *localisée*, et dans ce cas elle a l'importance d'un signe de localisation, selon Bergmann et Oppenheim, surtout si la pression et la percussion du doigt réveillent une douleur vive au siège qu'elle occupe [2]. Il serait nécessaire, que cette question de la céphalée dans les tumeurs, fût l'objet d'une étude spéciale et méthodique : nous savons seulement qu'elle est parfois *frontale*, dans les tumeurs des lobes antérieurs (quoiqu'elle puisse être aussi postérieure), et assez constamment *occipitale* et *violente*, dans les tumeurs du lobe occipital et du cervelet. Sa véhémence, dans ce dernier cas, s'explique aisément, parce que les productions morbides et les lobes cérébelleux sont bridés par une membrane fibreuse inextensible, et enfermés dans une loge osseuse étroite; la *roideur de la nuque* et l'*opisthotonos* cervical coexistent souvent.

La *céphalée* est *nulle* ou *peu accusée*, si la tumeur est bénigne, par exemple s'il s'agit d'un fibrome, ou si elle occupe le centre ovale : un sarcome ou un carcinome de la convexité, qui se propagent à la paroi cranienne, la rendent très vive et appréciable à l'exploration. Dans le cas de *tumeurs basales*, elle s'accompagne souvent d'irradiations douloureuses, de névralgies dans la face,

---

1. Voir P. Marie et G. Guillain, De la céphalée persistante des brightiques, et de la ponction lombaire (*Soc. méd. des Hôp.*, 1901, p. 427, 430).
2. Comme exemple de *céphalée localisée*, indiquant le siège de la tumeur, voir l'observation de Patel et Mayet (*Arch. de méd.*, 1900, p. 216). — Elle fut presque le seul signe de localisation, conduisant Jaboulay à faire la trépanation.

par compression de la cinquième paire. D'après le professeur
Charcot, elle est quelquefois *oculaire*, par compression du nerf
ophtalmique, ou lorsqu'un néoplasme s'étend à la cavité de
l'orbite.

Bien que la *céphalée* soit un des symptômes *les plus constants*
et *les plus fidèles* des néoplasmes encéphaliques, nous ignorons à
peu près sa genèse. Est-elle purement irritative, et produite par
la compression ou la tension des nerfs, de la dure-mère et des
méninges? Est-ce la substance nerveuse elle-même, qui accuse
sa souffrance? Cette dernière cause semble peu probable, malgré
l'hypothèse des *nervi-nervorum*, et l'existence des nerfs vasculaires, puisque, chez les animaux on peut dilacérer, extirper les
régions corticales, sans qu'ils accusent une réelle douleur, pourvu
qu'on n'approche pas de la base et des corps restiformes. Bruns
l'attribue à l'engorgement des espaces arachnoïdiens, et à l'hydrocéphalie interne : mais Oppenheim, dit avoir vu de petites
tumeurs, incapables de produire la distension, s'accompagner
d'une céphalée intense[1]. D'autre part, souvent les accès douloureux de la céphalée s'accompagnent de vomissements, et d'un
état de stupeur plus profond, phénomènes qui seraient en rapport
avec une augmentation de la pression cérébrale.

La pathogénie de la céphalée des néoplasmes intra-crâniens,
trouverait peut-être quelques rudiments d'explication, dans les
résultats heureux *obtenus à la suite des ponctions lombaires*, par
Marie et Guillain, dans la céphalée du mal de Bright, par Millian
et Crouzon dans certaines lésions cérébrales syphilitiques, et par
Rochard, dans les douleurs céphaliques, qui accompagnent certaines fractures du crâne[2]. L'évacuation d'une certaine quantité
de liquide céphalo-rachidien, a fait cesser les douleurs, au moins
pendant quelque temps. La céphalée, dans ces diverses circonstances pathologiques, paraît donc avoir pour cause, soit la congestion vasculaire, soit l'*hypertension* même du liquide céphalo-rachidien. Lubetzki admet que, chez les neurasthéniques, elle est
le résultat de la vaso-dilatation de l'encéphale : la température
du crâne est plus élevée chez ces malades, que chez l'individu
sain, et le maximum de la céphalée, siège là, où la température
se montre la plus élevée[3].

D'après Bruns, *dans quelques cas spéciaux*, les tumeurs cérébrales ne donnent lieu à aucun accès de céphalée, soit pour la
forme diffuse, parce que l'*hypertension* intra-crânienne ne se pro-

---

1. Bruns, *Die geschwulste des Nervensystem*, Berlin, 1897, p. 65.
2. P. Marie et Guillain (*Soc. méd. des Hôp.*, 1901, p. 420 et 480); Millian et
Crouzon (*Soc. des Hôp.*, 1902, p. 122), et Rochard (*Soc. de chir.*, 12 fév. 1902).
3. Lubetzki, *Thèse de Paris*, 1899.

duit pas ; soit, s'il s'agit d'une douleur localisée, parce que le néoplasme n'est pas en rapport direct avec l'écorce ou ses membranes. Il en est ainsi, en particulier dans les cas de petites tumeurs, ou lorsqu'elles sont subcorticales. De même, souvent, *dans les tumeurs de la région rolandique*, les douleurs de la céphalée font défaut, parce qu'elles sont diagnostiquées et opérées, avant que l'excès de pression se soit assez accentué, pour les produire. Il en était ainsi dans deux cas opérés, l'un par Horsley, l'autre par Pel, où les malades, observés pendant neuf mois, n'eurent jamais de douleurs de tête (Bruns).

2. Les *vomissements* n'ont de valeur, dans la séméiologie des tumeurs cérébrales, que parce qu'ils font partie du syndrome, et offrent quelques caractères particuliers. Ils surviennent souvent au réveil, à l'occasion d'un mouvement, sans efforts, et par une sorte de régurgitation. Ils sont assez fréquents, puisque d'après un relevé de 568 observations, Jacoby et Oppenheim, les ont vus survenir, dans un tiers des cas. C'est surtout, dans les tumeurs de la fosse cérébrale postérieure et du cervelet, qu'on les observe, et qu'ils se répètent avec ténacité. Ils sont ordinairement en corrélation intime avec les crises de céphalée et avec les vertiges, car ils ont la même origine. S'ils se manifestent surtout dans les tumeurs des régions postérieures, c'est que celles-ci exercent plus immédiatement une action compressive sur les centres du vomissement, situés dans la moelle allongée : ils constituent alors un syndrome de localisation, que Bruns considère comme presque pathognomonique. Les vomissements des urémiques sont aussi accompagnés d'une céphalée intense : mais presque toujours existent, en même temps, un état saburral de la langue, et des troubles dyspeptiques.

3. *Vertiges.* — On peut, dans les tumeurs cérébrales, observer toutes les formes de vertiges. — Tantôt, il s'agit de *vertiges sensoriels*, par compression des nerfs ou de leurs faisceaux conducteurs dans leur trajet intra-crânien ou intra-encéphalique, tels que les vertiges oculaires (visuels, optiques, ou oculo-moteurs) ou vertiges de Ménière, vertiges olfactifs...; ils sont alors symptomatiques d'affections localisées. Tantôt, ce sont des vertiges *d'origine centrale, encéphalique* : vertiges *cérébraux proprement dits*, bulbo-protubérantiels, et cérébelleux surtout; nous nous en occuperons plus spécialement à propos de la séméiologie générale des tumeurs encéphaliques.

Nous n'envisageons ici que les *vertiges*, qu'on rencontre communément, comme une des *manifestations* du *syndrome* des tumeurs de l'encéphale. Dans la forme la plus légère, c'est le *vertige ténébreux* des anciens auteurs, qu'on observe : il est caractérisé par des troubles accusés de la vue, avec confusion des objets ou brouillard, et quelquefois sensation d'instabilité du corps. Ce n'est guère qu'un étourdissement, qu'un éblouissement.

Le plus communément, c'est le *vertige cérébral vrai*, qui forme un des éléments constitutifs du syndrome des tumeurs encéphaliques; et il est souvent en connexion intime avec les autres manifestations : céphalée, vomissements, torpeur, troubles papillaires. Il apparaît principalement, dans les crises de céphalée, et est paroxystique. Mais, quelquefois, il reste à l'état d'isolement. D'après une statistique récente d'Hitzig (1899) cité par Déjerine, dans 11 cas de tumeurs du *lobe frontal*, il y eut 7 fois du vertige; dans 6 cas, il fut un symptôme cérébral; dans 3 cas, il se combina avec des maux de tête, des vomissements, souvent sous forme d'accès. Dans quelques cas, il s'accompagne d'ataxie statique. Dans 14 autres cas de tumeurs, ayant un siège différent, il y en eut 5 avec vertiges, et 3 fois les tumeurs occupaient la région rolandique, une fois le thalamus; et il y eut, en même temps, des attaques convulsives; une fois la tumeur était dans le lobe sphénoïdal. Chez plusieurs de ces malades, la démarche était chancelante [1].

Expliquons-nous sur la *nature*, mal précisée dans les auteurs, du *vertige cérébral vrai* : car il diffère, par quelques traits, du *vertige* cérébelleux, et des autres formes de vertiges, en particulier du *vertige épileptique*, non absolument rare dans les néoplasies encéphaliques.

D'après Déjerine, qui adopte la définition de Guéneau de Mussy, « le vertige est un trouble cérébral, une erreur de sensation, sous l'influence de laquelle, le malade croit que sa propre personne ou les objets environnants, sont animés de mouvements giratoires ou oscillatoires »; j'ajouterai, que souvent il s'accompagne d'un trouble de la statique, d'une perte réelle ou fictive de l'équilibre, de véritables oscillations ou titubations du corps, qui font tomber la malade. D'après les études toutes récentes de Grasset et Bonnier, il y a, dans tout vertige, deux éléments principaux : 1° une sensation de *désorientation*, c'est-à-dire une sensation fausse de déplacement relatif des corps et des objets environnants; 2° une sensation de *déséquilibre* de notre corps, suivie ou non d'oscillations, ou de chute. Le vertige est une *paresthésie* de l'orientation et de l'*équilibration*. Ces définitions, sans doute, conviennent à la conception du vertige en général [2].

1. Déjerine, *Path. gén. de Bouchard* (*Séméiologie des maladies des centres nerveux*, t. V, p. 658).
2. Grasset, *Maladies de l'orientation et de l'équilibration*, Alcan, Paris, 1901 ; P. Bonnier, *Vertiges*, biblioth. Charcot-Debove.

Lorsqu'il s'agit de vertiges, ayant leur origine dans les centres nerveux (néoplasmes, etc.), d'autres phénomènes se surajoutent. Il n'y a pas qu'une simple sensation vraie ou fausse de tournoiement, de perte de l'équilibre : d'autres éléments accessoires, qui ont leur origine dans le *trouble concomitant* des autres fonctions cérébrales, s'adjoignent, et caractérisent cette variété de vertige. C'est une obnubilation passagère de la conscience, quelquefois même une hallucination; des troubles de la vue (éblouissements, diplopie, les objets perdent leurs formes et leurs contours, deviennent nuageux), des troubles de l'ouïe (bourdonnements, tintements, ou perte passagère de l'ouïe); une asthénie générale du système musculaire, d'où les sensations de défaillance, de dérobement du sol, etc., et quelquefois, par action des centres nerveux corticaux ou infra-corticaux, quelques convulsions limitées, des spasmes ou une attaque atténuée épileptiforme (*vertige épileptique de cause centrale*).

En effet, le *vertige épileptique*, ou vertige larvé de l'attaque épileptique, dont il est l'*équivalent*, s'observe à l'état isolé, dans les néoplasies cérébrales : Hitzig le signale 4 fois dans les tumeurs du lobe frontal, et 3 fois dans les tumeurs d'autres régions des hémisphères [1].

Le *vertige cérébelleux*, toujours très accentué, présente quelques-uns des caractères du vertige cérébral : mais il ressemble davantage au vertige de Ménière, et il s'accompagne d'une *ataxie statique* très marquée (titubation ébrieuse, nystagmus, etc.).

En résumé, le *vertige du syndrome commun* des tumeurs encéphaliques a tous les caractères du *vertige cérébral proprement dit* : il est remarquable surtout, en ce qu'il s'accompagne de crises de céphalée, de torpeur intellectuelle, de vomissements, parfois de titubation passagère, et qu'il est associé à des troubles visuels très accentués (diplopie, amblyopie, etc.), tenant à l'œdème concomitant de la papille. Dans les cas graves, il est assez prononcé, assez persistant, pour constituer ce que Charcot appelle l'*état de mal vertigineux*, se répétant à des intervalles irréguliers, souvent périodiques, et précurseur d'une terminaison fatale [2].

4. *Convulsions.* — Les *convulsions* font assez souvent défaut,

---

1. D'après Raymond, le vertige épileptique constitue, le plus souvent, ce qu'on appelle une *absence*. Il y a une perte subite de conscience très passagère, un brusque arrêt de l'activité cérébrale : le malade ne voit, n'entend, ni ne sent rien, et l'attaque terminée, il ne se souvient de rien. Quelquefois l'attaque s'accompagne d'une chute, comme par une sorte d'*ictus apoplectiforme*, et de quelques manifestations convulsives circonscrites, déviation de la tête, contorsion de quelques muscles des yeux, de la face, tremblements, etc. (Raymond, *Cliniques*, V, p. 37 et p. 102.)

2. Voyez le cas de Patel et Mayet (*Arch. de méd.*, 1900, p. 216).

dans les manifestations des tumeurs cérébrales, alors même que tous les autres signes du syndrome sont présents. Nous pourrions citer, à l'appui de cette proposition, de nombreux exemples; je rappellerai seulement le cas typique de ce maquignon (rapporté dans les cliniques de Raymond), qui eut une céphalée très violente, des vomissements faciles et fréquents, de la surdité, des vertiges, de l'hébétude, une démarche ébrieuse, de l'œdème de la papille, bref tous les éléments du grand syndrome; il succomba à un énorme gliome du lobe temporal; *jamais, durant sa vie, il ne présenta le moindre mouvement convulsif*. Dans une observation de Galaviolle et Villard, on voit qu'un sarcome du volume d'un œuf de dinde, occupant le centre ovale des régions frontales, évolue avec tous les caractères du syndrome; le malade mourut, sans jamais avoir eu de convulsions. Dans un cas rapporté par Beevor et Ballance, un homme de trente-cinq ans eut une paralysie progressive, qui envahit les membres du côté droit, et qui le rendit aphasique : il présenta de la céphalée, des vomissements, de la névrite optique, etc. Mais il y eut *absence complète de crises d'épilepsie*. Celles-ci, au contraire, apparurent après qu'on eut enlevé la tumeur, du volume d'une demi-orange, occupant la région sous-corticale de la partie supérieure des circonvolutions rolandiques[1].

Le grand retentissement de la doctrine physiologique et pathologique des localisations cérébrales motrices, explique la tendance de quelques esprits, à associer trop étroitement l'idée de tumeur cérébrale, à celle de convulsions localisées, d'épilepsie partielle.

Quoi qu'il en soit, les convulsions, dans les néoplasies encéphaliques, sont *très fréquentes*, et, à ce titre, elles méritent de figurer parmi les manifestations de leur syndrome général, d'autant plus que, pour certains auteurs, elles sont sous l'influence de la même cause pathogénique, la compression. D'après la statistique de Hirt, déjà ancienne, on peut évaluer à 50 p. 100, la proportion des tumeurs cérébrales, qui ont des manifestations convulsives. Nous la croyons plus considérable : *car on ne les rencontre pas uniquement, dans les néoplasmes de la zone motrice*. Les crises motrices peuvent naître par diffusion, dans les cas où la lésion occupe une région voisine, ou même assez éloignée, ainsi que le prouve la relation bien connue du cas de Dieulafoy, à l'Académie de médecine (1902), celui du Crouzon à la Société anatomique (1902) et bien d'autres encore, en particulier, le fait plus ancien de Brissaud (1897), qui vit, comme *unique symptôme* d'une tumeur

1. Raymond (*Cliniques*, V, p. 13); Galaviolle et Villard (*rch. de neurol.*, 1895, II, p. 1); Beevor et Ballance (*Brit. med. Journ*, 1895, p. 5, et *Rev. de neur.*, 1895, t. 173,.

de la *région frontale*, une céphalée intense, et des crises d'épilepsie essentielle[1]. Les tumeurs *sous-corticales*, et celles de la *base*, dans quelques cas, produisent les mêmes effets[2]. Il n'est pas nécessaire, que l'irritation de l'écorce soit absolument directe : elle se fait quelquefois, par l'intermédiaire des fibres anastomotiques, commissurales, ou par des congestions à distance.

Toutes les *modalités* d'attaques convulsives ont été observées. La plus fréquente, de beaucoup, est l'épilepsie Bravais-jacksonnienne ou localisée; elle peut se borner à une simple *aura motrice*, au seul *signal-symptôme*, être *parcellaire*, *partielle*, *monoplégique*, hémiplégique, etc., ou se généraliser ensuite aux deux côtés du corps. Dans quelques cas, elle est simplement *tonique avec contracture primitive*, ou *sensitivo-motrice*, ou *purement sensorielle*; ou même est réduite a ses seuls *équivalents psychiques* (Janet et Raymond), au moins au début de la formation néoplasique. Mais, chose plus curieuse encore, des faits assez nombreux maintenant, et bien observés, nous ont révélé, dans ces derniers temps, que certaines tumeurs cérébrales, qu'elles occupent ou non la zone motrice, se manifestent par des accès *d'épilepsie généralisée* d'emblée, et même par des accès *d'épilepsie essentielle tardive* (avec perte de connaissance, cri initial, morsure de la langue, émission involontaire d'urine, etc.), et même *d'épilepsie aiguë* (éclampsie), par auto-intoxication, ayant son point de départ dans le tissu néoplasique[3].

Les *rapports des crises convulsives*, avec les autres phénomènes de notre syndrome général, nous intéressent plus particulièrement, en ce moment. Dans nombre de cas, l'*épilepsie* en est assez *indépendante* : elle peut longtemps rester isolée (comme seul symptôme), et les autres éléments du syndrome ne pas apparaître (comme dans l'observation de Magalhaës Lemos), ou se manifester seulement à la fin, lorsque la masse néoplasique progresse, ou même rester toujours très atténués. Dans le cas déjà cité de Brissaud et Massary, les *seuls symptômes* furent d'abord des attaques, en tout semblables à celles de l'épilepsie essentielle, puis, *de la céphalée*; mais, pas de vomissements, pas de troubles visuels, ni de lésions papillaires, quoique le néoplasme fût assez considérable (sarcome de F² de 0,08 cent. sur 0,03). Dans nombre

---

1. Brissaud et Massary, Diagnostic d'une tumeur cérébrale, sans localisation possible (*Iconogr. de la Salp.*, 1877, p. 73).

2. Voir les cas de Facker (*Journ. of mental Science*, 1882); Bouveret et Epervier (*Lyon méd.*, 1884); Millais (*Soc. anat.*, 1896, p. 775); Touche (*Bull. Soc. anat.*, 1901, p. 291); Chipault (*Rev. de neurol.*, 1893, p. 152).

3. Cas de Brissaud et Massary (*loc. cit.*); de Magalhaës Lemos (*Iconogr. Salp.*, 1898, p. 20); de Dide (*Soc. anat.*, 1898, p. 217); de Dupré et Devaux (*Iconogr. Salp.*, 1901, p. 173, etc.).

de cas, l'attaque épileptique, localisée ou généralisée d'emblée, est la première en date, quelquefois plusieurs mois, plusieurs années à l'avance. Dans le fait de Patel et Mayet, il y eut, au début, deux crises d'épilepsie généralisée, qui, *pendant tout le temps de l'évolution, ne se reproduisirent plus* : seuls, évoluèrent progressivement les phénomènes du syndrome[1]. Assez souvent, les *crises de céphalée* et les *attaques épileptiformes*, s'associent étroitement, à *l'exclusion des autres symptômes*. Dans une observation d'Appert et Gandy, une petite tumeur, du volume d'une amande, encastrée dans le lobule para-central, donna lieu a de violents accès d'épilepsie aiguë (300 par jour), jusqu'à ce qu'elle fût enlevée : pendant tout le temps, la céphalée fut *d'une grande violence*, en rapport avec les crises[2]. Chez le malade opéré par Monod, les attaques, du type crural, s'accompagnaient de perte de connaissance, d'une céphalée vive et continue avec des exacerbations, des vertiges, des bourdonnements d'oreille, des vomissements; mais la vue ne fut jamais altérée (tumeur du lobule para-central)[3]. Achard et Weill virent, comme seuls symptômes, chez leur malade, des attaques de *vertige épileptique*, des absences, avec des crises de céphalée violente, siégeant au vertex surtout, avec exacerbations douloureuses; il y avait une paralysie de la IIIᵉ paire (tumeur de 0,05 cent. sur 0,04 cent.), occupant la partie antérieure du lobe temporal[4]. Une autre malade de vingt ans, observée par Marchand et Leuridan, avait des crises épileptiques, depuis l'âge de quatorze ans; elles revêtaient trois aspects : tantôt c'étaient des attaques de vertige épileptique, tantôt des accès de grand mal complets; tantôt, des crises d'hystérie : il y eut des accès de céphalée, mais pas d'autres troubles, jusqu'à ce qu'elle mourût dans le coma (kyste de la face interne de F[...] et du lobule para-central)[5].

La conclusion ferme que nous voulons tirer de ces faits, que nous interpréterons plus tard, c'est que les convulsions observées dans les tumeurs encéphaliques sont assez indépendantes des autres manifestations du grand syndrome clinique, quoique fréquemment associées avec elles. Nous verrons, à propos de sa pathogénie, quelles déductions il convient d'émettre, à la suite de cette constatation importante.

5. *Torpeur cérébrale*. — Les neuropathologistes envisagent les troubles intellectuels, produits par les tumeurs de l'encéphale,

1. Patel et Mayet (*Arch. de méd.*, mai 1900, II, p. 216).
2. Appert et Gandy (*Arch. de méd.*, mai 1900, p. 581).
3. Monod, Cottel et Morelly (*Soc. anat.*, 1897, p. 901).
4. Achard et Weill (*Soc. anat.*, 1898, p. 370).
5. Marchand et Leuridan (*Soc. anat.*, 1902, p. 673).

d'une manière différente. Les uns, comme Peitavy, Grasset, exposent, en bloc, les effets des néoplasies sur l'état intellectuel.

D'après le premier de ces auteurs, ils consistent en troubles de l'intelligence, de la mémoire, de la personnalité. D'après le second, les troubles intellectuels *peuvent manquer* : on observe communément un affaiblissement progressif des facultés (lenteur des conceptions, diminution de la mémoire, faciès endormi et stupéfié), allant même jusqu'à la démence : d'autres fois, ce n'est qu'un simple changement de caractère et des habitudes.

Brissaud dit que l'affaiblissement intellectuel est lui-même consécutif à la céphalée : il semble en être la conséquence. Il décrit ainsi l'état du patient : « le malade se tenant la tête dans les mains, immobile, indifférent à tout, absorbé dans la douleur profonde qu'il endure, ne parle plus, ne répond plus, ne quitte plus son lit ou son fauteuil, ne pense plus à se nourrir et se laisse aller sous lui. En l'interpellant violemment par son nom, on le tire de son hébétude, mais il y revient aussitôt ».

Raymond, parle d'abrutissement et de torpeur intellectuels : « Au début, quand la scène pathologique est dominée par la céphalalgie, la violence des maux de tête est telle, que l'attention du malade est, en quelque sorte, absorbée par la souffrance : il est comme abruti, et toute préoccupation lui est étrangère. Plus tard, lorsque les douleurs sont atténuées ou dissipées, il tombe dans un état de torpeur, qui le rend indifférent à tout, même à ce qui se passe en lui, et qui bientôt dégénère en somnolence... Il en arrive à s'endormir, pendant qu'on lui parle, qu'il mange... etc. ».

Ces descriptions sont exactes; mais, semble-t-il, elles s'adressent à des phases ou périodes de la maladie, déjà accentuées. Il importerait de caractériser, si possible, d'un mot, l'action des tumeurs, sur l'*état intellectuel* des malades, *dès les premières phases*, afin que l'intervention fût hâtive, *et qu'on n'attendît pas que le mal soit confirmé*.

Le mot de « torpeur cérébrale » nous paraît convenir : car, d'après Littré, « la torpeur est un sentiment de pesanteur, avec une diminution de la sensibilité et du mouvement, allant parfois jusqu'à l'assoupissement; au figuré, c'est un état d'inaction de l'âme ». C'est, selon nous, *au début des tumeurs, un affaiblissement des trois principales fonctions du cerveau* : intelligence, sensibilité, mouvement. Quel que soit son degré, si minime soit-il, l'*asthénie cérébrale* a de la valeur, au point de vue du diagnostic du *syndrome* qui nous occupe[1].

1. Cet état de torpeur s'accompagne assez souvent, d'après Brissaud, Dupré

Bruns dénomme cet état « *Beumomenheit* », que les lexiques traduisent par le mot « stupeur ». « La stupeur, dit-il, est le principal symptôme psychique des tumeurs cérébrales. Elle est un élément précieux de leur séméiologie générale, et une suite de la pression intra-cranienne, spécialement de l'hydrocéphalie interne. Elle croît avec la progression des tumeurs, et, d'après Jacobson, elle apparaît de bonne heure, particulièrement dans les tumeurs de la base ». Il prend soin d'ajouter que la *stupeur*, n'est pas *le seul trouble psychique*, causé par les néoplasies cérébrales, qu'il en est d'autres importants, mais *particuliers à quelques cas*. Nous y reviendrons plus loin. Bruns dit encore, que la stupeur est plus accusée dans les tumeurs du *lobe frontal*, parce qu'ordinairement celles-ci peuvent atteindre un développement considérable, avant que la mort ne s'ensuive[1]. Peu importent, en ce moment, ces particularités; ce que nous avons voulu établir, par cette exposition des opinions des nosographes : c'est qu'un des éléments les plus caractéristiques du syndrome des tumeurs cérébrales est « *la torpeur* », ou *l'affaiblissement progressif des facultés du cerveau, avec un sentiment de pression intra-cranienne*; c'est sa fréquente coexistence, au moins pendant les crises, *avec la céphalée*[2].

6. *Pouls, Respiration.* — Je ne parlerai ici du pouls et de la respiration, que pour signaler les modifications qu'ils présentent, à certaines périodes de l'évolution des tumeurs cérébrales, modifications sur lesquelles insistent avec raison Peitavy, Raymond et Bruns. Ce dernier auteur fait observer qu'elles sont ordinairement en corrélation avec les autres symptômes de compression cérébrale, en particulier avec la *céphalée* et la *torpeur*. Elles font, pour ainsi dire, *partie intégrante* du syndrome. Le pouls est

---

et Devaux, d'un état de *puérilisme mental.* « C'est, dit Brissaud, un simple retour à l'enfance, moins la vivacité des impressions et la curiosité de l'enfant. » (*Traité de médecine.*) — « Caractère enfantin, puérilité des actions psychiques, marquée dans les réponses, l'intonation, la mimique. » (Dupré et Devaux.)

1. La véritable caractéristique, chez notre malade, disent Dupré et Devaux, a été ce que l'on rencontre souvent en pareil cas, ce qui est, pour ainsi dire, la note *psychopathique dominante,* du tableau clinique des tumeurs cérébrales. C'est un état qui peut s'exprimer par les termes de *torpeur, d'engourdissement psychique, d'obnubilation intellectuelle,* et se traduit objectivement, par l'immobilité relative du sujet, avec persistance des mouvements d'habitude, l'inertie du masque facial, une attitude et une expression mimique d'absolue indifférence : il semble que le mécanisme psychologique de cet état soit *l'inhibition des centres supérieurs* de la conscience intellectuelle, et de l'activité volontaire, et la *seule persistance de l'activité automatique,* réglée surtout par les besoins intérieurs *d'ordre végétatif* (tumeur du lobe frontal du poids de 210 gr.).

2. Voir à cet égard les cas de Dupré et Devaux (*Iconogr. Salp.*, 1901, p. 173 et 354) et celui de Devic et Gauthier (*Arch. de méd.*, 1900, p. 715).

ralenti, irrégulier. Bruns dit qu'il peut descendre jusqu'à 30 pulsations par minute. Les mouvements de la respiration deviennent aussi plus lents, plus profonds, assez souvent désordonnés, ou parfois prennent le type bien connu de Cheyne-Stockes. Il existe encore d'autres modifications du pouls et de la respiration, mais elles sont en rapport avec le siège des néoplasmes; il en sera question ultérieurement [1].

7. *Œdème de la papille.* — *L'œdème de la papille optique* est, avec la céphalée, le *signe le plus constant, le plus précieux*, du syndrome des tumeurs cérébrales.

Les Allemands le dénomment *Stauungspapille*, engorgement de la papille, et les Anglais *Choked disk*, étranglement du disque optique. Il a été, très spécialement et complètement, étudié par les ophtalmologistes, qui, en le voyant, savent assez communément lire dans le fond de l'œil le diagnostic d'une tumeur encéphalique.

a) Pour montrer toute l'importance des études qu'ils ont entreprises, il nous suffira de citer, parmi les *anciens*, les noms de De Graefe (1860), de Manz (1865), d'Huglings Jakson (1863), de Bouchut, de Schwalbe (1870), de Warlomont et Dewez (1877), de Leber (1877), de Parinaud (1879), de Deutschmann (1887), de Schmidt Rempler (1889), Pflster (1890) [2], et, parmi les *contemporains*, ceux de Oppenheim, Hirschberg, Adamkiewicz, Elschenig, Parinaud, Deyl, Gunn, Krauss, Épéron, Rohmer, Grosz, Welder, et Taylor [3]. Je mentionnerai également, les thèses

---

1. Ainsi que des modifications de la température.

2. De Graefe, Uber complication von Sehnerven, entzundung mit Gehirnkrankeiten (*Arch. für Ophtalm.*, 1860); Manz, Hydrops vaginer optici (*Klinik Monats. für Augen*, 1865); H. Joeltson, Observation on defect of the light in brain disease (*Ophtalm. Hosp. Reports*, 1863); Bouchut (*Atlas d'Ophtalm.*); Warlomont, Etiol. de la neuro-rétinite (*Ann. d'ocul.*, 1877); Schwalbe, Untersuch. uber die Lymbahnen des Auges (*Schultze Anat.*, 1870); Leber (*Arch. für Ophtalm.*, 1858); Deutschmann, *Uber neuritis optica*, Iéna, 1887; Schmidt Rimpler, Zur Entsethung des Stauungspapille (*Arch. für Ophtalm.*, 1869); Pflster (*Arch. für Ophtalm.*, 1890).

3. Oppenheim, Contribution à la pathol. des tumeurs cérébrales (*Arch. für Psychiatrie*, XXII, 1, et *Arch. de neurol.*, 1892, I, p. 98); — Hirschberg, Des troubles visuels par tumeur cérébrale (*Neurol. Centralblatt*, 1891, et *Arch. de neurol.*, 1892, II, p. 83); — Adamkiewicz, De la papille étranglée (*Neurol. Centralblatt*, 1892, et *Arch. de neurol.*, 1891, p. 483); De la soi-disant papille étranglée et sa valeur comme signe d'augmentation de la pression intra-cranienne (*Zeit. für Klinik med.*, 1893, XXVIII, p. 18, et *Rev. de neurol.*, 1896, p. 112); — Elschenig, Uber die pathologische Anat. und pathogenese der sogenante Stauungspapille (*Arch. V. Graefe*, t. XLI, 2, p. 279, 293, et *Rev. gén. d'Ophtalm. de Dor et Meyer*, 1895, p. 498); — Deyl, Explication des lésions intra-oculaires dans les tumeurs cérébrales (*Soc. de méd. de Prague*, 1897, et *Rev. de neurol.*, 1897, p. 659); — M. Gunn, Leçon clinique sur la névrite optique (*The clinical Journ.*, 3 nov. 1897, p. 23, et *Rev. de neurol.*, 1898, p. 178); Krauss, Néoplasmes cérébraux, analyse de 16 cas (*The New-York med. Journ.*,

remarquables de Dupont (Nancy, 1898), de Jacqueau (Paris, 1896),
et de Dupuy-Dutemps (Paris, 1900), et surtout, les *très importants*
mémoires de Rochon-Duvignand et de Sourdille [1].

b) On connaît les principaux caractères de cet *œdème de la
papille optique*, qu'on désigne encore sous la dénomination de
stase papillaire, de *papille étranglée*, etc. C'est d'abord un trouble
vasculaire (phase de l'œdème et de la gêne circulatoire), qui se
manifeste par le rétrécissement des artères, la tortuosité des
veines, qui, dilatées, de calibre irrégulier, semblent faire un
coude, sur les limites peu distinctes du disque optique; en même
temps, on constate, sur celui-ci, l'apparition de fins vaisseaux qui
produisent une rougeur exagérée, diffuse; puis la papille semble
se soulever, faire saillie, et l'œdème survient, qui lui donne un
aspect trouble, une teinte grisâtre... Elle forme un véritable
champignon, qui fait saillie dans la chambre postérieure, tandis
qu'un léger *halo*, un trouble, estompe les vaisseaux jusque dans
les régions voisines de la rétine; souvent la circulation est si
gênée, qu'il se fait le long de l'arbre vasculaire, de petites hémorragies en flammèches.

Dans une seconde période (phase de sclérose et d'atrophie),
après un temps plus ou moins long, la papille s'affaisse, semble
s'étaler, tandis que les artères, de plus en plus filiformes, apparaissent comme de fins filets blanchâtres; des stries blanchâtres
d'atrophie et de sclérose, des plaques graisseuses de dégénérescence, des foyers hémorragiques, donnent au disque optique,
l'aspect d'un astre qui s'éteint; seules, les veines demeurent tor-
tueuses et irrégulières.

Ces deux phases, admises par tous les ophtalmologistes, jus-
tifient les expressions de stase, d'œdème, d'étranglement de la

<hr>

30 juillet 1898, et *Arch. de neurol.*, 1901, I, 252); — Epéron, Du pronostic de la
papille étranglée (*Rev. de la Suisse rom.*, 1897, p. 91, et *Rev. de neurol.*, 1898,
p. 249); — Rohmer, De l'influence de la craniectomie sur les lésions du nerf
optique (*Rev. de méd. de l'Est*, 1898, p. 251); — De Grosz, Contribution à la
pathol. du nerf optique (*Soc. hongr. des Sc. nat.*, 1er mars 1898, et *Rev. de
neurol.*, 1898, p. 611); — Welder, Valeur des symptômes optiques et auditifs
dans les tumeurs du cerveau (*Journ. of nerv. and mental disease*, août 1900, et
Arch. de neurol., 1901, II, p. 302); — J. Taylor, Névrite optique dans ses rapports avec les tumeurs cérébrales et la trépanation (*Ann. d'oculistique*, 1891)
et névrite optique dans les tumeurs de la moelle (*Brain*, 1901, p. 532, et *Rev.
de neurol.*, 1902, p. 1033).

1. Jacqueau, Troubles visuels dans les tumeurs du chiasma (Thèse Paris,
1896); — Dupont, De la névrite optique dans les affections cérébrales et cérébelleuses (Thèse Nancy, 1898); — Dupuy-Dutemps, Pathogénie de la stase papillaire dans les affections intra-crâniennes (Thèse Paris, 1900); — Rochon-Duvignand, Contribution à l'étude de la névrite œdémateuse (*Arch. d'Ophtalm.*,
1895, p. 401); — Sourdille, Contribution à l'anatomie pathologique et à la
pathogénie des lésions du nerf optique dans les tumeurs cérébrales (*Arch.
d'Ophtalm.*, 1901, 378, 441).

pupille, et de névrite optique. Cette dernière dénomination trouve, à son tour, son explication dans l'étude des lésions qui, ainsi que Schmitt et Mauz les premiers l'ont établi (1860 et 1871), s'étendent aussi bien sur le *cordon nerveux lui-même*, que sur son expansion rétinienne; Rochon-Duvignand, Dupuy-Dutemps et Sourdille, nous ont laissé de récentes et très précises descriptions de leurs altérations.

c) Lorsqu'il s'agit de *tumeurs cérébrales*, ordinairement, on trouve, à l'autopsie, de l'œdème du cerveau, de la dilatation et de l'hydropisie des ventricules; le chiasma, les bandelettes et les nerfs optiques eux-mêmes, sont augmentés de volume et paraissent œdématiés. Mais les lésions des nerfs optiques, apparentes à l'œil nu, ont des aspects divers, selon qu'on considère leur portion rétro-bulbaire ou *intra-orbitaire*, où la lésion est toujours plus prononcée, et qui présente souvent un renflement piriforme, ampullaire, rempli de liquide; leur portion canaliculaire est resserrée dans les parois osseuses du canal optique, et leur portion intra-cérébrale, jusqu'au chiasma, est œdémateuse, comme celui-ci. La *papille optique*, plus épaisse, plus saillante, renflée en champignon, est comme *hydrotomisée*. Bref, il s'agit, du moins dans la première phase, de lésions manifestement œdémateuses, analogues à celle que produirait une injection forcée dans la gaine des nerfs optiques, ou le réflux du liquide péri-cérébral, jusqu'à la papille. Le microscope montre, en détails, les gaines d'un nerf optique, distendues; l'arachnoïde est appliquée à la membrane durale, et le tissu sous-arachnoïdien, siège principal de l'œdème, offre de larges mailles, des trabécules fines, comme étirées, parfois déchirées, formant comme les débris d'une dentelle en lambeaux. L'œdème, s'il est accusé, se poursuit jusque dans les cloisons inter-fasciculaires du nerf, qui offrent de nombreuses vacuoles, surtout à la périphérie. La stagnation du liquide épanché, dilate aussi le cul-de-sac sous-arachnoïdien, au *niveau de la lame criblée*, disposition qui a fait admettre aux anciens auteurs, l'existence d'une filtration à travers celle-ci, jusqu'à la *papille*. Les altérations de cette saillie ont été bien décrites par Sourdille. La lame criblée est épaisse, augmentée de volume, de concave est devenue convexe du côté rétinien; ses fibres antérieures ou choroïdiennes sont dissociées, prennent l'aspect de faisceaux hydrotomisés, et débordent l'anneau choroïdien, comme la tête d'un clou. Les capillaires, situés dans cette membrane, sont extrêmement distendus, prennent un aspect caverneux, et, fait important, *établissent une large communication* dérivative, avec la circulation de la choroïde. En avant de la lame criblée, l'artère et la veine centrales et leurs branches, au début, conservent leur aspect normal, et leur calibre n'est pas diminué. C'est seulement, à 5 à 6 millimètres en arrière du globe oculaire, *dans la portion rétro-bulbaire*, que la veine est aplatie et réduite à une fente étroite. C'est en ce point seulement, au moment où la veine décrit un coude pour sortir de la gaine du nerf optique, qu'aurait lieu la compression maximum, exercée par l'œdème intra-vaginal, et les troubles circulatoires qui en résultent. Ce fait avait déjà été signalé par Deyl en 1896, et a été constaté par Dupuy-Dutemps et par Sourdille. Il tient, sous sa dépendance, l'évolution de l'œdème papillaire; la gêne apportée à la circulation, par *cette striction de la veine*, oblige le sang qui revient de la papille à chercher une autre mode de retour; de là, la distension, l'aspect caverneux, du *réseau vasculaire de la lame criblée*, qui lui offre une dérivation vers les vaisseaux choroïdiens, insuffisante cependant, puisqu'il se fait une transsudation du sérum, un œdème, qui gonfle la papille, et lui donne son aspect grisâtre.

Au milieu de tous ces troubles de la distension et de l'œdème, que deviennent les *éléments nobles*, les fibres nerveuses du nerf et de la papille? Les recherches des auteurs précités nous l'apprennent. Dans la *première phase*, les fibres nerveuses de la rétine voisines de la papille, peu altérées, sont simplement dissociées par l'œdème; celles du nerf, dans sa portion *intra-orbitaire*, présentent à la *périphérie du cordon*, sous forme de lunule ou d'anneau, un état de décoloration rendu manifeste par les réactifs, qui indique un commencement de dégénérescence, en même temps qu'il y a un léger degré d'hypertrophie et de multiplication des noyaux névrogliques; au centre, au contraire, les fibres sont intactes et se colorent bien. Dans la portion *intra-canaliculaire*, au moment où le nerf traverse le conduit osseux de l'orbite, s'observe ordinairement le *maximum des lésions*, ainsi que l'avait déjà indiqué Elschenig dans sa remarquable étude (*Arch. De Græfe*, 1895). La *portion cérébrale* est œdématiée, et le chiasma hypertrophié, double de volume, à cause de la prolifération et de l'infiltration de la couche névroglique qui l'entoure, couche qui est une dépendance de la névroglie épendymaire du 3° ventricule. Sourdille prend soin de faire remarquer, que le chiasma optique dans ses 2/5° supérieurs, plonge dans la couche grise épendymaire de ce ventricule, et que celle-ci se prolonge en avant et en arrière de lui, par deux culs-de-sacs (*recessus sus- et sous-optiques*). Nous verrons qu'il utilise cette notion anatomique, pour expliquer la propagation de l'œdème cérébral, au nerf optique et à sa papille.

Quoi qu'il en soit, dans cette première phase de l'œdème papillaire, *phase qui dure parfois très longtemps*, les lésions de dégénérescence et d'atrophie des fibres nerveuses, sont peu prononcées : on s'explique ainsi, que, *malgré les grosses modifications* observées à l'ophtalmoscope, *la vision reste bonne* chez les malades porteurs de tumeurs cérébrales.

Il n'en est pas de même dans la *seconde phase*, heureusement assez souvent tardive, phase d'atrophie; on constate des dégénérescences des faisceaux nerveux et des scléroses névrogliques beaucoup plus accusées, sur lesquelles nous n'insisterons pas, car elles sont bien connues [1].

d) Il nous semble intéressant, maintenant, d'indiquer, en quelques mots, les opinions des auteurs et des expérimentateurs, sur la formation et la genèse des œdèmes papillaires, observés dans les tumeurs cérébrales. Elles nous aideront à comprendre le mécanisme physiologique du syndrome général des néoplasies encéphaliques.

Nous ne nous arrêterons pas à la théorie primitive de Turck et de Von Græfe, attribuant l'œdème de la papille, à la compression des sinus caverneux et de la veine ophtalmique, par les tumeurs, puisque les recherches anatomiques de Sesemann, ont établi que la veine ophtalmique a, dans l'orbite, de nombreuses anastomoses avec les veines voisines, et, par l'intermédiaire de celles-ci, avec le système veineux de la face [2] : les injections faites dans la veine centrale de la rétine, pénètrent aisément dans ce système; le sang, qui revient de la papille, trouve donc aisément une voie de retour, si l'ophtalmique est oblitérée dans le crâne. La stase veineuse du début de l'œdème papillaire, reconnaît évidemment d'autres causes. La théorie par action vaso-motrice de Brown-Séquard, H. Jackson, même rajeunie par Loring, Adamkiewicz, et Dor, de Lyon, ne saurait suffire.

Trois grandes hypothèses, appuyées sur des faits expérimentaux et cliniques, se partagent le crédit des ophtalmologistes. Ce sont : 1° la théorie de la compression cérébrale, ou de l'hydropisie de la gaine du nerf optique, par reflux du liquide céphalo-rachidien (Schmitt-Manz, Dupuy-Dutemps); 2° la théorie toxi-infectieuse (Leber-Deustchmann); 3° la théorie de l'œdème papillaire par rétention lymphatique, due à l'œdème cérébral (Parinaud, Rochon-Duvignaud, Sourdille).

1° Théorie de la compression cérébrale, ou de l'hydropisie des

---

1. L'amblyopie, le rétrécissement comprimétrique du champ visuel, l'amaurose et la cécité, en sont la conséquence : elles sont précoces, si la tumeur occupe la base, et exerce une compression directe sur les *tractus optiques.*
2. Sesemann, Die orbital veinen der Menschen und ihr Susamenhang mit der oberflechlchen Venen des Kopfes (*Arch. f. anat. und Physiol.*, 1869).

gaines du nerf optique, par reflux du liquide céphalo-rachidien. — Elle a eu pour origine deux faits anatomiques : l'un dû à Schmitt-Manz (1869-1870), que les gaines des nerfs optiques sont toujours distendues dans les œdèmes papillaires (ce qu'ignorait Von Graefe); l'autre, établi par Schwalbe, à peu près à la même époque (1869), qu'il y a communication facile de l'espace inter-vaginal du nerf optique avec l'espace sous-arachnoïdien du cerveau. Schmitt, le premier, en tira cette conclusion, que, sous l'influence de l'augmentation de pression intra-crânienne déterminée par le néoplasme, le liquide sous-arachnoïdien était refoulé dans les gaines optiques, d'où compression du nerf et stase veineuse, refoulement de la lame criblée, œdème de la papille, etc. Schulten, soit en injectant des solutions salées dans les espaces péri-encéphaliques, soit en introduisant dans le crâne des masses demi-solides de cire et de gélatine, aurait produit un soulèvement de la lame criblée, un œdème de la papille visible à l'ophtalmoscope : mais cet œdème fut peu accusé, transitoire, éphémère, sans doute parce que l'action de l'agent compresseur, ne put être longtemps continuée, dans les expériences chez les animaux [1].

Mais, ce qui donne aujourd'hui de la faveur, à la théorie de la compression et du refoulement du liquide céphalo-rachidien, ce sont les *heureux résultats*, obtenus dans les interventions chirurgicales *décompressives* (ponction lombaire [2], trépanation décompressive), dans les néoplasmes et autres affections cérébrales. Les faits sont déjà en nombre respectable, et l'on peut citer, à ce point de vue, les observations de Horsley, Miller, Albertoni et Brigatti, Bruns, Hahn, Vierordt, Wood, Murray, Taylor, Diana et Conway, Beevor et Ballance, Devic et Courmont, etc. [3]. D'après

1. Schulten, Untersuchungen uber dem Hirndruck (*Arch. f. klinisch Chir.*, XXII).

2. Bernhardt, à la suite d'une ponction lombaire, constata le soir même la disparition de l'œdème papillaire (*Beitrage zur Diagnose und Behandlüng des Stauungspapille, Charité-Annalen*, 1895).

3. Horsley, le premier, signala au Congrès de Berlin (1890), la disparition de la névrite optique, à la suite de la trépanation pour tumeur cérébrale; Schelden-Miller (*Brit. med. Journ.*, juillet 1892), chez un enfant de huit ans, microcéphale avec contracture des extrémités, double papillite, cécité, voit ces troubles moteurs et oculaires disparaître, par une petite ouverture du frontal. — Albertoni et Brigatti, Gliôme rolandique, céphalée, névrite optique bilatérale : complète disparition de la névrite optique, après l'ablation de la tumeur (*Arch. de neurol.*, 1894, I, p. 194), guérison constatée treize mois après (*Rev. de neurol.*, 1893, p. 323). — Bruns, au Congrès de Hanovre (1893) rapporte trois cas différents : dans le premier (glio-sarcome), la trépanation s'accompagna d'écoulement abondant de liquide céphalo-rachidien, et l'œdème papillaire rétrocéda complètement; dans le second (sarcome), l'œdème ne disparaît que trois mois après, lorsque se produit, sans cause apparente, un écoulement abondant de liquide cérébral; dans le dernier cas, il s'agissait d'un sarcome volumineux; la trépanation ne produisit aucun écoulement du

une statistique, publiée par Rohmer à la Société de médecine de Nancy en 1898, sur 108 cas de tumeurs cérébrales et cérébelleuses, qu'il a pu réunir et dans lesquels on a pratiqué la craniectomie curative ou palliative, 48 fois le résultat post-opératoire sur les nerfs optiques ne fut pas noté, 27 fois il y eut guérison, 17 fois amélioration, et 10 fois le résultat fut nul [1]. Il n'est pas jusqu'aux stases papillaires d'une autre nature qui ne soient guéries par ce mode d'intervention : Babinski, en 1901, rapporte à la Société de neurologie de Paris, l'histoire d'une dame, qui, après une chute de bicyclette eut des céphalées croissantes, intolérables, une amblyopie par névrite optique double, des hémorragies rétiniennes, des vomissements, etc. Une large craniectomie fit disparaître complètement la céphalée, les vomissements et, quinze jours après, l'étranglement papillaire [2]. Chesneau, dans un cas traumatique plus grave, obtient aussi, par la trépanation, quoique tardive, le retour à une vision presque normale [3].

Malgré ces succès, la théorie de la compression cérébrale et du

liquide, mais la décompression survient, et l'œdème papillaire rétrocède (*Arch. de neurol.*, 1891, I, p. 189). — Hahn, Amaurose de cause inconnue, guérie par une résection temporaire du crâne à la Wagner (*Rev. de neurol.*, 1893, p. 277). — Vierordt, Tubercule rolandique ; l'œdème papillaire ne disparaît pas après une première trépanation ; une seconde intervention entraîne l'ablation du tubercule et, un an après, plus d'œdème (Cité par Devic et Courmont). — Murray, même résultat après une seconde intervention, pour gliome cérébral (*id.*), la névrite optique ne disparaît que progressivement après l'ablation d'un sarcome (*id.*). — J. Taylor, cite neuf faits très instructifs. Dans un groupe de trois cas, la névrite disparut complètement de un à quatre mois, après l'extirpation de la tumeur ; chez l'un des sujets, la névrite récidiva avec la tumeur. Dans un second groupe de trois cas, la névrite disparut ou diminua par simple trépanation, sans ablation de la tumeur et malgré son accroissement. Dans un dernier groupe, il y eut deux cas, où la névrite rétrocéda après ablation, et ne revint pas, malgré la récidive (on laissa ouvert l'orifice de trépanation) ; et, dans un dernier cas, un kyste fut ouvert, et la névrite disparut, ne revint pas, malgré une récidive volumineuse (cité par Devic et Courmont, et *Ophtalmie Soc. transact.*, vol. XIV). — Dana et Comvay, Tumeur fibreuse de 6 à 7 cm., occupant le centre du bras ; après ablation, disparition de la névrite optique, constatée encore onze mois après (*Arch. de neurol.*, 1890, I, p. 76). — Beevor et Ballance, tumeur sous-corticale avec névrite optique, dans la région motrice, guérison par la trépanation (*Brit. med. Journ.*, 5 janv. 1893, et *Arch. de neurol.*, 1896, p. 59). — Devic et Courmont, Tumeur du volume d'un gros marron dans le pied de F1 et F2, œdème de la papille, hémiplégie gauche, etc. Après l'ablation, l'œdème papillaire disparut des deux côtés, la parésie des membres diminua, et la céphalée guérit (*Rev. de méd.*, 1897, p. 169). Dans le cas de Patel et Mayet (*Arch. de méd.*, 1900, p. 216), les troubles visuels caractérisés par une cécité complète à gauche, de la faiblesse à droite, un œdème de la papille très marqué à gauche, ne disparurent pas, malgré la trépanation par Jaboulay, tandis que la céphalée et les vomissements guérirent (tumeur du lobe frontal).

1. Rohmer, Influence de la craniectomie sur les lésions du nerf optique dues à des lésions cérébrales (*Rev. médic. de l'Est*, 1898, p. 231).

2. Babinsky, *Rev. de neurol.*, 1901, p. 266.

3. Chesneau (*Chir. Ophtalm.*, 1901, et *Rev. de neurol.*, 1902, p. 501).

reflux du liquide céphalo-rachidien, a cependant rencontré des contradicteurs sérieux, en particulier Adamkiewicz. Dans une première série d'expériences, cet auteur a démontré, que les injections de liquides, et l'introduction de substances solides dans la cavité cranienne des animaux, est incapable de produire les phénomènes observés en clinique. Nous verrons plus loin ce qu'il faut penser de cette opinion. Dans une autre série de faits, il emploie les mêmes procédés de compression cérébrale et porte son attention sur la papille : or, dans ces conditions, il n'a jamais pu déterminer d'œdème papillaire[1]. Si Schulten a obtenu des résultats, c'est qu'il a employé des pressions énormes, qu'on n'observe pas en clinique. Parinaud et Deutschmann, n'ont jamais réussi, dans les compressions expérimentales du cerveau, à produire l'œdème de la papille : s'il y a eu stase veineuse, il ne s'est agi que d'un phénomène transitoire, sans importance. Enfin, les faits cliniques sur lesquels nous appellerons bientôt l'attention, laissent prise au doute : car, parfois, ces troubles papillaires manquent dans les grosses tumeurs des hémisphères, les plus capables de produire des phénomènes de compression ; et au contraire, dans quelques cas, s'accusent, alors qu'il s'agit de très petites tumeurs.

2° *Théorie toxi-infectieuse.* — La théorie toxi-infectieuse repose sur ce fait expérimental que : si par les compressions artificielles exercées sur le cerveau, on ne peut reproduire, chez les animaux l'œdème papillaire tel qu'il est en clinique, celui-ci survient facilement, au contraire, si l'on pratique dans le crâne des *injections infectieuses*. Leber, au Congrès de Londres, en 1881, fit remarquer que la tuberculose méningienne s'accompagne d'œdème cérébral, d'hydropisie ventriculaire, et d'œdème papillaire, comme les néoplasmes encéphaliques, et émit l'idée que, sans doute, dans ce dernier cas, les lésions observées dans l'œil avaient aussi leur origine dans des germes infectieux, transportés avec le liquide céphalo-rachidien jusque dans les gaines optiques. En 1887, Deutschmann recherche expérimentalement la réalité de cette hypothèse, par des injections intra-crâniennes de pus tuberculeux : trois semaines après, il vit se déclarer un gonflement papillaire, qui, après un laps de temps égal, se termina par une névrite atrophique. Parinaud avait déjà fait cette

1. Adamkiewicz, La soi-disant papille étranglée, et sa valeur comme signe d'augmentation de la pression intra-crânienne (*Zeit. für klin. médicin Wien,* 1895, Bd. XXVIII, p. 28, et *Rev. neurol.,* 1896, p. 112). — L'auteur allemand attribue les altérations papillaires à l'action trophique des centres nerveux de l'organe de la vision. Il propose d'appeler désormais « la *Stauungspapille* » névrite optique neuroparalytique, ou papille œdémateuse.

démonstration. Mais, en est-il de même dans les tumeurs? Deutschmann prétend que le liquide céphalo-rachidien, charrie jusque dans les gaines optiques, des *bactéries* et des *toxines* : mais il oublie de nous dire quelles espèces bactériennes produisent les tumeurs; il néglige de nous en déceler la présence, dans les gaines du nerf ou dans la papille. Les névrites optiques, qu'il produit dans ses expériences, ont une évolution aiguë, aboutissent en quelques semaines à l'atrophie : l'œdème papillaire des néoplasmes met un temps considérable avant de produire de tels effets, et souvent même n'occasionne pas d'altérations profondes. Comment, d'ailleurs, avec la théorie bactérienne, engendrant l'inflammation et la sclérose, expliquer la guérison spontanée, et les effets heureux et rapides des trépanations décompressives? On a répondu que celles-ci, comme la laparotomie dans la péritonite tuberculeuse, empêcheraient l'évolution des germes. Rochon-Duvignau fait observer que les tumeurs *intra-oculaires* ne produisent pas la papillite, alors qu'elle survient presque constamment, dans les tubercules ou les gommes des procès ciliaires, où elle s'accompagne d'exsudats inflammatoires abondants. Pourquoi les tumeurs de l'œil auraient-elles seules le privilège de n'avoir pas de bactéries? — Nous savons, d'autre part, d'après les importantes recherches d'Elsenig, qui a examiné, à ce point de vue, 21 cas de tumeurs cérébrales, que, dans tous les cas, sauf un, il a rencontré des lésions de névrite optique, caractérisées surtout par des foyers diffus, un maximum de sclérose, *au niveau du canal orbitaire*. Ces névrites sont, selon lui, le résultat de l'irritation produite, par la pénétration du liquide céphalo-rachidien infectieux ou irritant (Théorie chimique de Leber)[1]. — Sourdille oppose les résultats de ses recherches très précises : dans la plupart des cas de *Stauungspapille* qu'il a examinés histologiquement, il a purement et simplement constaté, comme *altération prédominante*, la *distension œdémateuse*; lorsque les lésions sont anciennes, on trouve une multiplication très marquée des cellules névrogliques des faisceaux du nerf, mais jamais les *infiltrations leucocytaires*, qui sont le caractère spécifique des infections. Or, ces scléroses névrogliques sont le résultat d'un tassement de la névroglie, causé par l'atrophie des éléments nobles, des tubes nerveux, dont le myéline a disparu; ils se voient dans tous les cas de dégénérescence des faisceaux nerveux.

Malgré ces objections, importantes d'ailleurs, la théorie *microbienne* ou *toxi-infectieuse* des tumeurs cérébrales ne nous semble

---

1. Elsenig, Uber die pathologische Anatomie und Pathogenese des Sogenannten *Stauungspapille* (Von Graefe, *Arch.*, XII, 2, p. 170, 203 et *Rev. gén. d'Ophtalm.*, 1893, p. 108).

pas à rejeter entièrement : nous montrerons plus loin qu'elle joue parfois un rôle important, dans les effets à distance, produits par les néoplasmes, et dans les phénomènes secondaires.

3° *Théorie de l'œdème papillaire, par rétention lymphatique due à l'œdème cérébral.* — Parinaud en est l'auteur [1], et il a été suivi par Rochon-Duvignand et Sourdille.

Ayant constaté que les injections colorées (bleu de Prusse), faites dans le crâne des lapins, pénètrent dans les ventricules cérébraux, dans les espaces sous-arachnoïdiens, et dans les gaines des nerfs optiques, mais ne produisent pas l'œdème de la papille, il a pensé que celui-ci devait avoir une autre cause que l'hypertension. Il l'étudia plus spécialement dans la *méningite tuberculeuse*, et dans les tumeurs cérébrales : dans 14 cas de méningite tuberculeuse et 1 cas de tumeur cérébrale, où il rencontra l'œdème papillaire, il trouva, en même temps, de l'hydropisie ventriculaire, et de l'œdème sous-arachnoïdien; au contraire, dans 5 cas (4 méningites, 1 tumeur) où l'œdème *papillaire était absent*, il n'existait pas d'hydrocéphalie. Il vit dans ce fait une relation de cause à effet, et admit que l'œdème de la papille est lié à la coexistence de l'œdème cérébral. Sur le mécanisme même de l'œdème papillaire, il est peu explicite : il rejette l'hypertension, comme un facteur non indispensable, puisque dans les tumeurs de l'orbite, on observe de l'œdème papillaire, et cependant le liquide céphalo-rachidien n'intervient pas. Le nerf optique, dit-il, est une dépendance du cerveau; *l'œdème cérébral produit une gêne lymphatique qui s'étend jusqu'au nerf.* Il y a œdème du nerf, parce qu'il y a œdème du cerveau. L'atrophie qui survient dans la seconde phase (névrite optique), est analogue à la phase atrophique et scléreuse, qu'on observe dans les membres, à la suite des œdèmes d'origine cardiaque ou rénale. Point n'est besoin de faire intervenir l'action microbienne : la stagnation du sérum est la cause irritante. Ainsi que le fait remarquer Rochon-Duvignand, le glaucome, qui est lui-même lié à des hypertensions et à des rétentions de liquides, produit des altérations scléreuses dans l'excavation de la papille, des synéchies dans la chambre antérieure, et il n'est pas de nature microbienne. L'œdème de la *stauungspapille* commence par la papille et le sac sous-arachnoïdien rétro-bulbaire, comme débute par les malléoles, l'œdème d'origine cardiaque; c'est à la phériphérie que se font d'abord sentir les troubles de la circulation centrale : l'œdème se propage ensuite le long du nerf optique et de ses gaines, et atteint le chiasma. L'anneau sclé-

1. Parinaud, Thèse Paris, 1877, et *Annales d'oculistique*, 1879 et 1895.

ral (larme criblée) et le canal optique (canal osseux), jouent le rôle de liens constricteurs, de *multiplicateurs* selon le mot de De Graefe, et expliquent la dilatation souvent extrême de la portion rétro-bulbaire, intraorbitaire, du nerf, (ampoule des gaines [1]).

Sourdille admet le fait fondamental de la théorie de Parinaud : la production de l'œdème papillaire par l'hydropisie ventriculaire et l'œdème cérébral, mais d'après un *autre mécanisme*, qu'il s'efforce de préciser. La plupart des auteurs contemporains enseignent, que l'œdème du nerf optique est le résultat de la compression du chiasma par la distension du troisième ventricule : c'est là une hypothèse inadmissible, car la compression du chiasma devrait produire de l'hémiopie et des scotomes symétriques, ce qui n'existe pas dans la *stauungspapille*. Dans les cas que Sourdille eut l'occasion d'étudier histologiquement, il fut frappé de l'*hypertrophie considérable de la névroglie du chiasma*, hypertrophie se continuant avec celle de la paroi épendymaire du troisième ventricule. Il se mit à étudier plus attentivement les rapports anatomiques du chiasma avec cette cavité : il vit, avec les anatomistes, que le chiasma, ainsi que nous l'avons indiqué déjà, fait dans ses deux cinquièmes supérieurs *partie intégrante* du ventricule; qu'il est compris dans un dédoublement de sa paroi épendymaire, qui se replie en avant et en arrière de lui, pour former les *recessus* sus- et sous-optiques. Le chiasma se trouve ainsi environné d'une couche de substance grise, qui se continue sur les nerfs optiques, pour leur former une gaine névroglique, pénétrant entre les faisceaux du nerf, pour constituer ses cloisons interfasciculaires. Ces *connexions intimes* montrent, que les moindres troubles circulatoires, les moindres lésions dans la paroi du ventricule, se propagent avec intensité au chiasma et aux nerfs optiques. Sur les pièces anatomiques, c'est en effet une lésion descendante qu'on observe, contrairement à ce qui est admis généralement. Le chiasma est ordinairement doublé de volume, ainsi que la partie intra-crânienne des nerfs optiques : mais au niveau du canal optique, du trou optique principalement, existe un couloir étroit et inextensible, où le nerf optique se trouve enserré comme par un garrot; au delà, se produit, dans l'orbite, une dilatation ampullaire. L'artère et la veine centrale se trouvent comprimés : l'artère résiste et reçoit le sang de la systole cardiaque, mais la veine se dilate, et le sang qu'elle ramène du centre de l'œil, trouvant sa voie de retour fermée, emprunte la voie *dérivative*, vers les vaisseaux choroïdiens, par l'intermédiaire du

---

1. Rochon-Duvigneaud (*Arch. d'Ophtalm.*, 1893 et 1898).

système vasculaire de la lame criblée[1] (Wolfing-Leber). Il n'en existe pas moins une *gêne* dans l'afflux du sang dans la veine, d'où la transsudation et l'œdème papillaire : mais, l'établissement de cette circulation collatérale, explique que la vision centrale se conserve longtemps encore, et que, dans la pluspart des cas, l'atrophie optique soit un *phénomène tardif*.

Telles sont les trois théories des ophtalmologistes. Il est probable que chacun des facteurs qu'elles invoquent (hypertension, toxi-infection, œdème propagé), joue un rôle plus ou moins important selon les circonstances, et les périodes d'évolution des néoplasmes : il nous semble cependant, que les explications anatomo-cliniques de Sourdille rendent mieux compte du mode d'apparition et de l'évolution de l'engorgement papillaire, de la *Stauungspapille* des auteurs allemands. Nous reviendrons brièvement sur ces diverses hypothèses, à propos de la pathogénie générale du syndrome des tumeurs encéphaliques. Il est plus important, maintenant, de rechercher ce que la clinique nous enseigne sur le *degré de fréquence* de l'œdème papillaire, dans les néoplasmes cérébraux, et sur les circonstances où on l'observe le plus communément,

c) D'après les recherches de Reich, d'Annuske, d'Edmunds et Lawford, les ophtalmologistes et les neuropathologistes, disent que l'œdème papillaire ou la névrite optique, s'observent dans 80 p. 100 des cas de tumeurs des centres nerveux[2]. La statistique la plus récente et la plus importante est celle de Martin, qui comprend 600 cas de tumeurs intra-crâniennes, et qui s'occupe du degré de fréquence, selon la nature et le siège des tumeurs encéphaliques. Quelle que soit leur nature histologique, les tumeurs donnent lieu aux lésions papillaires et optiques, dans une proportion qui varie de 60 à 80 p. 100 : elles sont fréquentes dans les gliômes, les kystes hydatiques, les carcinomes. Relativement au siège, on peut dire : que les lésions optiques sont constantes, dans les tumeurs des tubercules quadrijumeaux 100 p. 100; très fréquentes, dans les tumeurs du lobe pariéto-occipital et du cer-

---

1. Sur les coupes histologiques, le réseau capillaire de la lame criblée prend un aspect caverneux, angiomateux, et la projection de la lame criblée en avant explique la forme en champignon de l'œdème papillaire. Le gonflement papillaire est, selon le mot de Sourdille : « l'expression clinique de la circulation dérivative de la lame criblée ».

2. Reich, de Saint-Pétersbourg : 45 cas de tumeurs cérébrales, 41 fois névrite double, 1 fois névrite unilatérale, 3 fois pas d'altération (*Klinik Monatblatt.* t. XII); — Annuske : 43 tumeurs, 41 neuro-rétinites doubles, 1 neuro-rétinite unilatérale, 1 fois aucune modification (*Arch. f. Ophtalm.*, t. XIX); — Edmunds et Lawford, d'après l'analyse de 96 cas, trouvent 86 p. 100 de névrites optiques dans les tumeurs de la base, des ganglions et du cervelet, et seulement 46 p. 100 dans les tumeurs de l'écorce cérébrale (*Ophtalmic Review*, 1887).

velet (87 et 91 p. 100); présentes, dans plus de la moitié des
tumeurs de la région motrice, et relativement rares, dans les
tumeurs du corps calleux, et absentes, dans les tumeurs des
pédoncules cérébraux. Remarquons que, dans cette statistique,
les néoplasmes des lobes frontaux donnent une proportion de
82 p. 100, et celles du centre ovale 60 p. 100. Il est regrettable
que l'auteur n'ait pas séparé les tumeurs susceptibles d'agir par
compression directe sur les tractus optiques : telles, les tumeurs
de la base, des tubercules quadrijumeaux, de l'hypophyse, qui
donnent lieu généralement à une atrophie papillaire rapide, et à
d'autres troubles oculaires que ceux de la stase (Hémiopies,
scotomes). Les tumeurs du cervelet agissent par un mécanisme
spécial (compression de la veine de Galien et hydropisie ventriculaire), et les tumeurs du lobe pariéto-occipital mettent en
cause directement les *centres visuels corticaux.* D'autre part, les
néoplasmes, qui occupent les lobes frontaux, la région motrice, le
centre ovale, n'ont qu'une action à distance, sans doute par l'intermédiaire du liquide céphalo-rachidien. Dans le premier groupe
de faits (tumeurs basales), la proportion des lésions oculaires
serait de 80 à 95 p. 100, et dans le second (tumeur de la convexité)
de 60 à 70 p. 100[1].

f) Oppenheim, un des premiers, a mis en lumière toute l'importance de la fréquence des *lésions optiques,* pour le diagnostic
des tumeurs cérébrales; il dit, qu'ayant constaté leur existence,
il a pu faire le diagnostic avec certitude, dans 80 p. 100 des cas;
et dans les 3 ou 4 cas, où il n'a pu être établi, elles n'existaient
pas. L'engorgement de la papille est plus fréquent que la névrite

1. Martin, The localising value of optic neuritis in intra-cranial tumours
(*The Lancet,* 1897, t. II).

Statistique de Martin :

600 cas de tumeurs intra-crâniennes.

SELON LA NATURE DU NÉOPLASME.		SELON LE SIÈGE.	
Tubercules	64 p. 100	T. du lobe frontal	82 p. 100
Sarcomes	74 —	— temporo-sphénoïdal	75 —
Gliomes	82 —	— région motrice	59 —
Glio-sarcomes	73 —	— lobe pariéto-occipital	91 —
Kystes séreux	72 —	— ganglions de la base	73 —
Carcinomes	82 —	— corps calleux	38 —
Gommes	77 —	— centre ovale	60 —
Kystes hydatiques	80 —	— quadrijumeaux	100 —
		Hypophyse	69 —
		Pédoncule cérébral	0 —
		Protubérance et bulbe	68 —
		Cervelet	87 —
		T. énormes sans locali-sation possible	84 —
		— multiples	61 —

optique : malheureusement les symptômes oculaires ne sont pas toujours des signes du début[1].

Krauss, dans une étude analytique plus récente, a rencontré la névrite optique dans 11 cas sur 12, où le diagnostic a été fait exactement, et il classe ainsi, selon leur importance, les signes généraux des tumeurs : 1° céphalalgie, qui n'a jamais manqué; 2° névrite optique; 3° apathie mentale; 4° nausées et vomissements[2].

Wilder dit que la névrite optique vient, par rang d'importance symptomatologique, immédiatement après la céphalée. La fréquence est très grande (104 fois sur 140 cas), environ 75 p. 100 des cas[3].

g) S'il est vrai, que l'*œdème papillaire* est un symptôme précieux, pour le diagnostic des tumeurs encéphaliques, il a plus de valeur encore, s'il est associé à un des signes du syndrome : car il se rencontre dans un bon nombre d'affections autres que les néoplasmes. Il a été constaté dans la moitié des cas de méningites tuberculeuses (Parinaud), et il y a en même temps hydrocéphalie ventriculaire; il est rare, exceptionnel, dans les méningites aiguës (Dupuy-Dutemps), mais il s'observe dans les formes de *méningites séreuses* décrites par Quincke, et justiciables de la ponction lombaire[4]. Il apparaît dans les tumeurs des parois de l'orbite, et est suivi rapidement d'atrophie optique par compression directe du nerf. Il a é é constaté dans bon nombre d'abcès encéphaliques[5], dans la thrombose des sinus, dans l'apoplexie cérébrale, et même le ramollissement[6]; enfin, chez les paralytiques généraux, qui ont souvent de l'œdème méningé. Mais la confusion de l'œdème papillaire des tumeurs avec celui de certaines intoxications, est particulièrement facile, spécialement dans les cas d'urémie, dans le mal de Bright, où il est aussi accompagné d'une céphalée très vive. Il existe alors, une stase papillaire liée sans doute à l'œdème cérébral et à l'hydropisie

---

1. Oppenheim, Contribution à la pathologie des tumeurs cérébrales (*Arch. f. psychiat.*, XXII, 1, et *Arch. de neurol.*, 1892, p. 98).

2. Krauss, Analyse clinique de 10 cas de néoplasmes cérébraux (*The New-York med. Journ.*, 30 juillet 1898, et *Arch. de neurol.*, 1901, p. 252).

3. H. Wilder (*Journ. of nervous and mental disease*, août 1900, et *Arch. de neurol.*, 1901, II, p. 302).

4. Brusch, De la ponction lombaire dans l'hydrocéphalie chronique (*Zeit. Klinik. med.*, 1898) et Oppenheim (*Soc. de méd. de Berlin*, 1897).

5. D'après Broca (*Chir. cérébrale*); Logereau (Thèse Paris, 1896) et Mac Ewen (*Sem. méd.*, 1889), on admet que la névrite optique est fréquente dans les abcès, *unilatérale*, et siège le plus souvent *du même côté que la lésion*.

6. Zacher, Ramollissement bilatéral et symétrique des lobes frontaux avec névrite optique (*Neurol. Centralbl.*, XX, 1901, et *Archiv. de neur.*, 1902, II, p. 60).

ventriculaire, non rares dans ces circonstances (Raymond) : mais souvent, les altérations rétiniennes qui s'ajoutent, et leurs plaques exsudatives, éclairent le diagnostic. Dans toutes ces papillites de cause infectieuse, on voit une congestion des disques optiques; mais elle ne rappelle que de loin la saillie grisâtre, en bouton, en champignon, de la papille des tumeurs cérébrales.

h) L'œdème papillaire est presque constamment *bilatéral*, dans les tumeurs cérébrales, mais souvent plus prononcé d'un côté que de l'autre. Sur 450 cas de névrites optiques, Martin n'a constaté l'*unilatéralité* que dans 18 cas. La plupart des auteurs admettent aujourd'hui que la tumeur siège ordinairement du côté de l'œil atteint ou le plus atteint (Peilavy, Broca, Auvray, Martin) : mais il y a des exceptions. Sur 55 cas de névrite unilatérale, la papille atteinte était située 39 fois du même côté que la lésion cérébrale, et 16 fois du côté opposé. Gunn, dans ses leçons cliniques sur la névrite optique, dit : qu'il incline à croire que le disque optique le plus saillant est du même côté que la tumeur, si celle-ci occupe la partie antérieure de l'encéphale : au contraire, la papillite est plus accentuée du côté opposé de la tumeur, lorsque celle-ci est située dans la partie postérieure du cerveau ou du cervelet [1].

i) Les troubles visuels, par lesquels se signale la « Stauungspapille », sont des plus variables. Il n'est pas rare de voir la stase papillaire, même avec des altérations ophtalmoscopiques très accusées, persister pendant des mois, sans occasionner d'autre gêne que des phénomènes passagers d'obnubilation de la vue. Plus tard, quand les troubles de la vision s'accentuent, le champ visuel se rétrécit régulièrement et concentriquement : l'amblyopie est lentement progressive (Parinaud, Dupuy-Dutemps). La cécité et l'amaurose ne s'observent, qu'à la période de sclérose et d'atrophie, souvent tardive [2].

j) Les circonstances cliniques, dans lesquelles apparaissent les phénomènes visuels, chez les malades atteints d'*œdème de la papille* ou de *névrite optique* consécutive, doivent nous arrêter un instant : elles offrent des particularités parfois singulières.

C'est ainsi qu'on peut voir se développer de très grosses tumeurs, dans les régions les plus diverses de l'encéphale, sans

---

1. Gunn (*The clinical Journ.*, 1897, et *Rec. de neurol.*, 1898, p. 178).

2. Ce qui distingue l'œdème papillaire des autres formes de névrite optique, c'est encore qu'il peut se résoudre, en laissant la vision intacte. Dans les autres névrites, l'*affaiblissement de la vue apparaît d'emblée*, dès le début; en même temps que les signes ophtalmoscopiques, il persiste et s'aggrave rapidement, et, même après guérison complète de la névrite, les lésions irréparables, qui se produisent toujours, ne permettent qu'une amélioration limitée (Parinaud, Dupuis-Dutemps).

que jamais survienne l'œdème papillaire ou des troubles visuels quelconques. Ceci est, *a priori*, en contradiction avec la théorie de la compression, de l'hypertension cérébrale, comme cause de la *Stauungspapille*; les plus grosses tumeurs devraient, par leur volume, restreindre davantage l'espace dévolu aux centres nerveux. Je citerai quelques exemples :

Raymond, en 1893, relate avec détails l'histoire d'un énorme gliôme neuro-formatif, ayant envahi les deux lobes frontaux : il existe des signes de stase papillaire également développés des deux côtés : la vision est cependant conservée dans une large mesure (*Arch. de Neurol.*, 1893, II, p. 273).

Burr rapporte le cas, plus étonnant encore, d'une femme de quatre-vingt-six ans, démente, alcoolique, chez laquelle on ne remarqua jamais de troubles oculaires, ni des sens : la tumeur ayant 10 centimètres de diamètre avait perforé le frontal et l'ethmoïde et envahi le lobe frontal dans une grande étendue (*Amer. journ. of insanity*, avril 1891, et *Arch. de Neurol.*, 1892, p. 400).

Eskridge et Mac Naught, trépanent un homme de trente-cinq ans, pour un kyste traumatique du lobe frontal très étendu, datant de vingt-cinq ans : « la vision était parfaite, et l'examen ophtalmoscopique ne révélait aucune altération de la rétine ni du nerf optique » (*The New-York med. journ.*, juin 1895 et *Arch. de Neurol.*, 1896, I, p. 60).

Devic et Gourmont, dans la *Revue de médecine* de 1897, rapportent un cas de volumineux gliôme du lobe frontal, avec troubles divers (troubles intellectuels, céphalée, hémiplégie, etc.); à l'examen ophtalmoscopique, on constata un œdème papillaire bilatéral accusé; mais il n'y avait aucune diminution dans l'acuité visuelle. Après la trépanation, faite par Jaboulay, qui enleva une tumeur du volume d'un gros marron, la céphalée et *l'œdème papillaire disparurent* (*Rev. de méd.*, 1897, p. 260).

Devic et Gauthier, chez une femme de cinquante-deux ans, qui mourut d'un gliôme gros comme un œuf de poule, situé à la partie postérieure de la région frontale et dans le lobe sphénoïdal, virent se développer des crises de torpeur, d'automatisme, de l'hémiparésie droite totale, et seulement, dans les derniers jours, de la céphalée et des vomissements. « Le signe de la papille étranglée resta toujours absent » (*Arch. de méd.*, 1900, p. 745).

Brissaud et Massary, chez un homme de vingt-huit ans, observèrent des crises d'épilepsie généralisée, de la céphalée, mais « jamais le malade n'avait présenté de signes irrécusables de la compression, qui s'annonce par des troubles visuels, et que l'ophtalmoscope révèle fatalement un jour ou l'autre ». A l'autopsie, volumineux sarcome de la partie supérieure du lobe frontal (*Iconogr. Salpêtrière*, 1897, p. 73).

La région du cerveau, occupée par la tumeur, ne joue pas toujours un rôle prépondérant : ainsi, dans un cas d'Olliver et Williamson, une tumeur de la grosseur d'une demi-orange, qui occupait *l'aire rolandique*, fut enlevée avec succès : le malade avait une névrite optique n'empêchant pas la vue (*Brit. méd. Journ.*, 1898, et *Arch de Neurol.*, 1899, 1, p. 164). Pel trouva, à l'opération, une tumeur du volume et de la forme d'une châtaigne (fibrome) comprimant la région du centre du bras droit ; le malade n'eut jamais ni céphalalgie, ni vertiges, ni vomissements, et le fond de l'œil ne présenta aucune lésion à l'examen ophtalmoscopique (*Berlin klin. Wochenschrift*, janvier 1894, et *Rev. de Neurol.*, 1894, p. 285). Reynier, chez un enfant de dix ans, enleva, en deux reprises, un kyste gliomateux de la partie inférieure des circonvolutions rolandiques : il y eut des crises jacksonniennes, « mais l'examen ophtalmoscopique fait par Parinaud fut négatif » (*Congrès de Chir.*, 1891, p. 110). En 1897, chez un homme de quarante et un ans, Czerny enleva avec succès une tumeur de la partie supérieure de Pᵃ de 4 cm. 1/2 sur 3 cm. 1/2, accompagnée d'un kyste : le malade ne présenta ni céphalée, ni papille étranglée (*Munsch. Woch.*, 1891, p. 241, et *Rev. de Neurol.*, 1897, p. 200). Wiener, chez un homme de vingt ans, pour une tumeur occupant les centres du membre supérieur, de la face et F², constata la perte de la vision dans un œil et une papille à bords peu accusés (*New-York med. journ.*, 1898, et *Arch. de Neurol.*, 1900, p. 78). Souques, dans un cas de gliome assez étendu du *pli courbe*, avec agraphie et hémiopie, fit constater par Parinaud une névrite optique double avec étranglement et hémorragies. « Cependant l'acuité visuelle était presque normale » (*Rev. de Neurol.*, 1894, p. 65). Un gliome occupant le tiers du *corps calleux*, observé par Zaleski, donne lieu à des maux de tête, des vertiges, et à divers troubles de l'intelligence : or, l'accommodation était conservée et la vision normale (*Arch. de Neurol.*, 1900, I, 532). Une tumeur isolée, occupant toute la couche optique (sarcome), causa de la céphalée, des convulsions généralisées, des parésies : mais il n'y avait ni hémianopsie, ni lésion du fonds de l'œil. A l'autopsie, on trouva cependant de l'hydrocéphalie (*Masing, St-Petersb. med. Woch.* 1893 et *Rev. de Neurol.*, 1894, p. 10).

Les lésions du centre ovale, aussi bien que celles du cortex, donnent lieu à des troubles oculaires ainsi qu'en fait foi l'observation de Wiener. Chez un enfant de sept ans, qui présenta des troubles parétiques des membres droits et *une névrite optique double*, mais pas d'attaques épileptiques, le médecin soupçonna une tumeur sous-corticale voisine de la partie antérieure de la capsule interne : on trouva à l'autopsie un glio-sarcome, ayant envahi tout l'hémisphère et principalement la région frontale, le centre ovale; le corps strié, etc. (*Arch. de Neurol.*, 1900. p. 78).

Enfin, que les petites tumeurs puissent provoquer l'œdème papillaire et des troubles visuels, les quelques faits, ci-après cités, l'établissent : tumeur du volume d'une noisette dans le noyau lenticulaire, ayant occasionné la cécité (cas de West, Brain, 1895, et *Arch. de Neurol.*, 1897, p. 59); petite tumeur du cervelet (Joffroy et Gombault (*Rev. de Neurol.*, 1900); tubercule de la couche optique, neuro-rétinite et cécité (Demange et Spillmann, *Presse méd.*, 8 février 1899), etc.

Tous ces faits, si variés, montrent que l'engorgement de la papille, n'a aucune relation précise et constante, avec le siège et le volume des tumeurs : la cause efficiente la plus apparente serait peut-être, ainsi que l'indique Parinaud, la coexistence de l'œdème cérébral, de l'hydrocéphalie interne. Et encore, le cas de Masing, cité plus haut, semble faire exception.

k) Une dernière remarque est importante. Dans quelques cas, les troubles visuels et la « Stauungspapille », sont les *premiers en date* des troubles cérébraux, et quelquefois, les *seuls existants*, pendant plusieurs mois. Il en était ainsi dans l'observation de Dupré et Devaux (endothéliome du volume d'une orange refoulant le lobe temporal et le lobe orbitaire, comprimant l'insula). « Près d'un an avant, le malade remarqua que sa vue commençait à baisser, puis l'amblyopie fit des progrès et en six ou huit mois devint très prononcée. Ayant reçu un fort traumatisme de la région naso-orbitaire, brusquement, *l'amaurose apparut*, et à ce moment la céphalée et les troubles psychiques se manifestèrent » (*Iconogr. Salpêtrière*, 1901 p. 73 et 374).

Enfin les troubles papillaires ont une allure des plus variables, tantôt progressive, tantôt passagère, intermittente, ou brusque. Ces variations sont surtout fréquentes, s'il s'agit d'un kyste ou d'une tumeur à évolution progressive ou variable. Brault et Lœper, rapportent avec détails, l'histoire d'une malade de soixante-cinq ans, chez laquelle on trouva un kyste du lobe temporo-occipital : les troubles débutèrent par des manifestions hystériformes, de l'hémianesthésie, et du rétrécissement du champ visuel. Mais l'acuité visuelle resta un certain temps, intacte, puis, peu à peu, la vision des objets devint moins nette. Les troubles étaient *bilatéraux*, et consistaient en un affaiblissement de l'acuité visuelle, et non dans l'hémianopsie, comme le siège de la tumeur eût pu le faire supposer. « On doit les mettre sur le compte non de la destruction totale des nerfs optiques, disent les auteurs, mais bien les attribuer à l'œdème simultané des deux papilles. » Ils ajoutent, avec Abadie, que l'*œdème papillaire est pathognomonique des tumeurs cérébrales*. « Les lésions de la papille sont les symptômes oculaires les plus fréquents, et, en même temps, les plus utiles, et les moins trompeurs... l'absence de lésions papillaires ne permet pas d'éliminer le diagnostic de tumeur cérébrale : *leur présence permet de l'affirmer* »[1].

VARIATIONS DU SYNDROME. TUMEURS LATENTES.

Le syndrome des néoplasies cérébrales, n'a pas toujours la même physionomie et les mêmes allures cliniques. Il faut, en quelque sorte, la considérer comme un *épiphénomène très fréquent, presque constant*, des tumeurs encéphaliques, plutôt que comme une manifestation nécessaire. Il est précieux par sa signification diagnostique, parce que son existence est fort rare dans les autres affections cérébrales, au moins à l'état complet. Les troubles, qui le caractérisent anatomiquement, sont comparables à ceux qu'on observe, comme complications de certaines tumeurs des membres ou des viscères, lorsque, prenant un accroissement plus ou moins rapide, elles s'accompagnent de vascularisation, d'œdème, de chaleur locale, de fièvre des néoplasmes, etc. Lorsqu'il est très prononcé, il a plutôt une signification pronostique sombre, ainsi que cela s'observe pour les tumeurs de la base et du cervelet. Il importe, que le chirurgien en *connaisse*, et en saisisse les manifestations les plus diverses, les plus légères, afin qu'un diagnostic hâtif, permette les *heureux résultats des interventions précoces*. Aussi, pensons-nous très utile d'en étudier les modifications, les *variations*, dans ce qu'elles ont de plus important.

D'après nos recherches, portant sur environ 130 cas, les mieux observés de ces dix ou quinze dernières années, nous pensons que les diverses *variations* ou modifications du syndrome des tumeurs cérébrales, peuvent être étudiées sous les dénominations suivantes : syndrome accusé, précoce, complet, — atténué incomplet ou partiel, — primitif ou secondaire, — retardé, — à manifestations inversées ou irrégulières, — vertigineux. Nous considérerons aussi les cas, où le syndrome est la *seule manifestation* de la tumeur, ceux, où il est représenté uniquement par des crises convulsives ou épileptiques; et ceux, où il est complètement absent. Nous devrons ensuite parler des tumeurs latentes,

1. Brault et Larper (*Arch. de méd.*, 1900, p. 257).

c'est-à-dire n'ayant jamais donné lieu à aucune manifestation. Enfin, dans le but d'élucider la pathogénie du syndrome, qui fera l'objet du chapitre suivant, nous étudierons le syndrome selon le volume, le siège, la nature et l'évolution de la tumeur.

a) Syndrome accusé ou précoce; syndrome complet; syndrome progressif. — Il est généralement admis par les neurapathologistes, que les tumeurs, qui donnent lieu aux manifestations les plus accusées, sont celles de la base de l'encéphale, des ganglions et du cervelet, et les tumeurs volumineuses. Comme nous le verrons plus tard, les *exceptions sont fort nombreuses.* C'est plutôt avec l'*ancienneté* et selon la rapidité d'évolution du néoplasme, que le degré d'intensité du syndrome se prononce.

Un bel exemple de syndrome *complet,* dans les tumeurs de la base, nous est donné dans les dernières cliniques de Raymond. Chez un jeune garçon de dix-sept ans, dans le cerveau duquel on trouva, à l'autopsie, un adénome polykystique assez volumineux ayant distendu le chiasma, détruit la bandelette optique droite, le nerf olfactif, et refoulé le lobe sphénoïdal et le supra-orbitaire du frontal, il constata des crises journalières de céphalées diffuses, très intenses, avec tendances syncopales, vomissements fréquents, amaurose de l'œil droit et œdème papillaire du gauche; il y avait tendance aux vertiges, impossibilité de se tenir debout; seule la *torpeur cérébrale semblait faire défaut* [1].

C'est dans ces cas de syndrome accusé ou complet, surtout à la phase terminale, qu'on pourra vérifier la justesse des descriptions de Brissaud et Raymond. « Le malade, absorbé dans la douleur qu'il endure, se tenant la tête dans les mains, immobile, indifférent à tout, ne parle plus, ne répond plus, ne quitte plus son lit ou son fauteuil, ne pense plus à se nourrir, se laisse aller sous lui, etc. » (Brissaud). « Plus tard, lorsque les douleurs se sont atténuées ou dissipées, le malade tombe dans un état de torpeur qui le rend indifférent à tout, même à ce qui se passe en lui. Cette torpeur peut dégénérer en somnolence... La perte de la vue, de l'ouïe, qui est habituelle à certaines tumeurs de la base, contribue encore à accentuer cet état de passivité intellectuelle, dans laquelle s'éteint insensiblement l'intelligence des malades, et qui aboutit au coma terminal » (Raymond).

On trouvera des exemples très suggestifs de ces syndromes accusés, complets, dans lesquels la céphalée est intense et tenace, paroxystique, les vomissements répétés, sans rapport avec l'alimentation, les vertiges fréquents, les lésions oculaires prononcées, et la torpeur profonde, dans une autre leçon clinique de

---

1. Raymond, *Leçons cliniques,* V, 1901, p. 139.

Raymond (tumeur, bilobée, coiffant chaque hémisphère cérébelleux, et comprimant la protubérance et le bulbe, chaque lobe ayant le volume d'une mandarine) [1], de Doyen (kyste du cerveau soulevant les os du crâne dans la région temporo-pariétale), de Bristowe (tumeur du volume d'une petite orange, dans l'extrémité antérieure du lobe temporal), de Dana et Conway (tumeur du centre du bras, malade guéri par la trépanation), d'Auclair (névrogliôme diffus des circonvolutions temporo-sphénoïdales et du noyau caudé); d'Audeoud (tubercule du lobule paracentral); de Beevor et Ballance (sarcome du volume d'une demi-orange, sous la partie supérieure des circonvolutions centrales) ; de Rémond (de Metz), et de Bauby (tumeur du volume du poing, au bas de la scissure de Sylvius), d'Edwards (tubercule du volume d'une noix dans la couche optique); de River (tumeur de 5 cent. 1/2 sur 2 centimètres à la face inférieure de l'hémisphère cérébelleux droit); de Devic et Courmont (gliôme du volume d'un gros marron, dans la région frontale); de Codol (hydropisie et kyste du 4ᵉ ventricule); de Sabrazès et Cabanes (gliôme des tubercules quadrijumeaux ayant envahi la protubérance et le bulbe); de Libertini (tumeur du volume d'une noix dans l'hémisphère cérébelleux droit) ; de Lenoble et Aubineau (énorme tubercule de la couche optique chez un enfant); de Chatelhoff (cancer du plexus choroïdien du 4ᵉ ventricule); de Long et Wiki (cysticerques multiples), etc. [1].

Dans les cas, que nous venons de citer, le syndrome s'est plus ou moins rapidement constitué dans tous ses *éléments*, de manière à être complet. Mais il est des circonstances où il est subit ou *brusque* : Schüle observa chez une jeune fille de seize ans, *brusquement*, l'apparition de vertiges, céphalées, vomissements; puis parésie du moteur oculaire commun, stase papillaire des deux yeux, démarche titubante; *évolution en un mois*, et mort dans le coma. A l'autopsie, glio-sarcome de la couche optique gauche avec cavité kystique dans le noyau caudé [1].

1. Raymond (*Cliniques*, III, p. 77 et 220); Doyen (*Congrès de chir.*, 1891, p. 120); Bristowe (*Arch. de neurol.*, 1880-1881, p. 142); Dana et Conway (*The New-York med. Journ.*, 1875, et *Arch. de neurol.*, 1896, I, p. 76); Auclair (*Soc. anat.*, 1896, p. 25); Audéoud (*Rev. méd. Suisse rom.*, 1893, et *Arch. de neurol.*, 1894, p. 198); Beevor et Ballance (*Brit. med. Journ.*, 1895, n° 5, et *Rev. de neurol.*, 1895, p. 473); Rémond et Bauby (*Arch. prov. de chir.*, 1894, II, 634, et *Rev. de neurol.*, 1895, p. 653); Edwards (*The Lancet*, 1895, p. 260, et *Rev. de neurol.*, 1895, p. 653); River (*Rev. de neurol.*, 1896, p. 672); Devic et Courmont (*Rev. de méd.*, 1897, p. 269, et *Rev. de neurol.*, 1897, p. 412); Codol (*Rev. de neurol.*, 1898, p. 315); Sabrazès et Cabanes (*Arch. d'Ophtalm.*, mars 1898); Libertini (*Annali di neurol.*, 1899, et *Rev. de neurol.*, 1900, p. 231); Lenoble et Aubineau (*Rev. de neurol.*, 1901, p. 122); Chatelhoff (*Journ. [clinique] russe*, 1901, p. 571, et *Rev. de neurol.*, 1901, p. 1168); Long et Wiki (*Rev. méd. Suisse rom.*, 1900, p. 375, et *Rev. neurol.*, 1901, p. 502).
1. Schüle, *Neurol. Centralblatt*, 1899, p. 290, et *Rev. de neurol.*, 1899, p. 597.

Assez souvent, le syndrome est *progressif* dans son évolution; il procède par phases, par périodes, et il existe des moments d'arrêt, de trève. Les exemples en sont assez nombreux : Hill Griffiths et Steel Scheldon, ont observé les phases suivantes : 1re phase, névralgies intenses et céphalalgie occipitale paroxystique pendant plusieurs mois, nausées, vomissements, obscurcissement de la vue et affaiblissement de l'ouïe; ces deux derniers symptômes étaient passagers et se montraient surtout le matin; on pensa d'abord à de l'hystérie; puis (2e phase) un léger strabisme gauche vient indiquer quelque chose de plus grave; à l'ophtalmoscope, œdème et saillie de la papille des deux côtés. La santé générale, cependant, s'améliore. Mais, neuf mois plus tard (3e phase), lésions optiques aggravées, vomissements la nuit, titubation légère, puis, dix mois plus tard (4e phase), on constate l'abolition de la vue, du goût, de l'odorat, de la surdité à droite, et, graduellement, la malade meurt dans le coma. A l'autopsie : tumeur volumineuse ayant l'aspect d'un cervelet, sous les deux lobes frontaux antérieurs [1]. Nous pourrions citer, parmi les faits présentant des allures cliniques semblables, un cas de Marcel Labbé, où l'évolution dura *cinq années* (gliome des deux circonvolutions frontales internes des lobes frontaux, et partie antérieure du corps calleux), un cas de Vermorel et R. Marie (début huit mois avant par une faiblesse croissante de la vue; puis évolution en dix-huit mois, sarcome de F¹ et F² du volume d'un œuf de poule); de Homen (F. de trente-quatre ans, ayant souffert pendant au moins deux ans de maux de tête de plus en plus intenses, accompagnés souvent de vomissements, de vertiges, parfois de syncopes; vue peu à peu affectée; coma. Sarcome pituitaire de 6 centimètres sur 4 centimètres); de Donath (H. dix-neuf ans, maux de tête et vertiges après traumatisme, ayant débuté à l'âge de dix ans; vers dix-neuf ans, ataxie cérébelleuse, signes du syndrome établis progressivement, mort subite; sarcome médullaire du vermis); de Vœgelin de Fribourg (F. trente-six ans, pendant plusieurs années, délire religieux hypocondriaque, quelques vertiges et attaques syncopales; marche progressive des symptômes; mort huit ans après; tumeur de l'hypophyse du volume d'un œuf de poule); de Hervé (cysticerques du cerveau ayant évolué de vingt à trente-six ans); de Cestan et Lejeunne (tumeur du lobe frontal droit, du volume d'une grosse orange, dilatation prononcée des ventricules : 1re période, céphalée frontale violente, de jour et de nuit; puis, crises épileptiformes au nombre de 5 à 6 par jour, et,

---

1. Hill Griffiths et Steel Scheldon (*The Journ. of mental Science*, avril 1890, et *Arch. de neurol.*, 1893, II, p. 410).

après deux mois), vomissements, anarthrie, parésie du bras et de la jambe ; 2e période, trois à quatre mois plus tard, les crises de céphalée et les attaques épileptiques diminuent peu à peu, mais la vue s'obscurcit progressivement ; 3e période, troubles intellectuels très particuliers, très marqués et hémiplégie : morte dans un coma lent et progressif, cinq à six mois plus tard [1].

b) Syndrome atténué, incomplet ou partiel. — Dans le cas de syndrome atténué, incomplet ou partiel, trois ou quatre des signes qui le constituent font défaut, il n'en persiste que deux ou trois, ou même un seul ; et cela, pendant l'évolution entière de la maladie.

Dans le cas déjà cité de Brissaud et Massary (tumeur de F), il n'y eut jamais, ni troubles oculaires, ni vertiges, ni vomissements, et l'intelligence demeura complète. « Il n'y eut jamais, disent les auteurs, de signe irrécusable de la compression. » Le syndrome fut uniquement constitué par la simple association de la *céphalée* et de l'*épilepsie*. On crut même n'être en présence que d'un cas d'*épilepsie essentielle*, et le malade succomba dans un état de mal permanent.

Chipault, en 1893, fit une trépanation infructueuse pour un gliome du volume d'une cerise dans F [2]. La lésion avait été caractérisée, d'une part, par des crises d'épilepsie jacksonnienne, avec *auras* variables, et, d'autre part, pendant six ou sept ans, par des migraines frontales violentes avec vomissements, revenant chaque semaine, durant une journée, et se calmant, d'ordinaire, la nuit [2].

Un tubercule très petit (volume d'un pois), observé par Lévaditi, dans la partie supérieure de la protubérance, derrière les tubercules quadrijumeaux, donne lieu, chez un homme de trente-huit ans, à de violentes douleurs de tête, douleurs diffuses, sans localisation précise, et à des crises d'épilepsie hémiplégique, sans autres phénomènes [3].

Hitzig, chez un alcoolique de quarante-huit ans, ouvrit par trépanation un kyste de la grosseur d'une pomme d'api, occupant la région du membre supérieur : la céphalée et les attaques épileptiformes furent les seuls symptômes ; en particulier, l'examen ophtalmique fut négatif [4].

1. Marcel Labbé (*Soc. anat.*, 1896, p. 702) ; Vermorel et Marie (*Soc. anat.*, 1895, p. 162) ; Homen (*Rev. de neurol.*, 1893, p. 223) ; Donath (*Wien med Press.*, 1896, et *Rev. neurol.*, 1896, p. 671) ; Vœgelin (*Allg. Zeit. für Psych.*, 1897, p. 589, et *Rev. neurol.*, 1898, p. 108) ; Hervé (*Gaz. des Hôp. de Toulouse*, 1898, p. 210 et *Rev. neurol.*, 1898, p. 813) ; R. Cestan et Lejeunne (*Arch. de neurol.*, 1901, p. 816).

2. Chipault (*Rev. neurol.*, 1893, p. 152).

3. Lévaditi, Un cas de tubercule de la protubérance (*Rev. de neurol.*, 1899, p. 586).

4. Hitzig (*Rev. de neurol.*, 1899, p. 38).

Bernheim, en se basant sur la céphalalgie persistante et sur
des attaques d'épilepsie occupant le côté gauche de la face, fit,
chez une femme de soixante et un ans, le diagnostic de tumeur
du centre de la face; à l'autopsie on trouva, à la partie inférieure
de F³, un sarcome kystique [1].

Il serait facile de multiplier les exemples de cette association
d'une céphalée tenace et des crises épileptiques, comme seules
manifestations des néoplasies cérébrales : nous parlerons plus
loin des tumeurs, qui ont, comme *unique* manifestation, des crises
d'épilepsie.

Par contre, on trouve quelques observations où l'*unique symptôme* d'une tumeur cérébrale a été, pendant toute la vie, une
céphalée intense. Dans les *Bulletins de la Société anatomique* de
1899, Lantzenberg relate l'observation d'une femme de soixante-
trois ans, apportée à l'hôpital dans un état de torpeur profonde;
à l'autopsie, on put vérifier l'exactitude du diagnostic porté par
Brissaud; car on trouva un myxo-sarcome assez volumineux
occupant le centre ovale des deux lobes frontaux et la partie
antérieure du corps calleux; outre un trouble profond de l'intelligence devenu surtout apparent dans les derniers jours, la
malade n'avait eu, comme phénomène prémonitoire, quelques
jours auparavant, que des accès de tristesse, des bourdonnements
d'oreille et de la céphalée [2]. — Chez une jeune fille de dix-sept
ans, dans le cerveau de laquelle Lévi et Lemaire trouvèrent près
de 400 cysticerques, il n'y eut d'autres symptômes qu'une
céphalée nocturne et diurne opiniâtre, et de la somnolence [3].

Bien souvent, les seuls symptômes généraux sont la *céphalée* et
l'*œdème papillaire*. — Sommer, chez un homme de quarante-deux
ans, à l'autopsie duquel il trouva un endothéliome de la dure-
mère du volume du poing comprimant T¹ et T², observa, outre
de la paraphasie, des maux de tête violents depuis vingt-cinq mois
et la papille étranglée. Il y avait intégrité des fonctions motrices
et optiques [4]. — Souques, dans un cas d'agraphie sensorielle,
produite par un gliôme volumineux du pli courbe, s'étendant
jusque sous le lobule quadrilatère, signale, chez le malade âgé de
vingt-trois ans, des accès de céphalée vespéro-nocturnes avec
délire, et Parinaud constata de l'hémiopie et une névrite optique
double avec étranglement et hémorragies, bien que l'acuité visuelle
fût presque normale [5].

1. Bernheim (*Rev. méd. de l'Est*, 1899, p. 184, et *Rev. neurol.*, 1899, p. 630).
2. Lantzenberg (*Bull. Soc. anat.*, 1899, p. 291).
3. Lévi et Lemaire, Un cas de ladrerie cérébrale (*Iconogr. Salp.*, 1901, p. 32).
4. Sommer (*Jahr. f. Psych.*, 1893, et *Rev. neurol.*, 1893, p. 657).
5. Souques, Sur un cas d'agraphie sensorielle, gliôme du pli courbe (*Rev.
de neurol.*, 1891, p. 65).

Enfin les cas, où les principaux éléments du sydrome existent, alors que les *lésions papillaires sont absentes*, se rencontrent assez fréquemment. Je citerai, au hasard, les faits : d'Eskridge et Naught (H. trente-cinq ans, céphalalgie, hébétude mentale, crises convulsives nombreuses; pas de troubles oculaires à l'ophtalmoscope. Kyste traumatique de la région frontale), — d'Achard et Weill (sarcome du lobe temporo-occipital; il y eut tous les symptômes dits de compression, y compris un affaiblissement de la vision, mais l'examen histologique ne révèle aucune lésion des nerfs optiques), — de Masing (sarcome occupant toute la couche optique; pas de lésions du fond de l'œil), — de Lullum Wood Bathurst (kyste dermoïde du cerveau; vomissements fréquents, démence, aucun signe de névrite optique, liquide abondant dans les ventricules), — de Launois et Pierret (kyste traumatique du volume d'un œuf de poule siégeant sur la gouttière basilaire, et aplatissant le bulbe et la protubérance : céphalée, vertiges, vomissements, ataxie cérébelleuse; *pas d'œdème de la papille*, — de Porte (homme éprouvant depuis trois ans des céphalalgies violentes; démarche hésitante; torpeur, pendant quarante-huit heures tous les quinze jours, depuis trois mois; pas de vomissements, ni *d'œdème de la papille*. Mort par ictus. Tumeur du volume d'une mandarine sous la partie inférieure du cerveau), etc. [1].

Dans les deux observations suivantes, les *troubles oculaires* furent, au contraire, les *deux seuls éléments* du syndrome, qui persistèrent. Dario-Galichi, dans un cas d'échinocoques comprimant le chiasma, vit la vue diminuer rapidement et l'amaurose devenir complète; mais les symptômes principaux des tumeurs cérébrales manquaient. En raison de l'intensité et de la précocité des troubles oculaires, il diagnostiqua cependant une tumeur voisine du chiasma [2]. Oppenheim (d'après Devic et Courmont) signale un cas où la mélancolie et la *Stauungspapille* furent les seuls signes d'une tumeur cérébrale [3].

Je n'insisterai pas sur les faits nombreux où les vertiges, les vomissements et la torpeur intellectuelle n'apparaissent pas, malgré le volume et l'importance des tumeurs cérébrales : ils sont suffisamment connus. Je pourrais plutôt signaler les cas où les phénomènes du syndrome disparaissent rapidement, pour

1. Eskridge et Naught (*New-York med. Journ.*, 1895, et *Arch. de neurol.*, 1896, I, p. 69); Achard et Weill (*Bull. Soc. anat.*, 1898, p. 370); Masing (*Rev. neurol.*, 1894, p. 10); Lullum Wood et Bathurst (*Brit. med. Journ.*, 1895, et *Rev. neurol.*, 1895, p. 344); Launois et Pierret (*Lyon méd.*, 1896); Porte (*Dauphiné méd.*, 1898, p. 71).
2. Dario-Galichi (*Gaz. Ospedale*, 1901, p. 159, et *Rev. neurol.*, 1901, p. 631).
3. Devic et Courmont (*Arch. de méd.*, 1900, p. 746).

faire place à un sommeil prolongé, comme dans le cas rapporté par Soca, où il dura pendant sept mois (tumeur du volume d'une orange ayant détruit l'hypophyse et les parties environnantes). Nous reviendrons sur ces faits, à propos de la symptomatologie des tumeurs du lobe frontal [1].

Je ne ferai qu'indiquer les cas où le syndrome est *passager, transitoire, intermittent*; Jacobson (chez un enfant de cinq ans, hémiplégie gauche progressive, pas de convulsions, étranglement papillaire passager; tubercules cérébelleux et du noyau lenticulaire), — Wollenberg (le malade, ayant depuis plusieurs années des symptômes multiples de tumeur cérébrale, pendant les deux dernières années, présenta par périodes, un écoulement abondant de liquide céphalo-rachidien, jusqu'à 150 centimètres cubes en 12 heures; chaque fois, les symptômes de compression encéphalique disparaissent : double gliome du côté occipital droit [2].

c) Syndrome primitif, secondaire tardif, inversé. — C'est un fait curieux et digne de remarque que, dans un certain nombre d'observations, le syndrome apparaisse d'abord, dans son entier complexus, avant les symptômes de localisation : il ne semble pas qu'il en serait ainsi, si son existence était uniquement le résultat de la compression, et en rapport avec le volume de la tumeur.

Le syndrome, comme manifestation primitive, c'est-à-dire la *première en date*, des néoplasies encéphaliques, a été observé dans les cas suivants.

Bruns, dans une de ses observations, dit qu'il vit d'abord survenir des vomissements, de la céphalée, la papille étranglée; puis, de l'ataxie sous-corticale de Wernicke et de l'hémianopsie. On diagnostiqua une tumeur, peut-être un tubercule du lobe occipital. On opère sans trouver la tumeur; mais il s'écoule beaucoup de liquide céphalo-rachidien et les symptômes généraux rétrocèdent, y compris la papille étranglée. Les symptômes localisateurs persistent; il y a aggravation de la *surdité verbale* et hémiplégie droite. A l'autopsie, deux glio-sarcomes, l'un dans la substance blanche du lobe occipital, l'autre à l'extrémité postérieure de T¹ [3]. — Krauss rapporte l'observation d'un homme de trente-deux ans, qui fut malade pendant un an et demi : sa maladie commença par des maux de tête opiniâtres, des nausées, des vomissements, de la névrite optique double, qui permirent de poser le diagnostic de tumeur cérébrale; pas de para-

---

1. Soca, Tumeur de l'hypophyse (*Iconogr. de la Salp.*, 1900, p. 101, 115).
2. Jacobson (*Arch. f. Psych.*, 1888, et *Rev. neurol.*, 1898, p. 845); Wollenberg (*Arch. f. Psych.*, 1898, et *Rev. neurol.*, 1899, p. 313).
3. Bruns, *Arch. de neurol.*, 1894, I, p. 159.

lysies; mais, plus tard, torpeur cérébrale progressive. On trouva dans le lobe frontal droit une tumeur large et dure, creusée d'un kyste, et occupant la partie moyenne des trois circonvolutions frontales horizontales. Une tumeur de l'hypophyse, observée par Pékranz, donna lieu à de la céphalée, des vomissements, des convulsions et étourdissements, de l'œdème du visage et de l'albuminurie; plus tard, du côté de la vue, amaurose unilatérale, puis cécité. On avait cru d'abord à de l'urémie. — La symptomatologie fut la même dans un cas d'Agostini; et dans un autre de Babinski où, trois ans auparavant, la malade, une jeune fille de dix-sept ans, eut des céphalées violentes, et dans les derniers mois des crises épileptiques et un affaiblissement de la vue. Il s'agissait dans ces trois derniers cas de tumeurs du corps pituitaire [1].

Il n'est pas rare de voir le syndrome apparaître *secondairement*, quand depuis un temps plus ou moins long, les phénomènes de localisation existent; il en résulte que parfois le diagnostic de *tumeur* cérébrale reste en suspens. Il en est ainsi, en particulier, pour les néoplasmes qui déterminent des troubles psychiques. Au Congrès de la Société de Psychiatrie allemande, en 1897, Thomas d'Illenau a insisté sur les phénomènes prodromiques, qui peuvent précéder l'apparition du syndrome. Ce sont souvent des symptômes de dépression, d'irascibilité, d'inaptitude au travail, d'incapacité de penser. Ce n'est que plus tard que la céphalée, les vertiges, les paralysies motrices ou les troubles de la vue, conduisent le malade dans un service de maladies internes ou d'ophtalmologie. Dans certains cas, cependant, les troubles psychiques sont au premier plan, et on dirige les malades vers les asiles d'aliénés... J'ajouterai qu'il en est ainsi pour certains épileptiques qui ont des tumeurs cérébrales. Thomas relate, à l'appui de son affirmation, trois faits très suggestifs : une malade présente d'abord des troubles anémiques, quelques attaques syncopales, de la dépression intellectuelle. On pense à la démence et on les dirige vers l'asile : ce n'est que plus tard que les symptômes généraux des tumeurs apparaissent. A l'autopsie, on trouva une tumeur dure, du volume d'un petit œuf, née au niveau du trou ovale, ayant envahi la substance blanche du lobe temporal. Une autre femme fut admise plusieurs années avant, et à plusieurs reprises, pour de la mélancolie et de la tendance au suicide; la stupeur, l'amaurose vinrent ensuite; glio-sarcome du volume d'une pomme dans le lobe occipital. Dans un troisième cas, une femme de cinquante-deux ans entra pour des idées

<hr>

1. Pékranz (*Neurol. Centralblatt*. 1899, p. 202, et *Rev. neurol.*, 1899, p. 962); Agostini (*Rev. neurol.*, 1895, p. 430); Babinski (*Soc. et Rev. neurol.*, 1900, p. 531, et *Thèse Ocranoff*, Paris, 1892, avec fig.).

délirantes, des idées de persécution, des douleurs... puis survinrent des vertiges, des vomissements, de l'ictère, de l'élévation de température; tumeur du cervelet du volume d'un œuf [1].

S. West vit une tumeur du volume d'une noisette, située à la face externe du noyau lenticulaire, avoir *comme symptômes initiaux*, des troubles sensitifs du bras et de la face : la malade devint plus tard hémiplégique, et perdit la vue par névrite optique [2].

Une tumeur de la dure-mère, du volume du poing, exerçant une compression sur la région inférieure des deux circonvolutions centrales, détermina des attaques et des parésies dans la face, la langue et les membres; *un an après*, la céphalée s'installa, et on constata une dilatation de quelques veines rétiniennes [3].

Vœgelin rapporte un fait, qui se rapproche de ceux qui ont été cités par Thoma : une femme de trente-six ans fut atteinte pendant plusieurs années de délire religieux, d'hypocondrie, eut des vertiges et des attaques syncopales : elle mourut huit ans après, et on trouva une tumeur de l'hypophyse du volume d'un œuf de poule [4].

Une jeune femme presenta une atrophie considérable de la langue, de l'aphasie par paralysie des cordes vocales, des troubles de la déglutition; *quelques semaines après*, l'examen ophtalmoscopique permit d'affirmer l'existence d'une tumeur [5].

Un tubercule de la couche optique du volume d'une noisette, observé par Demange et Spillmann, se manifesta, au début, par des crises d'épilepsie jacksonnienne, puis, par de l'hémiplégie avec contracture, et de l'hémianesthésie : dans les derniers mois seulement, survinrent des signes d'atrophie papillaire [6].

Nous trouvons encore, dans la *Revue de neurologie*, deux cas de tumeurs (gliôme, tubercule) de la couche optique, relatés par Miura, qui eurent une évolution symptomatique à peu près semblable [7].

Enfin, dans certaines circonstances, non absolument exceptionnelles, le syndrome mérite le qualificatif de *syndrome tardif*; car le néoplasme a accompli presque entièrement son évolution, ou existe depuis longtemps, lorsqu'il survient; la céphalée ordinairement si précoce, l'œdème papillaire, sont pour ainsi dire des

---

1. Thoma d'Illenau (*Congrès de la Soc. psych. allemande, Arch. de neurol.*, 1897, 1, p. 403).
2. S. West (*Brain*, 1895, et *Arch. de neurol.*, 1897, 1, p. 59).
3. Syme (*Austral. med. Journ.*, 1895, p. 60, et *Rev. neurol.*, 1895, p. 475).
4. Vœgelin (*Allg. Zeit. für Psych.* et *Rev. neurol.*, 1898, p. 108).
5. Hervoet (*Gaz. méd. de Nantes*, 1895, p. 162).
6. *Presse médicale*, 1898.
7. Miura (Faculté de Tokio, *Rev. neurol.*, 1899, p. 282).

phénomènes terminaux. A l'appui de cette proposition, je citerai :
les faits de Beevor et Ballance (ablation d'un sarcome du
volume d'une orange, ayant, *sept mois avant l'apparition de la
céphalée et de la névrite optique,* déterminé une hémiplégie progressive, guérison), — de Bouchaud (tumeur gliomateuse sous-
corticale; à quinze ans, accès de monoplégie brachiale fugace, et,
quinze ans plus tard, accès convulsifs), — de Bruns (tumeur du
lobe frontal dans la substance blanche; apathie et somnolence,
apparition tardive de la stase papillaire, *à l'approche de la mort*),
— d'Estèves (kyste hydatique du lobe frontal; la céphalée et les
vomissements en même temps que les convulsions se manifestent
d'abord, puis l'hémiplégie; la névrite optique fut *tardive*; trépanation, guérison), — de Carle et Pescarolo (tumeur du volume
d'un œuf extirpée sur F³; début par aphasie et convulsions; plus
tard, douleur frontale plus accentuée à gauche et névrite optique),
— de Devic et Ch. Gauthier (gliôme kystique sur la moitié postérieure du lobe frontal et la partie antérieure du lobe sphénoïdal;
la céphalée et les vomissements apparaissent seulement *les derniers jours avant la mort*; jamais de papille étranglée), — de
Becker (gliôme du troisième ventricule; atrophie papillaire sans
étranglement; céphalée tardive)[1].

En terminant, mentionnons pour être complet, cette anomalie
du syndrome, qu'on pourrait appeler le *syndrome inversé* ou
dissocié, dans lequel les vomissements, la torpeur cérébrale ou
la névrite optique, les vertiges, *précèdent à longue date*, l'apparition
de la *céphalée*. — Dupré et Devaux (endothéliome de 210 grammes
dans la région temporo-frontale; les troubles oculaires précèdent
de plus d'une année la céphalée, la torpeur et les troubles psychiques), — Franck, Madden S. (métano-sarcome de la dure-mère
sur P³ et gyrus angulaire; vomissements, céphalée, dépression
mentale, convulsions; en dernier lieu tout à fait, névrite optique),
— Sépilli et Lui (gliôme bilatéral des couches optiques; début par
profonde torpeur psychique; plus tard, amblyopie bilatérale,
vomissements, sanglots, bâillements, etc.), — Bruns (tumeur volu
mineuse au niveau de la pariétale supérieure; début par dépression psychique, vertiges, névrite optique, puis troubles de la
sensibilité, du mouvement, etc., puis le syndrome s'établit com
plètement; ramollissement œdémateux des régions subjacentes),

1. Beevor et Ballance (*Brit. med. Journ.*, 1895, et *Rev. neurol.*, 1895, p. 473);
Bouchaud (*Journ. de neurol.*, Bruxelles, 1898, et *Arch. de neurol.*, 1899, p. 229);
Bruns, *Neurol. Centralblatt*, 1898, p. 770, et *Rev. neurol.*, 1899, p. 139); Estèves
(*Progrès méd.*, 1899, p. 479); Carle et Pescarolo (*Riforma medica*, 1901, et *Rev.
neurol.*, 1901, p. 690); Devic et Ch. Gauthier (*Arch. de méd.*, 1900, p. 746, et
Rev. neurol., 1901, p. 501); Becker (*Arch. f. Psych.*, 1902, p., 50 et *Rev. de
neurol.*, 1902, p. 691).

— Kaplan (glio-sarcome du lobule fusiforme et du noyau lenticulaire; troubles du caractère; céphalée aiguë, accès psychiques, on
croit à de l'hystérie; *Stauungspapille*. Mort six ans après) [1].

d) Syndrome réduit aux seules manifestations convulsives. —
Les attaques convulsives sont les mieux connues des manifestations des tumeurs cérébrales, surtout depuis que la doctrine des
localisations et la théorie Bravais-jacksonnienne, ont mis en relief
toute la valeur des convulsions localisées ou partielles. Il s'en
faut de beaucoup, cependant, que toutes les tumeurs donnent
lieu à ce symptôme : tantôt il n'existe pas ; tantôt il n'est qu'un
épiphénomène, un fait transitoire, parfois terminal, qui apparaît
au milieu des autres signes du syndrome; tantôt, au contraire, il
constitue la seule expression clinique du néoplasme. Seuls, les
faits de cette dernière catégorie nous arrêteront un instant; et
nous citerons les quelques exemples suivants, où avec ou sans un
peu de céphalée, on observa des phénomènes d'*épilepsie* : cas de
Brissaud et Massary (épilepsie généralisée et céphalée, tumeur de
F¹), — de Magalhaès Lemos (jamais de phénomènes du syndrome,
attaques d'épilepsie essentielle; petit tubercule du lobule pariétal
supérieur, — de Dide (homme de soixante-trois ans, démence
sénile, crises épileptiques tous les mois depuis trois ans : il n'a eu
ni vomissements, ni maux de tête; rien du côté de l'œil, il lit
sans lunettes; sarcome angiolithique, du volume d'un œuf de
pigeon, encapsulé dans les deux lobes frontaux), — d'Aldhibert
de Toulouse (femme de soixante-quinze ans; *convulsions et contracture du membre supérieur*; ni vertiges, ni vomissements, ni
céphalée, intelligence conservée; sarcome du volume d'une
grosse noix sur le pied de F¹, F² sur F⁴ et même F³), — de
Reynier (enfant de dix ans et demi, crises jacksonniennes, intelligence vive, examen de l'œil négatif [par Parinaud]; kyste gliomateux de la partie inférieure de la région rolandique, opéré
avec succès), — de Chipault (gliome du volume d'une cerise dans
F³), — de Czerny (homme de quarante et un ans, secousses cloniques de la jambe, du bras et de la face; ni céphalée, ni papille
étranglée; trépanation; sarcome kystique de la région motrice);
— de Marchand (tumeur du lobule pneumo-gastrique du cervelet,
ayant le volume d'une noix et comprimant la protubérance et le
bulbe. Il n'y eut pas d'autres symptômes que les crises d'épilepsie,
d'abord rares, puis plus fréquentes. Ces symptômes précédaient

---

1. Dupré et Devaux (*Iconogr. Salp.*, 1901, p. 173); Franck, S. Madden
(*Journ. of nervous and mental disease*, 1893, p. 225, et *Arch. de neurol.*, 1893,
p. 110); Sepilli et Lui (*Rev. di Frenescia*, 1898, et *Rev. neurol.*, 1898, p. 844);
Bruns (*Neurol. Centralblatt*, 1898, et *Rev. neurol.*, 1899, p. 139); Kaplan (*Rev.
neurol.*, 1898, p. 106).

la mort de huit ans), — de Mousseaux, Gothard et Riche (malade
de soixante-neuf ans apporté dans le coma, meurt quelques heures
après; il n'avait jamais présenté *que des attaques convulsives*,
que ses camarades attribuaient à des accès de boisson, et dont il
se remettait complètement; kyste hydatique du volume d'un œuf
de poule, dans la région centrale et pariétale, allant jusqu'au
voisinage des ventricules), — de Weber (femme de vingt-huit ans,
épileptique depuis l'âge de seize ans, tumeur sarcomateuse du lobe
occipital [circ. linguale et fusiforme], — de Pelizzi (sarcome du
volume d'un œuf de poule du lobe frontal; attaques épileptiques,
seul symptôme)[1].

En réalité, les faits où le seul symptôme des tumeurs encéphaliques est les attaques convulsives, sont peu nombreux. Le
plus souvent, il existe en même temps de la céphalée, des vomissements, des vertiges, de l'œdème papillaire. On en pourrait
trouver d'autres cependant; mais le petit nombre de ceux que
nous avons signalés suffit à montrer : 1° que l'apparition d'accès
convulsifs n'est pas liée uniquement au siège de la tumeur dans
la région motrice, puisqu'on les voit survenir pour des tumeurs
des régions pariétales, frontales, basales, cérébelleuses, protubérantielles, etc.; 2° que cet élément du syndrome, en général, ne
reste à l'état *isolé*, que pour les néoplasmes de *petit volume*, de formation récente (puisqu'il s'agit souvent de cas opérés), ou d'évolution lente (kystes, fibromes durs, etc.). Nous chercherons plus
tard le mécanisme, la pathogénie des crises convulsives, dans les
néoplasies encéphaliques.

e) Syndrome vertigineux. — Je mentionnerai sous ce nom une
forme assez rare du syndrome, qui ne se rencontre pas uniquem-
ment dans les tumeurs du cervelet ou de l'appareil cérébelleux
(protubérance, pédoncules), quoiqu'elle y soit bien plus fréquente.
Au milieu des autres signes du syndrome, l'état vertigineux prédo-
mine. Ainsi Nikitin rapporte l'histoire d'un malade, qui eut des
attaques de vertiges, suivies de convulsions et de pertes de connaissance fréquemment répétées, puis de paralysie, d'aphasie, etc.
A la face externe du lobe pariétal gauche, on trouve un kyste
grisâtre, gros comme une noisette. C'était un cas d'actynomicose[2].

1. Brissaud et Massary (*Iconogr. Salp.*, 1897, p. 73); Magalhaès Lemos
(*ibid.*, 1898, p. 20); Dide (*Soc. anat.*, 1898, p. 217); Aldhibert de Toulouse
(*Rev. de chir.*, 1875, p. 158); Reynier (*Congr. de chir.*, 1891, p. 110); Czerny
(*Arch. de neurol.*, 1897, p. 290); Marchand (*Congr. de neurol.*, et *Arch. de
neurol.*, 1901, p. 784); Mousseaux, Gothard et Riche (*Iconogr. Salp.*, 1901,
p. 19); Weber (*Rev. méd. Suisse rom.*, 20 mars 1900, et *Rev. neurol.*); Pelizzi
(*Rev. de neurol.*, 1902, p. 563).

2. Nikitin (*Deutsch. med. Wochens.*, 1900, p. 813, et *Rev. neurol.*, 1901,
p. 1116).

De même, dans un cas de Nicaise, l'état vertigineux était continuel (cysticerques de l'encéphale)[1]. Mais cet état est plus fréquent, plus accentué dans les tumeurs de la protubérance et du cervelet. Chez une femme de quarante-deux ans, Touche trouva une tumeur en fer à cheval sur le bord supérieur de la protubérance, comprimant l'étage supérieur des pédoncules : outre les signes des lésions protubérantielles, le symptôme le plus remarquable, était les accès de vertiges. « La malade éprouve, à chaque instant, des sensations vertigineuses; il lui semble que le plancher monte et descend, comme le pont d'un navire balancé par les vagues; quand elle est couchée, elle a de la tendance à rouler en bas de son lit, et quand elle veut marcher, fréquemment elle tombe sur le dos[2]. »

f) Syndrome seul. — Le syndrome s'accompagne assez habituellement de troubles intellectuels, moteurs, ou sensitifs : un certain nombre de néoplasmes, cependant, évoluent entièrement sans autres manifestations que celles qui leur sont propres, et cela, parfois, dans des conditions qu'on n'eut pas d'abord supposées. Auclair, chez une femme, vit, trois mois seulement avant sa mort, apparaître une céphalée violente et les autres signes du syndrome : elle portait un névrogliôme diffus des circonvolutions temporo-sphénoïdales, du noyau caudé et de la capsule interne[3]. Okynzic rapporte, dans les bulletins de la Société anatomique de 1902, un cas de gros tubercule isolé du cervelet, qui s'accompagne de céphalées occipitales violentes, de vomissements, de raideur de la nuque et de rétinite œdémateuse. Il n'y eut jamais, contre toute attente, de titubation ni de démarche ébrieuse[4]. Deux tubercules de la couche optique et du cervelet, produisirent exclusivement de la céphalée, des vomissements, de la stase papillaire, de la cécité, de l'épilepsie jacksonnienne (intelligence très conservée) dans le cas de Spillmann et Nilus, et ces auteurs ajoutent : « Comment expliquer, qu'avec des tumeurs multiples du cervelet, et une lésion volumineuse de la couche optique, il n'ait jamais existé de signe précis[5]? »

g) Absence du syndrome. — Sur 130 cas de tumeurs encéphaliques récemment publiés, et que nous avons analysés, nous trouvons environ 30 observations, où le syndrome fait absolument défaut, soit une proportion d'environ 23 p. 100 : ce qui ne veut pas dire, cependant, qu'il y *ait absence de tout symptôme.* Dans

1. Nicaise (*Soc. anat.*, 1900, p. 249).
2. Touche (*Rev. neurol.*, 1901, p. 417).
3. Auclair (*Soc. anat.*, 1896, p. 25).
4. Okynzic (*Soc. anat.*, 1902, p. 894).
5. Spillmann et Nilus (*Gaz. hebd.*, 1900, p. 1189, et *Rev. neurol.*, 1901, p. 305).

12 cas nous trouvons des crises convulsives plus ou moins accusées (pas de syndrome[1]). Dans 6 autres cas, ce sont des *phénomènes paralytiques*, qui signalèrent la tumeur, mais il n'y eut pas de syndrome. Cas de Rochas (gliôme du tiers moyen de l'hémisphère droit, — de Cestan (hémiplégie droite et aphasie; on croit à un ramollissement, et on trouve un fibrome du volume d'une mandarine comprimant la région rolandique), — de F. Damville (hémiplégie qu'on croit être due à une hémorragie ou à un ramollissement; sarcome angiolitique du volume d'une noisette, derrière le pli courbe), — Keen et Spiller (parésie du bras droit et de la jambe, amnésie verbale; hémianopsie; ablation d'un endothéliome de la circ. pariétale supérieure), — Klippel et Jarvis (hémiplégie, tremblements choréiques, excitations délirantes, mais pas de syndrome[2]). — On conçoit combien, dans ces circonstances, le diagnostic avec un foyer de ramollissement ou une hémorragie, doit rester obscur.

Dans un cas, la tumeur s'est signalée uniquement par des troubles de la sensibilité, des hallucinations tactiles, des hypoesthésies. On crut à une *lésion irritative* superficielle de la région du bras et de la face : tumeur de la grosseur d'une noix, logée dans la partie moyenne du sillon de Rolando (Sciammana et Postempski)[3].

Plusieurs fois, des troubles intellectuels, du délire, de l'hystérie, un sommeil prolongé furent les seuls symptômes. Exemples : plusieurs petites tumeurs de nature épendymaire, ou particulier sur P[4] (Cornil); — cas de Seavick (nervosisme, délire de persécution, pas de syndrome; psammo-sarcome du ventricule latéral), — Seavick (tumeur de la grandeur de la paume de la main occupant le lobe frontal gauche; pas de troubles psychiques, ni syndrome, seulement accès de sommeil); — Bristowe signale expressément, que le syndrome manque ordinairement, dans les tumeurs du corps calleux, et Solder mentionne le caractère bénin des sympômes généraux, et l'évolution lente dans les anévrismes des artères cérébrales. Enfin Kostér diagnostique de l'hystérie, dans un cas de tumeur du quatrième ventricule, où il n'y avait ni céphalalgie, ni *Stauungspapille*. Et Lorrain, pour un

---

1. Cas déjà cités de Magalhaès, Aldhibert, R. Reynier, Marchand, Dide, Hitzig, Czerny, Paviot, Mousseaux et Vigouroux (*Arch. de neurol.*, 1901, II, p. 542); Cathelin et Morelly (*Soc. anat.*, 1897, p. 907); Fel (*Rev. neurol.*, 1894, p. 285), etc.

2. Rochas (*loc. cit.*); Cestan (*Soc. anat.*, 1899, p. 188); Fr. Damville (*Soc. anat.*, 1902, p. 305); Keen et Spiller (*Journ. of nerv. and mental disease*, 1900, p. 241, et *Rev. neurol.*, 1901, p. 196); Klippel et Jarvis (*Rev. neurol.*, 1902, p. 1027).

3. Sciammana et Postempski (*Rev. neurol.*, 1901, p. 240).

endothéliome de l'arachnoïde du volume d'une grosse noix au niveau de F³ et de l'insula, observe, en huit mois, deux ou trois attaques apoplectiques, sans syndrome[1].

h) Tumeurs latentes. — Par tumeurs latentes, nous entendons non seulement celles où les signes du syndrome sont tous absents, et dont nous venons de parler, mais uniquement les néoplasmes, qui pendant la vie, n'ont donné lieu à aucun trouble cérébral. C'est une croyance générale, que les tumeurs occupent les régions, dites latentes, silencieuses ou muettes de l'encéphale, parce que leur réaction fonctionnelle paraît absolument inconnue, en particulier, les lobes frontaux ou occipitaux. Aujourd'hui, on sait que les lésions des lobes frontaux, donnent lieu à des troubles psychiques (nous l'établirons pour les néoplasmes); et que les lobes occipitaux, sont loin de rester silencieux, puisque leurs lésions produisent l'hémianopsie.

Nous avons trouvé environ 15 cas de tumeurs cérébrales absolument latentes sur 136, soit environ 10 à 11 p. 100.

Bullens rapporte, qu'il a trouvé dans les registres de son asile, cinq cas de sarcomes du cerveau, où on n'avait constaté aucun symptôme caractéristique de l'existence d'une tumeur[2].

Pour les *lobes frontaux*, nous mentionnerons : un cas de Burr (énorme tumeur de la dure-mère de 10 centimètres de diamètre [carcinome] occupant la face externe du lobe frontal droit, lui-même envahi en partie); deux cas de Bouveret (tumeur du centre ovale des lobes frontaux, en avant des irradiations du faisceau pyramidal; à la phase terminale, et il y eut ictus apoplectique et paralytique); Biroula, à l'autopsie d'un soldat mort de fièvre typhoïde, trouva un énorme kyste des méninges, occupant F¹ et F², et ne s'étant pas manifesté pendant la vie. G. Muggia, chez un dément, tranquille et sociable, qui n'eut jamais de troubles de la parole, ni céphalée, ni affaiblissement de la vue, ni vertiges, ni vomissements, ni accès convulsifs, rencontra à l'autopsie une grosse tumeur de 102 grammes, occupant la fosse cérébrale antérieure, et comprimant de bas en haut les deux lobes frontaux. — Le cas le plus remarquable est celui du célèbre clinicien H. Benett (cité par Byrom-Bramwell), mort après une

1. Cornil (*Bull. Soc. anat.*, 1901, p. 561); Seavick (*Rev. neurol.*, 1893, p. 465); Bristowe (*in* Devic et Paviot, *Rec. de méd.*, 1897, p. 967); Solder (*Rev. neurol.* 1893, p. 297); Koster (*Rev. neurol.*, 1897, p. 196); Lorrain (*Soc. anat.*, 1895, p. 696).

2. Bullens (*Journ. of mental Sciences*, janv. 1888, et *Arch. de neurol.*, 1890, p. 213); Burr (*Arch. de neurol.*, 1892, II, p. 406); Bouveret (*Nouv. Montpellier méd.*, 1896); Biroula (*Soc. de Psych. de Saint-Pétersbourg*, 1896, et *Rev. neurol.*, 1897, p. 206); G. Muggia (*Riforma medica*, 1902, p. 855, et *Rev. neurol.*, 1902, p. 941); Byrom-Bramwell (*Edinb. med. Journ.*, 1886, p. 72, et *Arch. de neurol.*, 1880-81, p. 589).

lithotomie. On trouve une tumeur du volume d'un œuf de poule, située entre la dure-mère et les os, s'étant creusé une loge dans le tissu cérébral. Le pariétal était aminci; les circonvolutions aplaties et déprimées : on ne trouva ni congestion ni ramollissement de la substance nerveuse; jamais il n'y eut de symptômes, et ceux-ci n'eussent pas échappé au savant clinicien. La tumeur était sans doute congénitale.

Les tumeurs des autres parties du cerveau peuvent aussi demeurer *latentes*, comme le prouvent les faits suivants :

1° *Région rolandique*. — Roller de Brake : sarcome de 10 à 14 centimètres des os du crâne, compression des circonvolutions centrales sans symptômes cérébraux. Pigchini : sarcome endothélial de la grosseur d'un œuf de poule, ayant comprimé et atrophié la région rolandique; jamais de troubles, ni de la motilité, ni du fonctionnement cérébral.

2° *Région temporo-occipitale*. — Un malade de quarante-quatre ans, atteint de troubles mentaux, et diagnostiqués paralysie générale, meurt dans le coma : on trouve un cholestéatome, du volume d'une petite pomme, dans la substance des circonvolutions temporo-occipitales (Nettom).

3° *Ganglions de la base*. — James Rorie, chez une démente, qui n'eut jamais ni céphalalgie, ni vomissements, ni troubles du langage, ni convulsions, ni lésions de la sensibilité ou de la motilité, rencontra une tumeur occupant la place des ganglions de la base, et celle du corps calleux.

4° *Cervelet*. — D'après Marchand, un malade, qui durant sa vie n'eut jamais d'accès convulsifs, ni de troubles cérébraux, était porteur d'une tumeur du volume d'une noix, au niveau du lobule pneumo-gastrique du cervelet. Nous avons déjà cité le cas de Cathelin, qui trouve deux tubercules du cervelet, sans manifestations, chez un enfant.

5° *Protubérance et bulbe*. — Perranda trouve un lipome du volume d'une noisette chez un homme de trente-quatre ans, aucun trouble n'avait été observé pendant la vie [1].

Comme conclusion, on peut dire que les tumeurs cérébrales *réellement latentes*, c'est-à-dire sans aucune manifestation pendant la vie, *sont plutôt rares*, et qu'elles se rencontrent surtout, chez des *déments*, chez des malades qui occupent les asiles; de plus, un certain nombre paraissent congénitales. Les progrès de la neuropathologie et du diagnostic, en feront de plus en plus une très grande exception.

1. Roller de Bracke (*Arch. de neurol.*, 1891, p. 293); Pigchini (*Rev. de neurol.*, 1893, p. 221); Nettom (*Rev. neurol.*, 1898, p. 139); James Rorie (*Arch. de neu-

i) Relations du syndrome avec le volume, le siège et la nature des tumeurs cérébrales. — L'hypothèse généralement admise, que les troubles généraux du syndrome, sont le résultat de la compression cérébrale, exercée par la tumeur, laisse supposer que plus la tumeur sera volumineuse, plus les phénomènes observés seront accusés. Il n'en est pas toujours ainsi cependant. Nous avons relevé 11 cas de petites tumeurs, sises en différentes régions de l'encéphale, ayant donné lieu aux troubles du syndrome, d'une manière très nette. Dans 10 autres cas, ceux-ci ne s'étaient pas manifestés. Voici l'énumération des petites tumeurs, se rapportant à la première catégorie de faits : tumeur du volume d'une noisette, dans le noyau lenticulaire; tubercules du même volume, dans le pédoncule droit, dans le lobe paracentral, dans la couche optique (2 cas), dans le cervelet. Petit kyste dans la région motrice, petit fibrome du cervelet, etc. Il semble que les lésions tuberculeuses, solitaires, soient, parmi les néoplasmes, de petit volume, ceux qui donnent lieu surtout *à des troubles intensifs.*

Pour les *grosses tumeurs*, nous trouvons 23 cas *avec syndrome accusé*; et, par contre, 24 cas où les troubles généraux *ont été peu accentués ou nuls.* Voici l'indication des tumeurs du *second groupe* : tumeur du volume d'une grosse noix (région frontale; cas de Besson et déjà cité; sarcome de 10 à 14 centimètres comprimant les circonvolutions centrales; tumeur de la dure-mère de 10 centimètres ayant envahi, en partie, la région frontale; grosse tumeur du centre ovale, occupant les ganglions de la base; tumeur de la région frontale; gliôme de la région frontale et du corps calleux; gros tubercule de la couche optique; tumeur du volume d'une mandarine dans la région rolandique; tumeur du centre ovale et du lobe frontal; sarcome gros comme un œuf de poule, dans la région rolandique; endothéliome de la dure-mère du volume du poing; tumeur de la grandeur de la paume de la main, occupant tout le lobe frontal gauche; tumeur du volume d'un œuf de poule dans le centre ovale; tumeur volumineuse du lobe frontal, kyste dermoïde volumineux; tumeur du centre ovale; tumeur du volume d'une mandarine dans le lobe frontal; tumeur grosse comme une pomme dans la région temporo-occipitale; tumeur du poids de 102 grammes dans la fosse cérébrale antérieure; tumeur du lobule paracentral; kyste du volume d'un œuf de poule dans la région centrale et pariétale, allant jusqu'aux ventricules.

Le *siège de la tumeur* ne paraît pas avoir une influence absolue

rol., 1893, I, 463); Marchand (*Arch. de neurol.*, 1901, p 269); Cathelin (*Soc. anat.*, 1898, p. 566); Perranda (*Rev. neurol.*, 1898, p. 105).

sur l'*apparition du syndrome*. Nous avons noté : 1° dans la *région
frontale* : 11 cas sans troubles généraux, 7 cas avec syndrome;
2° dans la *région motrice*, 4 cas avec syndrome et 8 cas où il
était absent (ordinairement il existait des crises convulsives); 3°
pour les ganglions de la base (couche optique, corps strié) :
5 cas avec syndrome et 8 cas sans syndrome; 4° de même les
tumeurs de la base, des ventricules, du cervelet, de la protubérance et du bulbe, les tumeurs de la dure-mère, nous ont fourni
dans des proportions diverses des cas avec ou sans manifestations
générales.

La *nature des néoplasmes* n'a pas une action constatée et manifeste sur l'apparition de la céphalée, des vomissements, de la
névrite optique, etc. quoique, cependant, les troubles généraux
paraissent plus *communs*, dans les tubercules, les gommes, les
gliômes, et les néoplasmes à accroissement rapide.

La *conclusion* qui s'impose, après avoir constaté cette variété
d'allures, cette mobilité dans la physionomie clinique du *syndrome*, son absence de corrélation absolue avec le volume, la
nature et le siège du néoplasme, c'est : 1° qu'il ne constitue pas
un phénomène absolument *adéquat* à l'existence des tumeurs
encéphaliques; 2° qu'il n'est en réalité qu'un *épiphénomène*. — Il
est, cependant, d'une grande importance en pathologie cérébrale,
à cause de sa grande fréquence, et de ses caractères spéciaux :
c'est pourquoi, il est indispensable de préciser, si possible, sa
valeur séméiologique et sa *pathogénie*.

VALEUR SÉMÉIOLOGIQUE ET PATHOGÉNIE.

a) La *valeur séméiologique* du *syndrome* des néoplasmes cérébraux est considérable, puisque c'est lui que recherchent surtout les cliniciens, quand ils veulent établir le diagnostic d'une
tumeur des centres nerveux. Elle a pour *bases principales* :
1° sa *grande fréquence*; 2° l'importance de ses *caractères distinctifs*, par rapport aux autres affections cérébrales.

1° *Fréquence.* — Sur 130 observations que nous avons parcourues, nous avons rencontré 90 fois la présence du syndrome;
dans 40 cas, il faisait défaut. Nous pouvons donc admettre qu'il
existe dans 70 p. 100 des cas observés : tantôt il apparaissait
avec son complexus à peu près entier, 54 p. 100; tantôt il était
réduit à quelques-uns de ses éléments, céphalée, œdème papillaire
etc., 16 p. 100. — Il ne faudrait pas conclure cependant, que
30 p. 100 des tumeurs cérébrales n'ont aucune manifestation
symptomatique; car nous avons trouvé, sur les 40 cas qui constituent cette proportion, 17 fois des phénomènes convulsifs,

7 fois des paralysies et 4 fois des troubles intellectuels (torpeur, somnolence, délire, hystérie). Dans 12 cas seulement la tumeur était *latente*, c'est-à-dire ne s'était pas manifestée, soit dans une proportion de 9 p. 100.

Krauss, dans un travail récent, analysant 16 cas personnels de tumeurs cérébrales, arrive aux conclusions suivantes : Chez tous les malades, il existait de la céphalalgie, tantôt diffuse, tantôt localisée ; la névrite optique était présente dans 10 cas sur 12 ; les nausées et les vomissements furent observés 11 fois ; l'hébétude mentale et la dépression 10 fois. Le vertige, qui passe pour un des symptômes cardinaux, était présent dans 6 cas, et absent dans 7. La paralysie, sous une forme ou sur une autre, a été notée 10 fois. L'auteur classe ainsi les symptômes des tumeurs cérébrales, selon leur importance : 1° Céphalalgie ; 2° Névrite optique ; 3° Apathie mentale ; 4° Nausées et vomissements. Enfin, à titre de symptôme spécial et localisateur, il faut ajouter : 5° la paralysie. — « Quant aux symptômes précoces, ajoute-t-il, ce sont ceux qu'on rencontre dans la neurasthénie : la céphalalgie, l'inaptitude au travail intellectuel, les troubles de la digestion, l'irritabilité nerveuse et le malaise général. Mais le signe décisif sera toujours l'étranglement de la papille (Choked Disk), et l'on peut faire, de cette lésion, le signe *pathognomonique* des tumeurs cérébrales[1].

En traitant de l'*œdème de la papille*, nous avons déjà indiqué que cette lésion oculaire s'observait, d'après les recherches de Reich, Annuske et Ed. Lawford dans 80 p. 100 des cas, de tumeurs des centres nerveux. La statistique de Martin, qui a analysé 600 cas, relève une proportion de lésions papillaires qui varie de 60 à 80 p. 100 selon le siège et la nature des tumeurs cérébrales[2].

H. Wilder dit que la névrite optique, vient par rang d'importance symptomatique, immédiatement après la céphalée. Sa fréquence est très grande : elle a été trouvée 104 fois sur 140 cas de tumeurs cérébrales, soit dans environ 75 p. 100 des cas[3].

b) Caractères distinctifs. — Les caractères distinctifs du syndrome des néoplasies cérébrales, sont *spéciaux* ; et, lorsqu'il est accusé, les maladies du cerveau avec lesquelles on peut craindre la confusion, sont peu nombreuses. La céphalée aiguë des urémiques, l'encéphalopathie saturnine, peuvent aussi s'accompagner de vomissements, d'un certain degré de torpeur cérébrale, et de névrite optique : mais, dans ces circonstances, l'examen métho-

---

1. W. C. Krauss (*The New-York med. Journ.*, 30 juillet 1898, et *Arch. de neurol.*, 1901, I, p. 252).
2. Martin (*The Lancet*, 1897, II).
3. W. H. Wilder (*Journ. of nerv. and mental disease*, août 1900, et *Arch. de neurol.*, 1901, p. 302, I).

dique des urines (albumine, cylindres urinaires), et les antécédents, éclairent le diagnostic. Nous avons d'ailleurs indiqué, que la *neuro-rétinite* des albuminuriques, diffère par ses taches rétiniennes blanches, nettement limitées, de la névrite œdémateuse des tumeurs. C'est dans ces circonstances, que la collaboration du médecin et du chirurgien, sont précieuses.

Les *abcès du cerveau*, s'ils sont aigus, s'accompagnent d'*élévation de température*, et, s'ils sont chroniques, auront eu comme point de départ une pyohémie, une suppuration du poumon ou d'autres organes, une lésion suppurative de l'oreille moyenne ou des cavités des sinus, ou enfin, une ostéite suppurée de la base du crâne. Toutes ces lésions ont leurs caractères propres, et ne peuvent embarrasser le diagnostic du syndrome, que dans certaines circonstances rares.

Les *méningites aiguës*, se distinguent par l'élévation de température, le délire, et l'évolution rapide. La raie méningitique, le signe de Kernig, sont des éléments de diagnostic, d'une valeur non négligeable.

Les *méningites chroniques*, circonscrites ou en plaques, peuvent simuler une tumeur; car, on rencontre, *dans les deux cas*, la céphalalgie, la névrite optique double, les convulsions locales ou généralisées, et parfois des paralysies partielles. Mais la marche générale de l'affection, le pouls fréquent, puis lent, irrégulier, la céphalalgie moins limitée et moins intense, les hyperesthésies sensitives ou sensorielles, la photophobie, la constipation, la névrite optique moins accusée, la constatation de tubercules de la choroïde, de lésions tuberculeuses dans d'autres organes, les stigmates et les antécédents, aideront à reconnaître, qu'il ne s'agit pas d'une néoplasie cérébrale.

Nous n'insisterons pas sur ces affections, où le *syndrome* est plus ou moins simulé, car elles sont du domaine de la médecine; et, d'ailleurs, elles atteignent rarement le degré de figuration suffisant des éléments du syndrome, pour conduire à une erreur d'interprétation *définitive*, un esprit prévenu. C'est ainsi que Krauss affirme avoir fait le diagnostic de tumeur cérébrale, dans 12 cas sur 13 en ce qui concerne le cerveau; et, dans tous les cas cérébelleux, il a été fait et confirmé [1].

On peut donc dire avec vérité : que la valeur séméiologique du *syndrome* des tumeurs cérébrales est très grande, et se trouve confirmée par sa grande fréquence, et par la valeur réelle de ses caractères distinctifs.

c) **Pathogénie du syndrome.** — La *coexistence habituelle* des

1. Krauss (*The New-York med. Journ.*, 1898).

éléments du syndrome dans les néoplasies cérébrales, a récemment conduit les pathologistes, à rechercher le *lien anatomique ou physiologique*, qui les unissait, et en occasionnait l'apparition, dans des formes toujours à peu près semblables. En d'autres termes, on s'est demandé pourquoi la céphalée, les vomissements, la torpeur cérébrale et l'œdème papillaire étaient associés, et caractérisaient ainsi les tumeurs cérébrales. Les hypothèses et les recherches n'ont pas manqué, et de toutes, la plus communément admise, presque sans conteste, a été l'action de la *compression cérébrale*, produite par la tumeur : mais, dans ces dernières années, on a, à juste titre, attribué une part importante, dans les manifestations observées, à la *toxi-infection* déterminée par les sécrétions internes des produits des néoplasmes, à l'*œdème cérébral*, et à l'*irritation*. Nous allons apprécier la valeur de ces hypothèses.

1° *La compression cérébrale dans les néoplasies intra-crâniennes.*

a) *Considérations physiologiques et expérimentales.* — Dans notre travail sur « les traumatismes cérébraux »[1], nous avons, un des premiers, étudié expérimentalement, par des injections d'eau, d'huile, de cire, *les effets physiologiques de la compression intra-crânienne.* Nous avons vu qu'elle produisait l'*anémie des centres nerveux*, que celle-ci s'accentuait de plus en plus avec l'excès de pression, jusqu'à la mort, survenant ordinairement, dès qu'elle dépassait la *tension artérielle*. Chez un cheval, soumis à une pression cérébrale, le sang de la veine jugulaire revenait moins abondant; et à l'hémodynamomètre, on observait une chute de la tension, descendant de 15 centimètres Hg à 4 ou 5 centimètres; cette faible tension, représentait à peine le sang veineux, qui s'écoulait de la face. Ces effets, disions-nous, étaient tout à fait comparables à ceux obtenus par Couty, lorsqu'il suspendait le cours du sang dans l'encéphale, par des injections oblitérantes.

Il résultait encore, de nos nombreuses expériences, que les troubles produits dans les fonctions *cérébro-bulbaires*, par une pression graduellement exercée à la surface des hémisphères cérébraux, consistaient : 1° en un ralentissement progressif du pouls, qui de 100 tombait à 40 ou 50 pulsations; et de la respiration, dont les mouvements étaient réduits de 16 à 10 par minute; en un abaissement de la température (*phénomènes bulbaires*); 2° en une dépression des facultés psychiques, l'animal tombant

---

1. H. Duret, *Études expérimentales et cliniques sur les Traum. cérébraux* (Thèse Paris, 1898).

progressivement dans l'inconscience, l'apathie, la somnolence, et finalement dans le coma; 3° en l'engourdissement, la fatigue et la parésie musculaire, et enfin, dans la lenteur et, bientôt, l'extinction des impressions sensorielles et sensibles (*phénomènes cérébraux*). On voyait aussi survenir l'abolition du réflexe cornéen, la dilatation de la pupille; dans quelques cas, les globes oculaires devenaient plus saillants, et étaient le siège d'une hypertension.

Or, cet affaiblissement graduel des fonctions cérébrales, *nous le voyons survenir dans les tumeurs encéphaliques*, où il prend le nom de *torpeur cérébrale*, *d'état somnolent*, *d'obnubilation psychique*; et il s'accompagne de faiblesse musculaire, de parésie, d'hypoesthésie, etc. Parfois, il y a aussi lenteur du pouls, gêne de la respiration, surtout au moment des paroxysmes ou crises du syndrome. On peut observer des troubles pupillaires (mydriase ou myosis). Enfin, il n'est pas jusqu'au *nystagmus*, si ordinaire dans les tumeurs de la base et du cervelet, qui, ainsi que les phénomènes pupillaires, ne trouve son explication dans nos expériences : dans l'une d'elles, nous indiquions comme l'ayant produit, la distension de l'aqueduc de Sylvius, et les hémorragies miliaires qui y étaient associées, et occupaient la région des nombreux noyaux de la troisième paire, situés, comme on le sait, près des parois de ce conduit [1]. La saillie des globes oculaires, leur hypertension sont sous l'influence de l'*hypertension intra-crânienne*, qui, ainsi que l'a indiqué Leyden, et que l'ont constaté, avec l'ophtalmomètre, Hippel, Grunhagen, est en corrélation directe avec la tension oculaire.

Celles de nos expériences, qui réalisent le mieux les conditions pathologiques, dans lesquelles se trouve le cerveau comprimé par une tumeur, sont celles, que nous avons faites avec des substances coagulables (cire, paraffine, à la surface des hémisphères, entre la dure-mère et l'os, ou dans l'arachnoïde. On y voit, dans une figure empruntée à Pagenstecher, comment un caillot de cire (ou une tumeur) comprime l'encéphale, aplatit les circonvolutions, déprime les ventricules, et même, s'il est volumineux, comprime et déforme la protubérance et le bulbe. On s'explique ainsi comment un néoplasme, s'il est étendu, peut avoir une action à distance, sur les nerfs, les vaisseaux, et les organes de la base, jusqu'à gêner leurs fonctions, et faire refluer le liquide céphalo-rachidien, vers les lacs arachnoïdiens de la base et les gaines optiques [2].

---

1. Duret (*Traum. cérébraux*, p. 182).
2. Dans plusieurs de nos expériences, nous avons observé de l'œdème cérébral et de l'hydropisie des ventricules.

Quant aux troubles observés, ils varient selon le volume de la cire injectée : si le caillot artificiel est volumineux, l'animal tombe dans le coma, et meurt rapidement. S'il est de moyen volume (4 cent. cubes environ chez un chien de moyenne taille), on observe un état soporeux, un affaiblissement musculaire progressif, un engourdissement de la sensibilité : l'animal succombe, après quelques jours, dans un état de dépression de plus en plus prononcé. Enfin, une petite injection de cire de 2 cent. cubes, met l'animal dans un état d'apathie prononcé : il est somnolent, mais il conserve la perception des impressions extérieures, dès qu'on l'excite un peu vivement; sa faiblesse musculaire est peu prononcée et sa sensibilité, quoique amoindrie, est conservée. Si on enlève la cire comprimante, il recouvre sa connaissance et ses facultés. N'est-ce pas là ce qui se passe, *lorsque le chirurgien, ayant pu enlever une tumeur qui comprime l'encéphale, on voit disparaître la torpeur, la céphalée, les vomissements et l'œdème papillaire?*

L'analyse expérimentale permet donc d'admettre, en définitive, que c'est par le mécanisme de la compression cérébrale, que les tumeurs intra-crâniennes, produisent les troubles, qui en révèlent la présence.

Il importe, cependant, de ne pas se hâter de considérer la démonstration, comme absolue : car, même au seul point de vue expérimental, une difficulté se présente. D'après nos expériences et celles de Pagenstecher, le corps comprimant, pour produire ces effets, devrait avoir un volume qu'on peut estimer, chez l'homme, à 50 ou 60 centimètres cubes, et même à 120 centimètres cubes, s'il s'agit d'injections intraarachnoïdiennes : or, les néoplasmes de ces dimensions ne sont pas fréquents, et nous voyons, en clinique, les phénomènes de compression se manifester, avec de très petites tumeurs. (Voir nos études du syndrome.)

D'ailleurs, même en restant au seul point de vue de la pathologie expérimentale, les *contradicteurs* de la théorie de la compression cérébrale n'ont pas manqué.

Parmi les plus importants, il faut citer Adamkiewicz, qui, dès 1884, affirmait qu'il n'y avait pas de transmission de la pression par le liquide céphalo-rachidien, mais des phénomènes congestifs et inflammatoires, qui, s'étendant de proche en proche, produisaient l'épilepsie partielle, l'hémiplégie, la céphalée, etc., par réaction des cellules nerveuses. « Jamais, disait-il, la tension n'augmente à l'intérieur de la cavité cranienne; le liquide céphalo-rachidien n'existe que dans la proportion où il est nécessaire, pour remplir le vide laissé entre le crâne et le cerveau. »

Et il ajoutait, en 1898 : « La tension du liquide céphalo-rachidien n'augmente jamais, au delà de ses limites physiologiques : si cela avait lieu, la mort s'ensuivrait. Elle dépend uniquement de celle des artères et des capillaires, et, dans les mouvements respiratoires, elle oscille à l'état normal, autour de son point d'équilibre. Le courant veineux commande le courant du liquide céphalo-rachidien. S'il y a augmentation de pression, celui-ci fuit dans les sinus veineux, et en particulier, dans les veines du crâne : car le diploé est un vaste réservoir veineux, formé de canaux rigides, incompressibles, assurant une voie de dérivation rapide au liquide céphalo-rachidien, qui y afflue des veines cérébrales [1]. » Par contre, Adamkiewicz admet la compressibilité de la substance cérébrale, qui peut être réduite du $1/5^e$ de son volume : et, ce serait à cette compression, que seraient dus les phénomènes observés : la céphalée, la torpeur, l'œdème papillaire, etc. « L'action exercée sur le cerveau par l'expansion de la tumeur, dit-il, est comparable mécaniquement, à celle qu'elle aurait sur toute autre partie du corps ; elle ne diffère, qu'en raison des fonctions propres du cerveau. »

Cette dernière proposition renferme une part importante de vérité : mais, selon nous, Adamkiewicz répudie à tort, le rôle du liquide céphalo-rachidien, comme agent de transmission et de diffusion de la compression, comme facteur de l'hypertension. S'il attribue une si grande importance à la compression de la substance nerveuse, c'est qu'il a *exclusivement* expérimenté sur des lapins, animaux dont le crâne, ne contenant qu'une faible proportion de liquide, est presque à sec ; c'est encore, qu'il s'est servi de corps durs (cailloux, fragments osseux, tiges de laminaire, etc.), qui ont pour effet une *attrition locale*.

Roncali et Tillmann ont eu recours à des procédés analogues, et Bomba, au Congrès de Rome, a fait observer, avec juste raison, que, dans ces expériences, il s'agit de compressions brusques, qui ne ressemblent que peu à l'action lente et graduelle des tumeurs [2].

Von Stockum (de Leyde), dans une communication au Congrès français de chirurgie en 1893, s'efforce d'établir, par une série d'expériences ingénieuses et assez complexes, que la cause des phénomènes « dits de compression cérébrale », est le résultat de l'anémie des hémisphères, produite par l'agent comprimant,

1. Adamkiewicz (*Wiener klinik*, 1884, et *Arch. de neurol.*, 1886, p. 210); Adamkiewicz : Ce qu'on appelle la pression cérébrale, le mouvement du liquide céphalo-rachidien dans le crâne, et la pression encéphalique (*Neurol. Centralblatt*, 1897, et *Arch. de neurol.*, 1898, II, 307).

2. Roncali (*Congrès it. de chir. et Rev. de chir.*, 1897, p. 314, et *Rev. de neurol.*, 1900, p. 274), et *Traité de la compressibilité de l'encéphale* (Dante Allighieri, Roma, 1892, 244 p. et 44 fig.); Tillmann (*Rev. de chir.*, 1901, p. 597).

et de troubles de la circulation du bulbe, ayant leur point de départ dans un centre vaso-moteur propre au cerveau. Il ne semble pas qu'il ait précisé suffisamment l'existence et le siège de ce centre, et surtout l'influence considérable, qu'il lui attribue[1].

Von Bergmann est l'auteur qui, en Allemagne, a le plus complètement étudié la pathogénie de la compression cérébrale : il a défendu avec tant de zèle, dit Van Stockum, la théorie expérimentale que Duret avait exposée, qu'elle y est connue sous le nom de théorie de Bergmann. Nous résumons, d'après son récent *Traité de Chirurgie cérébrale* (1899), ses opinions et ses recherches fort intéressantes[2]. — Selon lui, Adamkiewicz a confondu deux faits différents, la *compression* et l'*expression* ; le cerveau, contenu dans une cavité hermétique, inextensible, ne saurait être *exprimé*, comme une éponge qu'on tient en main, et d'où les liquides s'écoulent librement. Les expériences de Grashey, faites au *piézomètre*, montrent que des pressions, qui feraient éclater le crâne, ne produisent aucune diminution de la substance cérébrale : celle-ci est presque incompressible[3]. Son opinion que la tension du liquide céphalo-rachidien, étant fonction de la tension sanguine, ne peut jamais dépasser celle des veines, est erronée. En effet, Bergmann et ses élèves, Cramer, Ziégler, Bayliss et Hill, ont pris la pression à l'origine de la veine jugulaire interne de gros animaux (chiens et veaux); elle s'est élevée en moyenne de 130 à 140 millimètres. Or Quincke, dans une hydrocéphalie acquise, Ricken dans un abcès du cervelet, Stadelmann dans une méningite tuberculeuse, ont trouvé, par la ponction lombaire, des chiffres bien supérieurs, variant de 300 à 700 millimètres d'eau. Dans une tumeur cérébelleuse, avec céphalée et *Stauungspapille*, on trouva 320 millimètres; et, dans une tumeur cérébrale avec atrophie des nerfs optiques et état de stupeur, 210 à 220 millimètres.

L'objection, en apparence la plus grande[4], faite à l'action *médiate* du liquide céphalo-rachidien par Adamkiewicz et ses partisans, Schmitzler, Reiner et Deucher[5], a été que, si par une ouverture aux espaces arachnoïdiens, on laisse couler le liquide,

---

1. Von Stockum de Leyde (Hollande), Sur la théorie de la compression cérébrale (*Congrès fr. de chir.*, 1893, p. 416).

2. Von Bergmann, *Die chirurgische Behandlung von Hirnkrankeiten* (Berlin, 1899) (*Die Lehre von Hirndrucke*, p. 110).

3. A peu près comme l'eau. Grashey, Uber Hirndrucke und Hirncompressibilität (*Allg. Zeit. für Psych.*, Bd. 43, p. 267).

4. Von Bergmann (*loc. cit.*, p. 123).

5. Reiner (*Wiener klinik Wochenschrift*, 1893, p. 371); Deucher (*Deutsch. Zeit. für Chir.*, 1893, p. 115).

on n'en obtient pas moins, par des injections de paraffine et d'huile, les phénomènes de la compression. Von Bergmann donne, de ce fait, deux explications : 1° Le cerveau, incompressible, tient le milieu entre les corps solides et liquides; comprimé en un point, en même temps qu'il exprime le sang qu'il contient, il transmet lui-même les pressions dans tous les sens : il se déforme et s'aplatit; 2° dans les expériences de Deucher, il faut *beaucoup plus de paraffine*, pou robtenir des troubles de compression, comparables à ceux qui surviennent, si le crâne est fermé; avant d'apparaître, il se passe plusieurs minutes, tandis qu'ordinairement, ils se produisent en quelques secondes. Dans les faits de Deucher, il s'agit d'*expression* plutôt que de *compression*, et on observe surtout des phénomènes de localisation. Von Bergmann arrive aux conclusions suivantes : « Le développement et le complexus, des symptômes appelés *compression cérébrale*, est un processus particulier, typique, dans ses représentations cliniques, et ses effets pathologiques. A l'état physiologique, l'expansion du sac dural et la résorption par la voie circulatoire, suffisent à prévenir les effets d'une tension trop élevée du liquide céphalo-rachidien : mais, dans les *cas pathologiques*, il se peut que les rapports, entre l'afflux et le reflux du même liquide, soit troublé et, alors, naissent les signes caractéristiques de la *compression cérébrale*.

L'action médiate du liquide céphalo-rachidien, pour transmettre les pressions, apparaît manifeste lorsque, dans le spina-bifida, dans l'hydrocéphalie, on excerce une compression sur le sac pathologique : l'enfant, après quelques contractions, tombe dans la somnolence, puis dans une sorte de coma, avec arrêt de la respiration et lenteur du pouls, troubles qui se rapprochent singulièrement de ceux des compressions expérimentales.

Lorsqu'il s'agit d'une *tumeur cérébrale*, une question impérieuse se pose, cependant : comment le liquide n'est-il pas résorbé en quantité suffisante pour faire place?... Que le liquide rachidien se résorbe rapidement et facilement, nos recherches et celles de Magendie, de Naunyn, de Schreiber, le démontrent : dans une de nos expériences, sur un chien, nous avons vu, à la suite d'une injection dans la cavité arachnoïdienne, se résorber 583 grammes d'eau, en un quart d'heure, sous une pression de 15 centimètres de mercure[1]. Hill et Ziegler nous ont indiqué la voie de cette absorption[2] : en 10 secondes, les injections de ferrocyanure dans les lacs arachnoïdiens, passent dans le sang, tandis qu'après une

1. H. Duret, *Traum. cérébraux*, p. 170; Naunyn et Schreiber (*Arch. f. exp. path. et l'hesm.*, Bd. 14 et Bd. 22).
2. Hill et Ziegler (cités par Bergmann, p. 120).

demi-heure, on n'en trouve pas encore dans les lymphatiques : l'importance de la *voie sanguine*, pour la résorption du liquide céphalo-rachidien, est donc considérable.

De ce fait, il résulte que, dans les néoplasmes, après un certain temps, il devrait s'établir un équilibre entre le flux et la résorption du liquide céphalo-rachidien. Toutefois, il importe de remarquer que choses différentes sont l'état physiologique et l'état pathologique. Il est des circonstances pathologiques, où la résorption du liquide rachidien se trouve diminuée ou empêchée : et cela arrivera surtout lorsque existeront des *altérations vasculaires*; puisque c'est ordinairement par la *voie* sanguine, que s'opère la résorption. Il en est ainsi (Bergmann l'indique) dans les méningites tuberculeuses ou autres, où existent des exsudats, des dépôts, qui compriment les vaisseaux : l'œdème et l'hydrocéphalie interne sont fréquentes dans ces circonstances, en même temps qu'existent de la céphalée, de la torpeur, des vomissements, de l'œdème papillaire, etc.

b) Lésions pathologiques. — Mais, ce qui explique mieux l'*hypertension*, qui accompagne les néoplasmes cérébraux, ce sont les *altérations anatomiques*, et les modifications produites, dans la *statique* et la *dynamique* des organes intra-crâniens. Les effets locaux et généraux de la compression, s'y manifestent avec évidence.

Il faut lire dans Bruns les nombreux exemples, qu'il cite, de ces lésions : tumeurs de la convexité des enveloppes, qui, comme certains fongus de la dure-mère, soulèvent en bosse les os du crâne et les perforent, en même temps qu'elles compriment les circonvolutions et s'y creusent une loge profonde; tumeurs de la pie-mère à peu près indépendantes de la substance cérébrale, qui, comme dans un cas de Rollet, mesurent 10 à 12 centimètres, et réduisent les circonvolutions frontales à des bandes, à des lames minces, rendent l'*insula* méconnaissable, et, en même temps, aplatissent tellement l'hémisphère, qu'il est réduit à une lame de un à deux centimètres d'épaisseur, tandis que la cavité du ventricule latéral est entièrement effacée[1]; tumeurs médianes, qui repoussent la faux dure-mérienne, se creusent une loge et compriment la région motrice du côté opposé, donnant lieu à des symptômes trompeurs (Bruns); tumeurs centrales ou du centre ovale, qui dissocient la substance blanche, aplatissent de dedans en dehors les circonvolutions contre la paroi crânienne, les réduisent à de minces lamelles, et comblent les ventricules[2];

1. Ballet (*Iconogr. Salp.*, 1902, p. 207, avec fig.).
2. Voir le cas de Touche (*Soc. anat.*, 1899, p. 816).

tumeurs de la base, qui déplacent, compriment, étirent la protubérance, le bulbe et leurs nerfs, jusqu'à les réduire à la moitié de leur volume, comme Bruns en cite un exemple ; et, comme on en trouvera un autre, remarquable, dans les cliniques de Raymond, où la protubérance se trouvait écrasée entre les deux lobes d'une tumeur du cervelet [1].

Mais, à côté de ces *effets locaux* de la compression, il y a aussi une *action à distance*. Bruns a vu une tumeur du lobe frontal, agir par compression jusque sur le cervelet : cet organe portait imprimé à sa face inférieure, le pourtour du trou occipital. Weinland, dans un cas de tumeur du 4e ventricule, et Chiari, dans un cas d'hydrocéphalie chronique, ont vu une partie du cervelet et de la moelle allongée, engagée dans le canal vertébral [2]. P. Marie, Touche, Babinski ont signalé l'engagement des amygdales cérébelleuses à l'intérieur du trou occipital, dans des cas où la pression intra-crânienne était augmentée (hémorragie de la couche optique, etc.) [3].

On conçoit combien, par ces déplacements, ces effacements, et ces compressions, se trouve gênée la circulation du liquide céphalo-rachidien, et comment elle entre en hypertension. L'effet est encore plus accusé dans les tumeurs du 4e ventricule, ou des ventricules latéraux ; dans celles qui compriment la veine de Gallien, les plexus choroïdes, *organes d'absorption très actifs*, ou qui ferment l'aqueduc de Sylvius, ou le trou de Magendie (Byrom-Bramwell). Les cas n'en sont pas très rares, tels celui de Becker (4e ventricule), de Meyer (3e ventricule), de Long et Viki (cysticerque, 4e ventricule), de Hensen (cysticerque du 4e ventricule, produisant des accès de compression intermittents) ; de Chalatoff (cancer du plexus choroïde du 4e ventricule), de Codol (où une maladie kystique du 4e ventricule oblitéra le trou de Magendie, et produisit une hydropisie ventriculaire considérable), de Hasselin (où une tumeur de l'*épiphyse* cérébrale comprima, distendit l'aqueduc de Sylvius, et dilata les ventricules [4]).

Ces troubles de la circulation du liquide céphalo-rachidien, ont deux effets rapides : l'accumulation dans les espaces sous-arachnoïdiens, et la stase ventriculaire. Il y a, selon l'expression allemande, de l'*hydrocéphalie interne*. Celle-ci exerce d'abord son

---

1. Raymond (*Cliniques*, III, p. 229 avec fig.).
2. Cités par Bruns.
3. P. Marie (*Rev. de neurol.*, 1900, p. 252).
4. Becker d'Aix (*Arch. f. Psych.*, 1902, et *Rev. neurol.*, 1902, p. 69); Meyer (*Arch. f. Psych.*, 1899, et *Rev. neurol.*, 1900, p. 184); Hensen (*Deutsch. Arch. für Klinik med.*, 1900, et *Rev. neurol.*, 1900, p. 412); Chalatoff (*Rev. neurol.*, 1902, p. 1168); Long et Wiki (*Suisse rom.*, 1900, p. 375, et *Rev. neurol.*, 1901, p. 502); Hasselin (*Rev. neurol.*, 1897, p. 290).

action sur les parois ventriculaires, puis sur l'écorce; on trouve les circonvolutions étalées, et les scissures effacées. Ainsi que l'indique très bien Bruns, le crâne étant inextensible, l'espace nécessaire aux tumeurs cérébrales, est fourni d'abord, par l'issue du liquide céphalo-rachidien dans les veines efférentes, et vers la cavité rachidienne : « Mais cette déplétion de la cavité crânienne n'est possible qu'à un certain degré; quand celui-ci est atteint, le liquide reste immobile, subit une pression de plus en plus forte, et cette compression se transmet au cerveau, qu'il entoure de toutes parts; son influence se fait sentir partout; elle agit surtout sur les capillaires, et cause une anémie de l'écorce, fait cesser les pulsations cérébrales ; et alors, surviennent des troubles de l'intelligence, depuis la torpeur, jusqu'au sopor le plus profond, le ralentissement du pouls, de la respiration, et des douleurs de tête générales... » Ainsi se produisent les troubles généraux, le syndrome des tumeurs cérébrales : « On peut accepter aujourd'hui, avec certitude, dit encore Bruns, que, *dans la compression cérébrale généralisée, l'augmentation du liquide céphalorachidien et son hypertension, sont les principaux facteurs des symptômes*[1] ».

c) Faits cliniques. — Pour supprimer toute cause de doute sur le rôle important de la *compression cérébrale*, dans la production des phénomènes du syndrome des néoplasies cérébrales, il nous suffira de quelques citations, empruntées à la clinique.

Bregmann, de Varsovie, chez un enfant de neuf ans, sous l'influence de la compression par une tumeur du cervelet, vit se produire un éclatement des sutures du crâne, à la suite duquel des accès violents de céphalalgie et des vomissements fréquents, disparaissent.

Wollenberg, Fremdenthal et Mac Cashey, ont rapporté des cas de tumeur du chiasma et du lobe occipital, ou du cervelet, où, à la suite d'un écoulement spontané, abondant, de liquide céphalorachidien, par le nez, à travers la lame criblée ou les pertuis ethmoïdiens, les troubles de compression cessèrent subitement. Ils reparaissaient, si l'écoulement s'arrêtait[3].

La connaissance des effets de l'hypertension du liquide céphalorachidien, a conduit à des tentatives thérapeutiques, destinées à l'abaisser. A. Parkin, Danesley ont trépané l'écaille occipitale, et

---

1. Bruns (*loc. cit.*, p. 51 et 52). C'est l'acceptation complète de notre théorie (*Traumatismes cérébraux*, 1878).

2. Bregmann (*Zeit. für Nervenheit*, oct. 1901, et *Rev. neurol.*, 1902, p. 1033).

3. Wollenberg (*Arch. f. Psych.*, 1898, et *Rev. neurol.*, 1899, p. 213); W. Fremdenthal (*The New-York med. Journ.*, 31 mars 1900, et *Arch. de neurol.*, 1901, II, p. 110); Mac Cashey (*The New-York med. Record*, mars 1900, et *Arch. de neurol.*, 1901, II, 308).

drainé l'espace sous-arachnoïdien rétro-bulbaire[1]. Raymond, Potherat, Broca, Chipault et d'autres, ont essayé, soit le drainage ventriculaire, soit la ponction lombaire.

Plus encore que les faits précédents, les bons effets de la trépanation décompressive, utilisée dans ces derniers temps, montrent le rôle important de l'hypertension intra-crânienne et du liquide céphalo-rachidien, dans l'évolution des troubles cérébraux, produits par les tumeurs.

A propos de l'*œdème papillaire*, nous avons signalé les améliorations et les succès obtenus par cette intervention : diminution ou disparition de la cécité, de l'amblyopie, de la céphalée, etc. Il me suffira de rappeler les statistiques de Rohmer qui, sur 108 trépanations, releva 28 guérisons et 17 améliorations de la névrite optique, et celles de son élève Dupont, qui, pour les *trépanations curatives*, eut 60 p. 100 de guérisons et 18 p. 100 d'améliorations; et pour les *trépanations palliatives*, 28 p. 100 de guérisons, et 43 p. 100 d'améliorations.

Nous ne possédons pas de statistique complète sur les résultats de la trépanation décompressive : elle est particulièrement délicate à établir. Le premier, Horsley en a montré toute la valeur par des exemples convaincants. Il opère un malade dans le coma, et de son pied, celui-ci retourne chez lui, et ne meurt qu'un an après. Dans une autre circonstance, chez un homme qui avait des convulsions épileptiques, de la céphalée, des vomissements opiniâtres, une tendance au roulement de droite à gauche, de la dyspnée, phénomènes attribués à une tumeur des pédoncules cérébelleux, il enleva la moitié de l'écaille occipitale; et, les attaques de dyspnée et de céphalée cessent pour longtemps, car l'amélioration dura deux ans[2].

A. Broca, avec son collaborateur Maubrac, a été chez nous un des promoteurs de la *trépanation décompressive* : en 1896, ils publiaient un travail dans les *Archives de médecine*, sur ce traitement palliatif des tumeurs. Nous en extrayons deux faits : l'un, personnel, où il enleva un tuberculome de la région rolandique; les troubles moteurs et la céphalée cessèrent, l'autre, emprunté à Caton et Paul de Liverpool, qui, pour une tumeur de l'hypophyse avec acromégalie, du volume d'une mandarine, s'accompagnant de perte de la vision à droite, d'œdème papillaire à gauche, et de surdité avec des céphalées intenses, firent une large trépanation dans la région temporale droite; les douleurs aiguës

---

1. A. Parkin (*The Lancet*, 1er juillet 1893 et *Rev. neurol.*, 1893, p. 481 avec fig.); Danesley (*The Lancet*, 1902 et *Rev. neurol.*, 1902, p. 712).
2. Voir la première partie de ce travail (partie opératoire).

cessèrent et ne revinrent plus; et, pendant trois mois, le malade eut une vie relativement supportable.

Dès 1888, Lucas Championnière conseillait la trépanation exploratrice pour les tumeurs impossibles à atteindre, et Terrier se prononçait également en faveur du traitement palliatif. À cet égard, deux méthodes existent : celle, qui laisse intacte la dure-mère, est moins efficace contre les manifestations du syndrome; l'écoulement d'une certaine quantité de liquide céphalo-rachidien s'est souvent montrée favorable.

Von Bergmann, dans son *Traité de chirurgie cérébrale*, s'exprime ainsi : « Bien des trépanations et des résections crâniennes, qui ne permirent pas d'enlever les tumeurs. ont déterminé un amoindrissement des souffrances qui torturaient les malades. Des céphalées, qui les rendaient fous, des vomissements incessants, un œdème papillaire qui leur occasionnait des troubles visuels arrivant jusqu'à la cécité complète, disparurent : tous les troubles, *qui dépendent d'une élévation de la pression intra-crânienne*, s'atténuent ordinairement, en même temps que les troubles fonctionnels dus à l'irritation de la substance cérébrale [1] ».

L'auteur allemand cite de nombreux cas, empruntés à ses tableaux statistiques, où par la *trépanation palliative*, disparurent la céphalée, la douleur, la somnolence, le coma, les vomissements, les convulsions, les troubles visuels. et, même des phénomènes paralytiques. Le pouls lui-même fut influencé, et dans une intervention, de 53 pulsations remonta à 83. Le cas le plus intéressant est emprunté à Hahn : un garçon boucher ayant perdu l'odorat depuis trois ans, l'ouïe d'un côté, et la vue depuis une année, la mémoire très affaiblie, souffrait de céphalées atroces; il fut trépané au niveau du lobe frontal; car, en raison des symptômes observés et de sa profession, on croyait à un kyste hydatique. Par l'ouverture, le lobe cérébral fit une très forte saillie; on fit une ponction sur la partie herniée, et, avec une seringue, on aspira environ 100 grammes de liquide. Il y eut disparition des maux de tête, retour de l'intelligence, et la vue s'améliora. Le patient put reprendre son métier, et cet état satisfaisant s'étant prolongé un an et demi, on admit que la cause de la maladie était une hydropisie ventriculaire, guérie par la ponction.

Tous ces faits, empruntés à la clinique, semblent justifier l'hypothèse, que les troubles généraux des tumeurs encéphaliques sont le résultat d'une compression du cerveau, qui les associe et les tient sous sa dépendance.

1. Von Bergmann (*loc. cit.*, p. 347).

d) Objections. — Une telle opinion, cependant, ne saurait être admise sans réserves : car plusieurs difficultés se présentent. Nous avons antérieurement, suffisamment insisté sur les caractères instables, sur la *variabilité du syndrome*. Pourquoi, dans des cas en apparence semblables, est-il tantôt incomplet, et réduit à quelques-uns des signes, qui le constituent? Pourquoi tantôt précoce, tantôt tardif, tantôt inversé dans ses allures, tantôt entièrement absent? Nous ne pouvons trouver l'explication de ces irrégularités, ni dans le volume, ni dans le siège, ni dans la nature des néoplasmes. De *très petites* tumeurs le font apparaître avec intensité; de *très grosses*, qui, par l'espace qu'elles occupent, devraient exercer une *compression prononcée*, et se manifester violemment, restent silencieuses. — La *compression*, ou, plus justement, l'*hypertension* intra-crânienne, toute réelle qu'elle soit, *n'explique pas tous les cas observés* : de là, la nécessité de faire intervenir *d'autres facteurs pathogéniques.*

2° *Toxi-infection.*

Le premier essai de la théorie de la toxi-infection des tumeurs encéphaliques, a été fait par Leber et Deutschmann, pour expliquer la fréquence de l'œdème papillaire. En 1881, le premier fait remarquer que l'œdème cérébral et le *Stauungspapille* s'observent dans la méningite tuberculeuse, comme dans les néoplasmes; et qu'il est logique de supposer, que l'*infection* joue le même rôle dans les deux cas. Deutschmann, en 1887, réalise expérimentalement l'œdème papillaire, par les injections intra-crâniennes de matières tuberculeuses. Elscnig établit que les altérations des nerfs optiques ont les caractères des névrites infectieuses : un certain nombre d'ophtalmologistes adoptent ces idées pathogéniques.

La seconde étape parcourue, dans cette voie, est de date très récente, et a sans doute son origine dans la doctrine des *auto-intoxications.*

Il importe d'abord de préciser qu'il ne s'agit pas, dans les conceptions actuelles, d'une infection des tumeurs et des centres nerveux, par des agents microbiens et par leurs toxines. L'obscurité est profonde encore, sur le rôle des microbes ou des parasites, dans l'évolution des néoplasies. On sait seulement, que les microbes peuvent se montrer accidentellement, dans les néoplasmes cérébraux; il y a peu de temps encore, Stoerk appelait l'attention sur certaines infections cérébrales à porte d'entrée nasale, s'opérant par la large anastomose des lymphatiques des *parties supérieures des régions olfactives avec les lymphatiques* sous-*duraur*, et ayant déterminé, dans les cas qu'il a observés, des *psychoses cérébrales*[1]. Plus récemment, Olievero Bawayo étudiait les effets, sur le cerveau, de l'inoculation des microbes du nez et des oreilles[2]. Mais tous les microbes vulgaires, ne sauraient déterminer que des méningites, et non les troubles si spéciaux du syndrome des tumeurs cérébrales.

La toxi-infection trouverait plutôt des points d'appui, dans les études contemporaines, sur la pathogénie de la *cachexie carcinomateuse*, et des *troubles nerveux* qui l'accompagnent. Tout cancer peut se généraliser dans les centres nerveux par la voie sanguine, et alors on observe des productions secondaires, soit dans les méninges, soit dans les *plexus choroïdes* : ce n'est pas de ces faits dont il s'agit.

Arrivé à la période de dépérissement, le carcinomateux dévore ses propres tissus ; il élimine, par ses urines, plus d'albumine qu'il n'en ingère (Klemperer) ; et on peut trouver dans celles-ci des *ptomaïnes*, *des bases organiques*, des *produits toxiques* (Griffith, Elwald, Jacobson), qui doublent leur toxicité (F. Meyer), et qui finissent par *encombrer l'organisme*, en raison de l'insuffisance hépatique et rénale concomitante. Ainsi est créée, une *source d'intoxication*, pour les *centres nerveux*. Klippel, dans un important mémoire des *Archives de médecine* (1899), a montré, que les troubles de nutrition des carcinomateux, ont leur origine dans les toxines fabriquées par les masses cancéreuses, alors très développées ; et c'est, par leur action sur les nerfs et les centres encéphaliques, qu'il explique les troubles nerveux observés : soit le coma final des cachectiques, soit les troubles neuro-musculaires et les psychoses, qui apparaissent dans la période d'évolution, délires, hallucinations, confusion mentale, périodes d'apathie, difficultés de l'idéation, amnésies, somnolences, troubles de la parole, analogues à ceux de la paralysie générale[3].

Si les néoplasies lointaines, peuvent avoir une action si funeste, sur les centres nerveux, à plus forte raison celles qui, intra-crâniennes, seront en contact avec eux, agiront intensivement, et les imprégneront de leurs toxines.

Certains faits viennent corroborer ces conceptions pathogéniques. Belisari, Dide et Saquépée, Pellegrini, ont établi, en cer-

1. K. Stærk, Infection cérébrale à porte d'entrée nasale (*Wiener med. Wochens.*, 1895, et *Rev. neurol.*, 1895, p. 561).

2. Olievero Bawayo (*New-York med. Record*, 1901, I, p. 816).

3. Klippel, Les accidents nerveux du cancer (*Arch. de méd.*, 1899, p. 33). Voir aussi : Elholtz, Psychoses des cancéreux dans la cachexie carcinomateuse (*Wiener Jahrb. f. Psych.*, 1898, et *Rev. neurol.*, 1899, p. 639); A. Saenger (*Neurol. Centralbl.*, 1901, p. 1886, et *Rev. neurol.*, 1902, p. 1110); Siefert (*Rev. neurol.*, 1902, p. 430).

taines circonstances, la toxicité du liquide cérébro-spinal, chez les épileptiques et les paralytiques généraux : il tue les cobayes [1].

Maurice Faure et G. Ballet ont étudié les *lésions cellulaires corticales*, observées dans les troubles mentaux toxi-infectieux, chez les urémiques, les hépatiques, les tuberculeux et les cancéreux : leur dégénérescence présente des caractères spéciaux, que l'on rencontre également *dans la substance grise des malades atteints de tumeurs encéphaliques* [2].

C'est ce qu'ont clairement établi Dupré et Devaux, dans leur mémoire très complet, sur les endothéliomes des méninges [3]. Il s'agissait, dans le cas qu'ils ont étudié, d'une tumeur du volume d'une orange, ayant creusé une profonde loge dans la partie inférieure et postérieure du lobe frontal, et dans le lobe sphénoïdal : les circonvolutions voisines étaient refoulées, amincies, mais non envahies. Les cellules pyramidales de la substance grise des circonvolutions, soit au voisinage de la tumeur, soit à distance, présentaient, très caractérisées, *les lésions de la dégénérescence, qu'on rencontre dans toutes les toxi-infections des centres nerveux* : gonflement, forme globulaire, chromatolyse, migration périphérique du noyau, atrophie des prolongements, etc. Sur certains points, elles étaient détruites par une *neurophagie* très intense des leucocytes, et peut-être des cellules de la névroglie. Ces lésions cellulaires seraient *bien différentes* de celles de la *compression* cérébrale, qui, d'après Neumayer amèneraient un ratatinement, et plus tard une atrophie extrême des corps cellulaires [4]. Partant de ce point de vue, similitude des lésions anatomiques dans les intoxications et dans les néoplasmes, analogie des symptômes avec ceux observés dans l'urémie, le diabète, le saturnisme, etc. (leur malade, outre des troubles psychiques particuliers, avait présenté, très accusés, tous les phénomènes du syndrome), les auteurs concluent, que l'*intoxication* doit prendre place *parmi les autres facteurs pathogéniques*, pour expliquer les symptômes des tumeurs cérébrales.

Pour que la démonstration fût complète, il serait nécessaire d'isoler ces *toxines néoplasiques*, et d'établir expérimentalement

1. Belisari, Toxicité du liquide céphalo-rachidien dans la paralysie générale (*Riforma medica*, 1899, et *Rev. neurol.*, 1899, p. 600); Dide et Saquépée (*Rev. neurol.*, 1901, p. 438); Pellegrini (*Riforma medica*, 1901, et *Rev. neurol.*, 1902, p. 198).

2. M. Faure, Sur les lésions cellulaires corticales observées dans 6 cas de troubles mentaux toxi-infectieux (*Rev. de neurol.*, 1899, p. 932, et *Presse médicale*, 14 juin 1899).

3. Dupré et Devaux (*Iconogr. de la Salp.*, 1901, p. 173 et 354, et Thèse Devaux, Paris, 1901).

4. Neumayer, Lésions histologiques de l'écorce dans la compression du cerveau (*Deutsch. Zeit. für Nervenh.*, 1896).

leur action. D'autre part, en clinique, les analogies des encéphalopathies urémiques, diabétiques, saturnines et néoplasiques, **sont loin d'être absolues.**

3° *L'œdème cérébral et l'irritation.*

a) L'œdème n'est pas rare, dans les auto-intoxications des centres nerveux d'origine viscérale, principalement dans l'urémie : il est plus fréquent encore dans les néoplasmes encéphaliques, où il se caractérise par la réplétion des lacs arachnoïdiens et des sillons, et par l'hydrocéphalie interne, avec dilatations des cavités ventriculaires. Quel est son rôle dans la production du syndrome?

Nous avons déjà signalé la coexistence très fréquente de l'œdème cérébral et de l'œdème papillaire, et nous savons que Parinaud a admis, que le second était facteur du premier. Dans 14 cas de méningites ou de tumeurs, où la *Stauungspapille* existait, il a trouvé les lacs arachnoïdiens et les ventricules distendus par du liquide : dans 5 cas où elle n'existait pas, il n'y avait pas d'hydropisie intra-crânienne. Rochon-Duvignand et Sourdille se sont également fait les promoteurs de cette théorie assez soutenable.

L'*œdème cérébral* n'est pas très rare dans les maladies générales, (où le cerveau n'est pas primitivement en cause), puisque Keirle, sur 600 autopsies, l'a rencontré 68 fois : il y a en même temps, dit Preston, une pression excessive [1]. En outre des encéphalopathies toxiques (urémie, diabète, saturnisme), où on l'observe souvent, il constitue parfois une maladie spéciale, bien étudiée par Quincke, sous le nom de *méningite séreuse*. D'après Oppenheim cette dernière affection prête à confusion avec les tumeurs cérébrales : car les symptômes, hémiplégie, aphasie et même ataxie cérébelleuse, peuvent se rencontrer dans les deux cas [2].

Il n'existe pas, à notre connaissance, de statistique, pour nous renseigner sur son degré de fréquence dans les néoplasies encéphaliques, et sur ses corrélations avec leur syndrome. Mais il se rencontre ordinairement dans les cas graves, avec une abondance extraordinaire, comme dans le cas de Prautois et Étienne, qui, chez un enfant atteint de sarcome diffus des ventricules, virent s'écouler à l'autopsie 300 grammes de liquide clair, en même temps que la surface des circonvolutions était revêtue d'une couche d'œdème tremblotante, comme de la gelée, et les ventricules distendus [3].

---

1. Preston (*The Journ. of nerv. and mental disease*, 1891, p. 491, et *Rev. neurol.*, 1891, p. 584).

2. Oppenheim, *Congrès de Moscou*, 1897, et *Rev. neurol.*, 1897, p. 583.

3. Prautois et Étienne, Sarcome primitif des ventricules du cerveau (*Arch. de neurol.*, 1891, I, 270).

Sourdille a bien exposé un des modes d'évolution de l'œdème, dans les tumeurs cérébrales. Il pense que celui-ci est d'abord *localisé*, et apparaît autour de la tumeur par irritation, par vascularisation, comme il se produit dans tous les organes autour des tumeurs en voie d'évolution : c'est l'œdème collatéral de Virchow. De là, il se répand à la surface du cerveau, et il gagne les ventricules, où la névroglie épendymaire augmente de volume et sécrète le liquide ventriculaire, en proportion plus considérable, en raison de son hypertrophie. Mais nous croyons que son mécanisme n'est pas univoque, et que l'hypertension, la compression et la gêne circulatoire, occasionnés par le néoplasme, favorisent son extension et son abondance.

b) L'*irritation* a un rôle prépondérant, et bien établi dans une des manifestations du syndrome, je veux dire dans les convulsions et attaques épileptiques. Les recherches de Ferrier, de Franck, de Carville et Duret, et de bien d'autres, montrent le rôle important et les modes de diffusion de l'irritation, produite par l'action des courants électriques. Dans les circonstances présentes, nous l'envisageons plus particulièrement au point de vue des troubles vasculaires qu'elle détermine, dans la région du néoplasme et à distance. Ceux-ci sont à la fois d'ordre mécanique et physiologique. Au voisinage des tumeurs, existe fréquemment, une congestion hyperhémique; et bientôt, s'établit une circulation collatérale importante, dans les systèmes artériels et veineux, surtout si la tumeur est de nature angiomateuse. Il en était ainsi dans l'*endothéliome* de Dupré et Devaux, où trois branches artérielles, détachées de la sylvienne assuraient la vitalité du néoplasme, tandis qu'un riche réseau veineux rampait dans son enveloppe, communiquant avec les veines méningées d'alentour, « dont il n'était d'ailleurs qu'un département considérablement amplifié et dilaté »[2]. Cette vascularisation intensive, et souvent irrégulière des tumeurs contribue à favoriser l'œdème, aggrave les symptômes, et augmente l'hyperexcitabilité cérébrale : car, ainsi que l'a établi expérimentalement Bechterew, l'hyperhémie et l'inflammation exagèrent l'excitabilité de la substance grise, parfois jusqu'à la rendre sensible aux excitations mécaniques[3].

---

1. Sourdille, Pathogénie des lésions du nerf optique dans les tumeurs cérébrales (*Arch. d'Ophtalm.*, 1901, p. 461).

2. Dupré et Devaux (*Iconogr. Salp.*, 1901, p. 560).

3. Bechterew (*Neurol. Centrabl.*, 1895, et *Arch. de neurol.*, 1896, I, p. 54; *Rev. neurol.*, 1895, p. 436). Voir aussi Dide, Troubles circulatoires encéphaliques et phénomènes convulsifs (Thèse Paris, 1900).

— 232 —

4° *Conclusions.*

De cette étude, on peut conclure : que le *syndrome* des tumeurs cérébrales est sous la dépendance de facteurs pathogéniques *multiples : hypertension intra-crânienne, toxi-infection, œdème, irritation et hyperhémie.* Tous ces phénomènes existent, à des degrés divers, dans tous les néoplasmes des autres organes du corps humain, ainsi que l'avait déjà indiqué Adamkiewicz. Mais, quand la tumeur est *intra-crânienne*, ils présentent une intensité et une variété d'allures *spéciales : l'hypertension* les *domine, et les régit plus particulièrement, à cause de la résistance de l'enveloppe osseuse.*

Si, dans certains cas, le *syndrome* est *incomplet*, c'est peut-être qu'un des facteurs étiologiques fait *défaut*, ou est *peu accusé*; s'il est *absent*, et que la tumeur reste *latente*, c'est sans doute à cause de sa *nature*, de son développement *lent*, et de l'*accoutumance*. Les *petites* tumeurs agissent ordinairement par *irritation*; les *grosses, mécaniquement.*

ANNEXE II

TUMEURS DES LOBES FRONTAUX.

(*Symptômes de localisation.*)

Les fonctions des lobes frontaux sont encore entourées d'obscurité : comme ils n'existent guère chez les animaux, les recherches expérimentales, sont sans résultat précis. Bien que nous entendions ne nous occuper ici, que de la région des lobes antérieurs, qui se trouve *en avant du sillon prérolandique*, qu'on appelle communément aujourd'hui, *lobe préfrontal*, laissant à la zone motrice, la circonvolution frontale ascendante (F³) qui lui appartient réellement, il faut noter que, d'après les physiologistes, on trouve dans cette région : *un centre pour les mouvements du tronc* (partie postérieure de la première frontale, F¹); *un centre pour les mouvements de la tête et du cou*, (partie postérieure de la deuxième frontale, F²); là aussi, existerait le *centre de l'agraphie* de Charcot, et divers centres, à topographie incertaine, pour les *déviations de la tête et des yeux*, pour l'occlusion des *paupières* (muscle orbiculaire, facial supérieur), *pour le rele-*

veur *des paupières* (moteur oculaire commun), et selon certains auteurs, un *centre pupillaire cortical*... Il existe des faits positifs, où des lésions de déficit et des tumeurs, ont déterminé des troubles moteurs correspondants. Il y a donc un *empiétement*, très notable, de la zone psycho-motrice sur le lobe frontal[1].

Dans le fonctionnement du lobe frontal, ces divers mouvements ne sont que des faits accessoires : son rôle principal serait d'ordre *psychique*. Il représente le *centre d'association antérieur* de *Flechsig*, une de ces régions de l'encéphale où ne vont pas directement les *fibres de projection*, mais où se rendent en grand nombre, les *fibres d'association* et où sont recueillies, emmagasinées, les images mnémoniques des diverses sensations, récentes ou anciennes, où elles sont comparées entre elles, et où se forme le *substratum anatomique* de l'intelligence et du savoir humains (Van Gehuchten).

D'après *Flechsig*, le *centre frontal* intéresse surtout la *personnalité* de l'individu : il règle la participation aux événements extérieurs ou intérieurs, qui concernent l'individu. Sa lésion supprime l'*attention active*, et provoque l'*indifférence complète*, change de fond en comble le *caractère*[2]. Selon Bianchi, qui a expérimenté sur le cerveau des singes, le lobe frontal serait un organe, où les *produits sensoriels et moteurs* des différentes zones de l'écorce, viendraient se coordonner et se fondre; et de cette fusion naît ce qu'on appelle : le *tonus psychique* de l'individu. L'extirpation produit la désagrégation de la personnalité, l'incapacité de la formation par séries des groupes d'images et de représentations, et la disparition du jugement et de la critique[3]. Un certain nombre d'observations récentes, recueillies avec plus de soin, et relatives à des néoplasmes des lobes frontaux, s'accordent assez bien, avec les conceptions des physiologistes[4].

---

1. D'après Bechterew (Recherches sur les singes), dans la moitié postérieure du lobe frontal se trouvent les centres moteurs des yeux et de la tête, des muscles frontaux, des mouvements des oreilles, de l'orbiculaire des paupières, des centres d'élargissement des pupilles et de la respiration (in *Rev. de neurol.*, 1898).

2. Flechsig, La localisation des facultés psychiques, spécialement des impressions sensorielles de l'homme (Analyse in *Rev. de neurol.*, 1897, p. 292, et *Congrès int.*, 1900).

3. Bianchi, Les fonctions des lobes frontaux (Congrès de Rome, in *Rev. de neurol.*, 1894, p. 331).

4. Il existe, d'autres régions de l'encéphale, dont le rôle est important dans le fonctionnement psychique, en particulier le *grand centre d'association postérieur* placé entre les sphères visuelles, tactiles et auditives, et que d'après Flechsig, on trouve très développé, chez *les hommes doués d'une intelligence supérieure*. C'est aussi l'opinion de Clapham, qui prétend que la valeur intellectuelle des lobes occipitaux, est très grande (*Journ. of mental Science* et *Rev. neurol.*, 1901, p. 636). Nous verrons, qu'on observe aussi des perturba-

Bruns n'admet pas que les *troubles psychiques* fassent spécialement partie du groupe symptomatique des tumeurs du lobe frontal : car la localisation des fonctions psychiques, dit-il, n'est pas possible, puisqu'elles nécessitent le concours de toutes les actions des centres nerveux. Il réduit à trois leurs symptômes caractéristiques :

1° *La tendance aux plaisanteries* (Witzelsucht);

2° L'*ataxie frontale* qu'il différencie par quelques traits secondaires, de l'ataxie cérébelleuse;

3° Les *convulsions ou paralysies des muscles du tronc, des mouvements associés de la tête et des yeux.*

Oppenheim, dans sa dernière édition, s'exprime ainsi : « Les statistiques récentes ne donnent pas de résultats certains : mais elles montrent qu'on peut constater, dans nombre de cas bien observés, qu'au moins au début, les tumeurs des lobes frontaux, donnent lieu à des *altérations intellectuelles et à des psychoses.* Mais, c'est aussi un fait, que les anomalies psychiques, se voient aussi dans les néoplasmes des autres territoires cérébraux; ce qui constitue une difficulté du diagnostic, quoique, *dans les tumeurs des lobes frontaux ces troubles apparaissent plus tôt, avant que les autres manifestations cérébrales de l'hypertension se soient accusées.* La plupart des auteurs, qui se sont occupés de cette question parlent dans le même sens et disent, que dans les *symptômes de localisation du lobe frontal,* il faut comprendre les *troubles psychiques* (Ferrier, Allen Starr, Knapp, Raymond, Gianelli, etc.). Allen Starr, surtout, semble très énergique dans cette opinion. Dans un cas qu'il a observé avec Mac Burney, où les troubles psychiques constituaient la localisation d'une tumeur cérébrale, qui fut trouvée dans le lobe frontal, à l'endroit indiqué, il dit : « C'est le premier cas où *l'intervention a été guidée si nettement par l'existence de troubles psychiques* ». Bien que ces investigateurs, ajoute Oppenheim, aient été heureux dans leur diagnostic, je ne saurais assez faire remarquer que les altérations psychiques ne peuvent être admises comme un fondement certain de localisation, qu'avec la plus grande réserve. C'est d'ailleurs l'opinion de Bruns »[1].

Williamson, qui a étudié 50 cas de tumeurs des lobes frontaux, après avoir exposé qu'ils sont le siège des centres moteurs de la tête et des yeux du côté opposé, des muscles du dos et de la station debout, des centres de l'attention et de certaines fonctions psychiques supérieures, dit que les symptômes, les plus commu-

tions psychiques importantes, mais d'une nature un peu différente, dans les néoplasmes des régions temporo-sphénoïdales et occipito-pariétales.

1. Oppenheim, *Die Geschwulste des gehirns,* Wien, 1902, p. 99.

nément observés, dans les néoplasies frontales, sont : la céphalée, souvent frontale, la percussion locale douloureuse, une névrite optique double plus prononcée du côté malade, une abolition des sens de l'odorat, l'ataxie de Bruns, l'abolition des réflexes rotuliens (dans 20 p. 100 des cas) ; des convulsions souvent généralisées, et des parésies de la face, du bras et de la jambe, par *extension de voisinage à la zone motrice*. Quant aux troubles de la mentalité, ils consistent en dépression et déchéance intellectuelles, perte de l'attention, de la mémoire, état semi-comateux, une grande tendance à dormir, quelquefois une gaieté anormale (12 p. 100) (Jastrowitz, Oppenheim, Bruns)[1] ou une irritabilité mentale avec violence (Welt), et la lenteur des processus psychiques (Lloyd)[2].

Gianelli apprécie ainsi les effets des néoplasmes encéphaliques, sur les fonctions mentales : « Plus on voit au premier plan se manifester, dès le début des accidents, les troubles psychiques, la torpeur et l'arrêt intellectuel, plus on doit tendre à admettre le siège de la tumeur dans le lobe frontal, et plus particulièrement dans la *zone préfrontale* : les tumeurs qui siègent dans les autres lobes peuvent produire des troubles psychiques, mais ils sont *plus tardifs*. Les troubles psychiques indiquent *l'altération des éléments corticaux* : les symptômes de paralysie générale, les idées de grandeur, la tendance à l'enfantillage, les altérations du caractère, indiquent que les lobes frontaux sont en cause »[3].

Il nous semble, qu'en restant dans les *généralités*, sur la symptomatologie des lobes frontaux, ainsi que les auteurs précédents, en se contentant d'apprécier le degré de la fréquence des manifestations des néoplasmes, on n'apporte pas des documents assez précis, pour guider l'intervention chirurgicale ; il faut aller plus loin, dans les tentatives de localisation, car, selon leur siège, leur volume, et leur marche évolutive, les tumeurs frontales *ont des réactions différentes*.

a) Il y a d'abord, un groupe de tumeurs des lobes frontaux, qui (chose inattendue pour un grand nombre, mais bien mise en lumière par la communication de Dieulafoy) ne se manifestent que par des crises d'*épilepsie partielle*, ou d'*épilepsie généralisée*, comme si elles occupaient la zone motrice, et dont cependant elles sont éloignées. Ce sont en général des tumeurs de petit ou mé-

---

1. Bruns, *Die Geschwulste des Nervensystem*, Berlin, 1897, p. 64.
2. Williamson, Symptomatologie des lésions (abcès et tumeurs), intéressant la région préfrontale du cerveau (*Brain*, 1896, et *Arch. de neurol.*, 1897, II, p. 146, et *Rev. neurol.*, 1896, p. 707).
3. Gianelli, Effets directs et indirects des néoplasmes encéphaliques sur les lobes frontaux (*Policlinico*, 15 juillet 1897, et *Rev. de neurol.*, 1898, p. 11).

diocre volume, qui naissent des méninges et se creusent une cavité dans le lobe frontal, ou qui, situées primitivement en pleine substance blanche, sont dures et assez bien limitées. En dehors des crises et d'un peu de céphalée, *il n'y a pas d'autres symptômes*. Tels sont les cas de Vidal (petit fibrome du volume d'une noisette ayant déprimé le lobe frontal), de Schœntal (gliôme vasculaire de la substance blanche, crises hystériformes améliorées par l'hydrothérapie), de Brissaud et Massary (sarcome globocellulaire de F¹, face externe et interne, uniquement pendant sept mois : céphalées et crises d'épilepsie généralisées), de Danillo (gomme ayant détruit totalement F¹ et F²; pas d'abaissement des facultés mentales, uniquement crises d'épilepsie). d'Hitzig (qui trépane sur la *région motrice* pour une tumeur du lobe frontal ayant causé des attaques d'épilepsie jacksonnienne), de Lannelongue et Cassaet, de Lucas-Championnière, de Lépine et de Dieulafoy (gomme du volume d'un petit œuf à l'extrémité antérieure du lobe frontal¹).

b) Un autre groupe est constitué par des tumeurs, qui exercent une *action de voisinage* sur la *zone motrice*, ou même qui *empiètent* sur elle : les crises d'*épilepsie partielle* et les *paralysies motrices* dominent la symptomatologie. Ce sont des *tumeurs-frontières*². Aldhibert, par une large trépanation sur la région motrice, recherche une tumeur qui donne lieu à des crises convulsives, sans perte de connaissance, dans le membre supérieur droit; l'intelligence est conservée, la vue nette; il ne trouve pas la tumeur, et l'autopsie montre qu'il s'agissait d'un sarcome du volume d'une grosse noix, dans le *pied des deux premières frontales*. — Chipault ne trouve pas davantage un gliôme du volume d'une cerise, situé à un demi-centimètre de profondeur dans la substance blanche de F¹. La tumeur avait agi périphériquement, sur tous les centres du voisinage, en haut sur le centre de rotation de la tête et du tronc, en arrière sur ceux du bras (convulsions, paralysies et contractures) et en bas sur ceux de la face (tiraillement des commissures, etc.). — Dans certains cas, les crises convulsives font défaut ou sont rares (surtout si le néoplasme occupe la substance blanche), et on constate seulement, par action de voisinage, des *paralysies* (ptosis, paralysies de la face, du bras, plus rarement de la jambe). Dans les tumeurs des

---

1. Vidal (*Congrès de chir.*, 1902, p. 348); Schœntal (*Arch. de neurol.*, 1891, p. 142); Brissaud et Massary (*Iconogr. de la Salp.*, 1897, p. 73); Danillo (*Rev. de neurol*, 1895, p. 899); Hitzig (*Rev. de neurol.*, 1896, p. 521); Lépine (*Rev. de méd.*, 1896); Lucas-Championnière (*Acad. de méd.* et *Rev. de chir.*); Dieulafoy (*Acad. de méd.*, oct. 1901).

2. Ainsi que nous le verrons plus loin, appartiennent à cette catégorie, les tumeurs qui produisent, selon Brault et Lœper, des *troubles psycho-paralytiques*.

lobes frontaux, qui ne se manifestent que par de la céphalée et des crises d'épilepsie (comme s'il s'agissait de tumeurs de la région motrice), le chirurgien n'a d'autres ressources, comme signes de localisation, que la céphalée et la percussion, si elles sont localisées; mais souvent il lui faudra faire une large craniectomie, qui *découvre à la fois la région rolandique et les circonvolutions antérieures*[1].

c) *Tumeurs de F¹ et F²*. — Les convulsions, paralysies ou contractures, qui intéressent les muscles du tronc, les muscles rotateurs de la tête et du cou, les muscles de certains mouvements associés des yeux, de l'orbiculaire et du releveur, doivent incliner le diagnostic *vers le siège d'un néoplasme dans la région frontale*. C'est ainsi que Knecht, pour un gliôme du volume d'un œuf de pigeon dans F¹ et F² à gauche, observa un emprosthotonos (convulsions), puis une paralysie (par compression directe des nerfs de la base) de l'oculo-moteur externe gauche, de la moitié droite de la langue, et du voile du palais[2].

Or, c'est précisément sur F¹, circonvolution marginale, qu'Horsley et Schöffer, placent le centre des mouvements du tronc. De même Guldenarm, pour un gliôme de F¹ et F², dit : « que quand son malade était debout, le tronc était infléchi à gauche en arrière[3] ». Oppenheim, a vu des convulsions toniques avec emprosthotonos et opisthotonos, de la raideur de la nuque, dans un cas de tumeur des deux premières circonvolutions frontales, et dans un cas de tuberculome géant du lobe frontal. Bruns observa une torsion de la colonne vertébrale, durable et tonique, avec concavité gauche[4]. Dans le cas de Chipault (gliôme dans F²), le malade, au moment des crises, tournait la tête vers l'épaule gauche, et tout le corps vers la gauche[5]. Irwing Neff observa, dans les crises de sa malade, une série de spasmes cloniques affectant primitivement le côté droit de la face du cou, ainsi que la langue (sarcome du lobe frontal gauche)[6]. Aldhibert, dans son cas de gliôme situé dans F¹ et F², vit survenir des spasmes et des contractions dans le membre supérieur du côté opposé et crut d'abord à une tumeur du centre du bras. La trépanation fut infructueuse : les mouvements de rotation de la tête et des yeux eussent dû appeler son attention vers F¹ et F² ([7]).

---

1. Aldhibert (*Rev. de chir.*, 1895, p. 159); Chipault (*Rev. de neurol.*, 1893, p. 152).
2. Knecht (*Arch. de neurol.*, 1884, p. 337, obs. III).
3. Guldenarm (*Chir. nerv.* de Chipault).
4. Bruns, *loc. cit.*, p. 97.
5. Chipault (*loc. cit.*).
6. Irwing Neff (*Arch. neurol.*, 1895, p. 300, et *Rev. de neurol.*, 1895).
7. Aldhibert (*Rev. de chir.*, 1895, p. 158).

Dans les cas de Lépine, de Brissaud et Massary, de Cassaet [1], du Ballet, où les tumeurs occupaient les premières frontales, on nota aussi, soit au début, soit dans le cours de crises, une déviation de la tête et du cou, fait qui ne se rencontre pas aussi fréquemment dans les tumeurs des autres parties du lobe frontal. Hébold, pour un sarcome de la forme et du volume d'une pomme, ayant détruit la partie moyenne des deux premières frontales, vit son malade garder une attitude permanente de la tête et de la face dans une sorte de flexion en avant, avec rotation constante à droite [2]. Vidal remarque des spasmes du sterno-mastoïdien au début de la crise. Cocuvilla, dans un cas d'épilepsie jacksonnienne avec convulsion spéciale du sterno-mastoïdien et du trapèze gauche, trouva un *foyer de ramollissement* sur le pli de l'anastomose antérieure de F^2 et F^3 [3].

Mais le fait le plus démonstratif, est celui de B. Silva : chez un homme de soixante-treize ans, ayant depuis l'âge de cinquante ans des crises convulsives, l'accès débute par un sentiment de frayeur (aura psychique), et le plissement du front; puis le patient, tourne les yeux en bas et à droite, et clôt les paupières : la commissure droite des lèvres est tirée en dehors et en haut; la tête tourne de gauche à droite et s'étend en arrière; les muscles du cou se contractent, l'épaule se lève, le bras se fléchit; survient alors la phase clonique de l'accès, avec la même distribution. Il y a là, en réalité, la mise en jeu successive de tous les centres moteurs, que nous avons indiqués comme disséminés sur le lobe *préfrontal*. Or il s'agissait d'un kyste de 5 ou 6 millimètres, plein de sérosité, occupant le pied de la frontale moyenne et irritant : en bas, le centre cortical du facial supérieur, puis du facial inférieur; en haut et en avant, les centres des mouvements de la tête, du tronc et des yeux; en arrière ceux de la main et du bras. Les régions du corps dominées par ces centres, entraient en contraction pendant les accès, mais seulement après la contraction des muscles (frontal et orbitaire), dépendant de la branche supérieure du facial [4].

On peut conclure de ces faits, que les *tumeurs de la partie*

1. Cassaet (*Arch. clin. de Bordeaux*, 1895, n° 9, et *Rev. de neurol.*, 1896, p. 27).
2. Hébold (*Arch. de neurol.*, 1886, II, p. 232). Honingen considère les troubles dans l'action des muscles du tronc du côté opposé comme ayant une certaine valeur au point de vue du diagnostic (*Rev. de neurol.*, 1900, p. 632).
3. Cocuvilla (*Gaz. heb.* de 1900, p. 673).
4. B. Silva, Un cas d'épilepsie jacksonnienne; contribution à l'étude de la localisation du centre du facial supérieur (*Policlinico*, 1898, p. 373, et *Rev. de neurol.*, 1898, p. 889). « Il est à noter, que pendant les accès, le front se plissait des deux côtés, et que les deux orbiculaires des paupières se fermaient : c'est que chacun des centres corticaux du facial supérieur, contribue aux mouvements de l'un et l'autre côté. »

postérieure de la frontale supérieure, peuvent donner lieu à des troubles dans les muscles du tronc, et que celles de la frontale moyenne en produisent dans les mouvements de la tête et du cou. Dans cette région, elle peuvent également, déterminer une paralysie de l'orbiculaire palpébral et du ptosis (paralysie du releveur). C'est sur le pied de F², que Charcot et autres, avaient placé un des centres pour les *images motrices de l'écriture* : dans plusieurs des observations, relatives aux néoplasmes de cette partie du lobe frontal, nous avons.relevé la mention de troubles *paragraphiques* : mais, peut-être, faut-il les attribuer à une action sur les centres, tout à fait limitrophes, de la main et du bras [1]. Enfin certains auteurs, mentionnent des troubles de la *motilité de la pupille* [2]; d'autres signalent des paralysies de la *musculature du globe oculaire* (cas d'Eiselberg, sarcome de F² et F³) et du *ptosis* [3].

d) *Tumeurs de F³ (partie antérieure)*. — Les tumeurs, situées sur la partie moyenne de la troisième circonvolution frontale, occasionnent souvent des *troubles de la parole*; mais ce n'est pas ordinairement, de l'*aphasie motrice*, qu'on observe d'abord; c'est plutôt de la *paraphasie*, de la *dysarthrie*, du *bredouillement* et de la lenteur de la parole (*bradyphasie*), par action de voisinage [4]. Oppenheim dit que, dans les tumeurs du lobe frontal, souvent les paroles sont *chuchotées* (aphasie laryngée, aphasie d'intonation), mais qu'il *n'y a pas ordinairement d'aphasie vraie*. Chez le malade de Cestan et Lejeunne, les crises d'épilepsie jacksonnienne débutaient toujours par de l'anarthrie (énorme tumeur comprimant F¹, F² et F³, refoulant fortement F³ [5]).

Rossolimo a observé un cas d'aphasie amnésique [6]. Cependant *l'aphasie motrice vraie*, apparaît et se développe progressivement, quand les tumeurs sont destructives, pénétrantes et envahissent

1. Pour un kyste sarcomateux de F², Rossolimo, entre autres phénomènes, observa de l'amnésie, de la paragraphie, et de l'hypocondrie (*in* Chipault, *Gaz. des hóp.*, 1898, p. 141).
2. Obs. de Tamburini et Obici (*Rev. de neurol.*, 1897, p. 607). Bianchi avait déjà indiqué ce symptôme, dans les *lésions expérimentales*, les lobes frontaux.
3. Eiselberg, Sarcome de F² et d'une partie de F³ (*in Chir. nerv.* de Chipault, p. 679).
4. Voyez à cet égard l'obs. I de Ballet (gliôme de la grandeur d'une pièce de 5 francs [6 cm. sur 5 cm. et demi et 3 cm. d'épaisseur] situé à la partie postéro-inférieure du lobe frontal, et ayant comprimé et aplati F³, qui forme autour de la tumeur une bordure étroite; la tumeur occupe la substance blanche, est pénétrante, et détruit l'écorce). « La parole était difficile, traînante, et le malade articulait péniblement les mots. » Au contraire, le malade de l'obs. II, qui portait, dans la même région, une tumeur beaucoup plus grosse (volume d'une orange), n'avait pas d'aphasie; il s'agissait d'un néoplasme des *méninges* (*Iconograph. de la Salp.*, 1902).
5. Cestan et Lejeunne (*Rev. de neurol.*, 1902, p. 846).
6. Rossolimo (*Rev. de neurol.*, 1897, p. 423).

la substance nerveuse jusqu'au pied de F³; il en était ainsi dans les cas I et II de Brault et Lœper (sarcome fasciculé de F² et F³, ayant détruit tout le pied de F³ (1).

e) *Tumeurs du lobule supra-orbitaire*. — Les tumeurs des faces supra-orbitaires des lobes frontaux, méritent quelques remarques. Leur symptomatologie se rapproche assez bien de celles des tumeurs de la fosse cérébrale antérieure, qui se révèlent par l'action compressive qu'elles exercent sur les nerfs olfactifs, optiques, et moteurs des yeux. L'énorme endothéliome de Dupré et Devaux (du poids de 210 grammes), qui s'était creusé une loge dans les circonvolutions supra-orbitaires, avait eu, comme *première manifestation*, une amblyopie bientôt suivie d'amaurose et cécité absolue, *sept mois avant* que les autres accidents (troubles psychiques, hémiparésie faciale, paralysie du moteur oculaire commun), n'apparaissent: Bruns, pour une tumeur de la même région, mais *située dans la substance blanche*, constata une hémiplégie variable, de la paraphasie, puis de l'aphasie motrice, de l'amblyopie, et *de la paralysie des nerfs, qui entrent dans l'orbite* (ptosis, paralysie de la sixième paire) [2].

f) *Tumeurs de la face interne du lobe frontal*. — Les tumeurs de la face interne du lobe frontal, si elles siègent à la partie postérieure de la frontale interne (face interne de F¹), provoquent des convulsions ou des paralysies dans le *membre inférieur*, par action sur le *lobule paracentral* (cas de Guldenarm et de Winkler, *Chir. nerv., Chip.*, p. 714); situées plus avant, elles n'ont donné lieu, dans les cas de Brissaud et Massary, de Marcel Labbé, qu'à des crises d'*épilepsie généralisée*, plus accusées du côté opposé à la tumeur, ce qui permet de diagnostiquer l'hémisphère atteint; et, peut-être, le *siège frontal*, si la céphalée et la percussion, sont localisées près de la ligne frontale médiane, comme il en existe des exemples. En tout cas, la céphalée persistante élimine l'hypothèse d'*épilepsie essentielle vraie*, — et *l'absence de paralysie consécutive* aux crises d'épilepsie indique que la *région motrice n'est pas directement en cause*. Quelquefois, l'action de ces tumeurs médianes s'étend à l'hémisphère du côté opposé, sur un lieu symétrique, soit par compression, soit parce que les deux hémisphères sont envahis. Guldenarm tenta l'ablation d'une tumeur de ce genre, disposée symétriquement dans les deux lobes fron-

---

1. Brault et Lœper (*Arch. de méd.*, 1900, I, p. 257).

2. Dupré et Devaux (*Arch. de méd.*, 1901, p. 73); Bruns (*Neurol. Centralb.*, 1898; *Arch. de neurol.*, 1899, p. 493, et *Rev. neurol.*, 1899, p. 139).

3. Brissaud et Massary (*Iconogr. de Salp.*, 1897, p. 73); Marcel Labbé (*Soc. anat.*, 1896, p. 782). Dans le cas de Labbé il y avait en outre des vertiges et des troubles psychiques significatifs.

taux : le malade avait des *attaques prédominant tantôt à droite tantôt à gauche*, et parfois suivies de monoplégies brachiale transitoires. Le diagnostic exact avait été fait préalablement[1].

A la partie inférieure de la face interne, si les néoplasmes sont en avant, entre les deux *gyri recti*, et de petit volume, ils ne produisent que des crises d'épilepsie généralisée comme dans le cas de Dide; plus en arrière, elles empruntent la symptomatologie des tumeurs voisines du chiasma (compression des nerfs optiques, des bulbes olfactifs, etc.), et si elles sont volumineuses, elles donnent lieu à des troubles psychiques. (Cas de Wægelin)[2]. A la partie moyenne du lobe frontal (face interne), entre les deux situations extrêmes, en avant du bec du corps calleux, qu'elles respectent ou envahissent, les tumeurs ne donnent lieu d'abord, qu'à des crises épileptiformes sans caractères spéciaux, mais avec les progrès de leur évolution, elles déterminent de la perte de la mémoire, des troubles psychiques et ataxiques. (Cas remarquable de Raymond, glio-neurome formatif du volume d'une orange[3].) La progression de ces tumeurs se fait à droite et à gauche, dans la substance blanche des hémisphères, symétriquement, puis elles atteignent par envahissement, les noyaux de la base et la capsule interne : il en résulte des hémiparésies, des hémiplégies, parfois même des troubles moteurs des deux côtés du corps, paralysies des 4 membres. (Cas de Richter, d'Orazio d'Alloco[4].)

g) Tumeurs du centre ovale (lobe frontal). — Les tumeurs, qui débutent d'emblée au centre de la substance *blanche* du lobe frontal, pendant un temps assez long, peuvent rester à peu près silencieuses, et ne déterminent pas d'abord, d'attaques convulsives. Mais dès qu'elles atteignent un certain volume, les troubles psychiques s'accusent, en même temps que les troubles paralytiques se manifestent. Il en était ainsi chez le malade de Lautzenberg et Brissaud (sarcome de la substance blanche des lobes frontaux, plus volumineux à gauche; céphalée, diminution de l'intelligence, paraparésie des membres, plus intense aux membres supérieurs qu'aux inférieurs)[5], et aussi, dans celui de Gala-

---

1. Guldenarm et Winkler (*Chir. nerv.* de Chipault, 1902, p. 719).

2. M. Dide (*Soc. anat.*, 1898, p. 217). Tumeur du volume d'un œuf de pigeon, immédiatement en arrière de l'apophyse crista-galli, et s'arrêtant à quelques millimètres en avant du chiasma des nerfs optiques. — Wægelin (*Rev. de neurol.*, 1898, p. 108) : délire systématique religieux, idées mystiques, puis dépression et mélancolie. Tumeur du volume d'un œuf de poule, ayant comprimé les circonvolutions voisines.

3. F. Raymond, Un cas de gliôme neuroformatif (*Arch. de neurol.*, 1893, p. 273).

4. Richter (*Arch. de neurol.*, 1884, II, p. 83) et Orazio d'Alloco (*Rev. de neurol.*, 1902, p. 863).

5. E. Lautzenberg (*Soc. anat.*, 1899, p. 291).

vielle et Villard (tumeur du volume d'un œuf de dinde en plein centre ovale : troubles intellectuels précoces, troubles moteurs d'abord intermittents, puis permanents, constitués par une parésie, puis une hémiplégie droite, etc.)[1].

En résumé, dans les *tumeurs du centre ovale des lobes frontaux*, les *troubles moteurs sont tardifs, intermittents, peu accusés*; mais ils sont précédés des *phénomènes du syndrome et des troubles intellectuels*.

h) Grosses tumeurs superficielles. — Les grosses tumeurs, qui compriment une large étendue du lobe frontal, qui refoulent l'écorce sans la détruire, parfois demeurent en partie latentes, comme dans le cas de Dupré et Devaux; elles ne donnent lieu qu'à de la dépression et de l'obnubilation intellectuelles, à de l'amaurose, puis vers la fin, surviennent quelques convulsions, quelques parésies tardives. Mais le plus souvent, *elles finissent par causer des troubles moteurs* : cas de Cestan et Lejeunne (attaques d'épilepsie Bravais-jacksonnienne, hémiplégie sans aphasie; tumeur du volume d'une grosse orange); cas II de Ballet, tumeur énorme (de 12 cm. de diamètre), épilepsie jacksonnienne, paralysie faciale, puis hémiplégie incomplète sans aphasie); cas d'Orazio d'Alloco, où survint à la fin une paralysie, des quatre membres. Ces paralysies, s'expliquent aisément, par la compression qu'exercent les tumeurs volumineuses, sur les irradiations motrices de la capsule interne, ainsi qu'on peut très bien le constater sur la figure de Ballet, où l'hémisphère entier a subi un aplatissement considérable[2].

i) La déduction qui s'impose, à la suite de cette étude sur la localisation des tumeurs dans les lobes frontaux, c'est que *les troubles moteurs y sont beaucoup plus fréquents qu'on ne le suppose communément*; qu'ils y apparaissent sous de nombreux aspects, tantôt sous la forme convulsive, tantôt sous la forme parétique, ou même paralytique. Ces *troubles moteurs* sont les uns *spéciaux à la région frontale* (tronc, tête, cou, yeux, etc.); les autres sont le résultat d'une *action de voisinage* sur la *région motrice*, ou sur la *capsule interne*. Les caractères les plus généraux, qui peuvent aider à les différencier des troubles moteurs *propres à la zone rolandique*, tiennent à ce que, dans nombre de cas, ils sont *tar-*

---

1. Galavielle et Villard (*Arch. de neurol.*, 1893, p. 1). De même Wiener, chez un enfant de sept ans, trouva de la parésie de la face et des membres droits, sans attaques épileptiformes, pour un gliôme occupant toute la substance blanche de l'hémisphère et ayant détruit le centre ovale, le corps strié et la capsule interne.

2. Dupré et Devaux. Endothéliome du volume d'un œuf du poids de 110 gr.. (*Iconogr. de la Salp.*, 1901, p. 73); Cestan et Lejeunne (*Rev. de neurol.*, 1901, p. 846); Ballet (*Iconogr. Salp.*, 1902, p. 207); O. d'Alloco (*Rev. de neurol.*, 1902, p. 861).

difs, variables, intermittents, moins accentués, que dans les lésions de la région motrice; ils sont, dans nombre de cas, accompagnés ou précédés *de troubles psychiques importants*, sur lesquels nous devons maintenant insister quelque peu.

j) Troubles psychiques. — Les *troubles psychiques* des tumeurs frontales apparaissent sous trois aspects : tantôt, ils ne sont que l'épanouissement et l'exaltation des phénomènes du *syndrome*; tantôt ils s'établissent à l'état de *psychoses vraies*; tantôt ils offrent des *particularités caractéristiques.*

1° Dans le premier cas (il s'agit uniquement de la diminution lente et progressive de toutes les fonctions cérébrales : intelligence, sensibilité), c'est la *torpeur cérébrale*, propre à toutes les tumeurs, que nous avons décrite à propos du *syndrome*. La *diminution de l'intelligence* se traduit ordinairement par la perte progressive de la mémoire, de l'attention; par la lenteur des conceptions, la lourdeur de la pensée, la lenteur de la parole, l'apathie, l'indifférence et un état d'obnubilation et de somnolence; en même temps, survient un affaiblissement des sensations, des impressions émotives, et une faiblesse croissante des mouvements. L'observation de Dupré et Devaux est un bel exemple des troubles psychiques, dans les néoplasies cérébrales, en même temps que la marche rapide et quelques traits particuliers paraissent propres aux tumeurs du lobe frontal ou voisines : « Le malade, calme et inactif, passe ses journées dans une attitude d'indifférence, de torpeur, d'hébétude, dont on ne le tire que par l'appel de son nom, par l'invitation aux repas, par des questions sur sa santé...; il répond avec lenteur sur un ton uniforme... Entièrement perdu dans la nuit de son cerveau visuel et psychique, il semble, lorsqu'on l'appelle, s'éveiller, prêter l'oreille à une voix connue, et faire effort pour saisir le sens de paroles lointaines... La mémoire semble aussi complètement disparue... toute activité spontanée de l'intelligence et de la volonté fait défaut... seule persiste l'*activité automatique* : il mange et dort bien, passe son temps à fumer, et parfois, comme un véritable somnambule, se promène dans les salles, dans les cours... Cette torpeur, cette obnubilation intellectuelle, se traduisaient objectivement, par l'immobilité relative du sujet, avec persistance des mouvements d'habitude, par l'inertie du masque facial, une attitude ou une expression mimique d'absolue indifférence, ou de concentration méditative prolongée, sans processus d'idéation correspondants. (Il s'agissait, d'une grosse tumeur de 210 grammes, comprimant de bas en haut tout le lobe frontal)[1].

1. Dupré et Devaux (*Iconogr. de la Salp.*, 1901, p. 173).

On peut trouver des exemples de cette variété de troubles psychiques, dans les observations de Galavielle et Villard, d'Eskridge et Naught, de Williamson, de Ballet, de Lantzenberg, de Nicaise, de Rossolimo, de Tamburini et Obici, de Porte, de Cestan et Lejeunne, d'Orazio d'Alloco[1]. Le malade de l'observation II de Ballet, « était triste, somnolent, et avait peine à articuler les mots »; celle de Lantzenberg (tumeur du centre ovale, s'étendant dans les deux lobes frontaux) était constamment couchée sur le dos, dans un état de torpeur; il fallait trois sommations impératives pour en obtenir un mouvement; elle comprenait cependant, mais ses réponses, comme ses mouvements, étaient lentes, difficiles à obtenir; elle les faisait du bout des lèvres et d'une voix très faible (voix chuchotante d'Oppenheim)… elle avait une attitude fatiguée, résignée, indifférente à tout. » Le malade de Porte était sujet à des accès intermittents de torpeur intellectuelle, durant trois ou quatre jours, puis il recouvrait son état mental, pour retomber ensuite (tumeur du volume d'une mandarine dans le lobe frontal). De même celui d'Eskridge et Naught avait de longues périodes de rémissions. La malade de Cestan et Lejeunne eut une première phase de torpeur cérébrale, et une seconde, où elle offrit des phénomènes psychiques particuliers. Tamburini et Obici ont observé deux tumeurs à développement opposé. Dans la première, les troubles psychiques apparurent *sept mois avant les autres symptômes* (parésies, etc.; tumeur de la substance blanche du *lobe frontal*); dans la seconde, *survinrent d'abord* les caractères somatiques (paralysies motrices, etc., tumeur de la *région rolandique*, ayant envahi le lobe frontal). Ces deux faits montrent bien *toute l'importance de l'ordre d'évolution des symptômes, pour le diagnostic du siège frontal ou rolandique des tumeurs encéphaliques*. Il s'en faut cependant que, dans tous les cas, l'observation de troubles psychiques (torpeur intellectuelle), autorise le diagnostic du siège frontal des tumeurs; tout néoplasme encéphalique est susceptible de les provoquer, *après un temps plus ou moins long*, soit parce que les phénomènes d'hypertension ou de compression s'exercent en même temps sur les lobes frontaux, soit par action à distance[2]. « Avant de se prononcer, il importe

---

1. Galavielle et Villard (*Arch. de neurol.*, 1895, II, p. 1); Eskridge et Naught (*Arch. de neurol.*, 1896, p. 69); Williamson (*Arch. de neurol.*, 1897, II, p. 116); Ballet (*Iconogr. de la Salp.*, 1902, p. 201); Lantzenberg (*Soc. anal.*, 1899, p. 291); Nicaise (*Soc. anal.*, 1897, p. 123); Tamburini et Obici (*Rev. neurol.*, 1897, p. 607); Porte (*Rev. de neurol.*, 1898, p. 677); Cestan et Lejeunne (*Rev. neurol.*, 1901, p. 816); Orazio d'Alloco (*Rev. neurol.*, 1902, p. 450); Devic et Courmont (*Rev. de méd.*, 1897, p. 269).

2. Il existe encore d'autres facteurs, que nous avons signalés : l'œdème et le ramollissement collatéraux et la toxi-infection.

de tenir compte des symptômes accessoires, et aussi de ceux qui font défaut. »

Les tumeurs des autres régions de l'encéphale, qui donnent lieu plus communément à des troubles psychiques, occupent les *territoires d'association postérieurs* de Fleschsig. Mais, d'après Gianelli : « pour les tumeurs qui siègent sur d'autres lobes (que les lobes frontaux) et en d'autres régions de l'encéphale, les troubles psychiques se manifestent à *un temps plus ou moins éloigné du début de la maladie* ; en particulier, la perte des images mnémoniques verbales, ou bien auditives et visuelles, produit un état spécial de démence plus grave dans le premier cas que dans le second, et indique respectivement, comme siège du néoplasme, le lobe temporal gauche et la zone pariéto-occipitale gauche ».

Quoi qu'il en soit, la plupart des neurologistes sont d'accord pour admettre que, dans les néoplasmes frontaux, *l'apparition des troubles psychiques est précoce, hâtive, et leur évolution rapide et intensive.* « Plus les phénomènes psychiques (torpeur et arrêt intellectuel), se manifestent au premier plan des accidents morbides, plus on doit tendre à admettre comme siège de la tumeur le *lobe frontal*, et plus particulièrement la *zone préfrontale* » (Gianelli)[1].

2° *Psychoses vraies.* — Dans les tumeurs du lobe frontal, la plus fréquente des psychoses est la *démence*. Nous en avons parlé dans la symptomatologie générale et nous n'insisterons pas ; mentionnons seulement que Raymond, un des premiers, en 1892, a appelé l'attention, sur cette manifestation des néoplasmes cérébraux : d'après lui et son élève Grandguillot, elle apparaît surtout, lorsque les tumeurs occupent les régions sous-corticales, les centres blancs et détruisent *les fibres tangentielles*, les fibres commissurales longues et courtes, et suppriment la coordination

---

1. Les autres faits pathologiques sont en concordance. Zacher rapporte un cas de *ramollissement* ayant détruit complètement les *deux moitiés antérieures des lobes frontaux* ; les troubles moteurs, sensitifs et de la parole, furent transitoires ; *il n'y eut pas de symptômes de déficit somatiques* ; mais on constata des phénomènes psychiques persistants. Ce furent : 1° un trouble de l'attention entraînant l'amnésie ; 2° l'oubli de soi-même ; 3° l'inémotivité ; 4° l'esprit de saillie ; 7° l'insouciance (*Arch. de neurol.*, 1902, II, p. 60). — Lavista, d'Arundo, Ventra, ont rapporté, dans ces derniers temps, des faits de traumatismes étendus des lobes frontaux, qui s'accompagnaient de troubles psychiques et de psychoses, des plus démonstratifs. Lavista (*Arch. neurol.*, 1897, II, p. 519) ; Arundo (*Arch. de neurol.*, 1891) ; Ventra (*Rev. de neurol.*, 1900, p. 413). Dans le cas de Ventra, les lobes frontaux traversés par un coup de fusil étaient flasques et comme vidés : le malade eut l'intelligence amoindrie, des changements de caractère des plus curieux au point de vue qui nous occupe. Les faits d'*agénésie* des lobes frontaux, sans troubles de l'intelligence (tel celui si remarquable de Dide), prouvent simplement que les régions psychiques s'étendent en dehors des lobes frontaux (*Rev. de neurol.*, 1901, p. 430).

des divers centres corticaux, pour les opérations psychiques, amènent ainsi la *déchéance progressive* de toutes les facultés. Souvent, celle-ci s'accuse et progresse avec l'évolution des néoplasmes, plus accentuée lorsqu'ils sont volumineux, ou lorsqu'ils déterminent des ramollissements périphériques. Thoma d'Illenau attribue une grande importance aux antécédents mentaux des malades, et dit qu'on peut observer des *psychoses*, quel que soit le siège des tumeurs ; il cite trois cas de tumeur du lobe temporal, occipital, et du cervelet, ayant déterminé respectivement de l'affaiblissement intellectuel, de la mélancolie avec éléments paranoïaques, de la paranoïa. Or, tous ces malades étaient des *héréditaires*, des *anormaux*[1]. Malgré cette influence indéniable, dans quelques cas, de l'hérédité, il faut bien reconnaître que dans les néoplasies frontales, la démence, la mélancolie, la paranoïa, la confusion mentale, *ont une fréquence toute spéciale*, et souvent précèdent l'apparition des phénomènes du syndrome, ou de la localisation[2]. Dans d'autres circonstances, les psychoses des tumeurs, revêtent à s'y méprendre les allures de la *paralysie générale*, comme dans le cas de Percy Smith, où le malade eut de la dilatation des pupilles, des troubles de l'écriture, de la parole; du tremblement des mains, des convulsions épileptiformes et une démence progressive, avec la perte générale du pouvoir moteur. Un cas comparable est relaté par Rezek[3].

Troubles psychiques particuliers. — Dans ces derniers temps, nombre d'auteurs allemands et français ont décrit un certain nombre de troubles psychiques, ayant une *allure particulière*, et qui se rencontreraient principalement, dans les tumeurs des lobes frontaux. Déjà en 1894, Brissaud signalait dans son article de la *Société de médecine*, que les malades, porteurs de tumeurs cérébrales, en même temps que leur intelligence s'affaiblissait de plus en plus, présentaient un *caractère enfantin*, « un simple retour à l'enfance, moins la vivacité des impressions et la curiosité de l'enfant ». Ce *puérilisme psychique* était très marqué chez le

1. Thoma d'Illenau (*Arch. de neurol.*, 1897, p. 403).
2. Voyez à cet égard les observations suivantes : Burr, Démence (*Arch. de neurol.*, 1892, p. 106); Raymond, *id.* (*Arch. de neurol.*, 1893, II, p. 272); Irwing Neff, *id.* (*Arch. de neurol.*, 1895, I, p. 300); Lurhmann, *id.* (*Arch. de neurol.*, 1896, II, p. 314); Thoma, *id.* (*Arch. de neurol.*, 1897, p. 403); Erskine, *id.* (*Arch. de neurol.*, 1902, p. 141); Wood, *id.* (*Rev. de neurol.*, 1895, p. 314); Lépine, *id.* (*Rev. de neurol.*, 1896, p. 13); Vaegelin, Délire systématique religieux (*Rev. de neurol.*, 1898, p. 106); Cestan et Lejeunne (*Rev. de neurol.*, 1901, p. 816); Orazio d'Alloco (*Rev. de neurol.*, 1902, p. 432); Bruns (*Rev. de neurol.*, 1899, p. 139); Launois (*Rev. de neurol.*, 1899, p. 763); Patel et Mayet (*Arch. de méd.*, 1900, II, p. 216); Guldenarm, Rotgans et Winkler, Gohl et Jacobi (*Chir. nerv.*, 1902, p. 677-683).
3. Percy Smith (*Arch. de neurol.*, 1890, p. 218); Rezek (*Rev. de neurol.*, 1899, p. 136).

malade de Dupré et Devaux : il se manifestait dans les réponses, dans l'intonation, dans la mimique, et peut-être dans l'objet des préoccupations et la nature des désirs. Le langage était impersonnel, rempli de locutions et de formules enfantines, l'expression du visage niaise et pleine de gaucherie : on aurait pu dire, selon une expression familière, que le malade *bêtifiait*.

Leonora Welt a signalé des alternatives de dépression avec tristesse, hypocondrie, lypémanie, mélancolie, suivies de périodes d'excitations et de violence, de délire, d'hallucinations, de délire furieux. Le malade de Patel et Mayet avait de violents *accès de colère*, sans motifs, brisait ses assiettes, bouleversait son lit[1]. D'autres ont du délire de persécution et des tendances au suicide, qui s'accroissent avec les progrès du néoplasme (Devic et Gauthier[2]).

Jastrowitz, Oppenheim, Bruns ont indiqué comme un symptôme assez caractéristique, et plusieurs fois rencontré par eux, la *jovialité*, le *caractère jovial* (höniger), et la *manie de plaisanter*. Jastrowitz désigne sous le nom de « *Witzelsucht* », l'état d'esprit de ces malades; ce qui veut dire qu'ils ont de la tendance à faire le bel esprit, mais leurs saillies ne sont pas, en général, d'un caractère très élevé : ce sont de simples jeux de mots. Un malade de Bruns, au moment où on le portait sur la table d'opération, lui disait : « Ah, mais non ! si vous croyez trouver dans ma tête un grand philosophe, vous faites erreur? » Jastrowitz appelle encore *moria*, ces alternatives de torpeur et de gaieté, présentés par ces malades[3].

Le fait le plus remarquable peut-être, ce sont les *phases diverses*, dans lesquelles se succèdent les *troubles psychiques* : elles montrent les liens qui les unissent à l'évolution des néoplasmes.

La malade de Cestan et Lejeunne, qui n'avait aucun antécédent héréditaire ou personnel, eut, un certain temps, des phénomènes de compression, de la torpeur, pendant lesquels elle se plaignait constamment; et plus tard, lorsque ceux-ci eurent cessé, elle se trouva dans un état d'*euphorie* remarquable, ne proférait plus de plaintes sur sa maladie, ayant toujours l'air heureux et souriante, contraste frappant, avec sa profonde déchéance intellectuelle[4]!

Brault et Lœper ont décrit, sous le nom de tumeurs à *forme*

---

1. Patel et Mayet (*Arch. de méd.*, 1900, p. 226).
2. Devic et Gauthier (*Arch. de méd.*, 1900, p. 745).
3. D'après Raymond, cette *moria* consiste dans l'association de la débilité mentale à un état d'excitation gaie.
4. Cestan et Lejeunne. Troubles psychiques dans un cas de tumeur cérébrale (*Rev. de neurol.*, 1901, p. 806).

psy ho-paralytique, des néoplasmes du cerveau qui se manifestent à la fois par des troubles psychiques et des paralysies, et qui, en général, simulent assez bien, par leur développement lent et progressif, des *ramollissements* cérébraux. Ordinairement, il n'existe pas de phénomènes convulsifs, et les *signes du syndrome* sont absents ou peu accusés. Les *paralysies* s'établissent lentement, sourdement, par degrés, et *semblent suivre, dans leur évolution, les progrès du néoplasme* : elles consistent en des parésies, monoplégies, hémiplégies, et aphasies motrices : il existe quelquefois des hémianesthésies. Les *troubles psychiques* sont variables, et accompagnent les phénomènes moteurs : ils n'ont aucun caractère spécial et consistent le plus souvent en des amnésies, de la dépression intellectuelle, de la stupeur, de l'hébétude, de la confusion mentale, etc. Les malades peuvent être également des délirants, des hallucinés, avoir des accès de tristesse et de gaieté insolites, des crises de larmes, etc.; ils présentent en un mot le tableau symptomatique de certains *ramollis*. Ces troubles psycho-paralytiques, sont analogues à ceux que nous avons signalés déjà, dans les tumeurs des lobes frontaux, où les troubles psychiques s'associent aux phénomènes moteurs, ou restent distincts des précédents, ou les suivent. Il est cependant deux considérations importantes qui s'imposent, après la lecture du travail de Brault et Lœper : 1° dans les cas indiqués, les lésions étaient pénétrantes et produisaient les paralysies lorsqu'elles atteignaient, dans la profondeur, les irradiations motrices ou sensibles de la capsule interne; 2° le siège de la plupart de ces néoplasmes était la *région frontale* ou dans son voisinage. Il en était ainsi dans deux observations de Brault et Lœper, dans celle de Vermorel et Marie, de Devic et Courmont, de Taylor, etc. (cités par Brault et Lœper), et de Devic et Gauthier, etc. [1]. D'où cette conclusion importante pour le diagnostic : que les néoplasmes, qui présentent l'association *psycho-paralytique*, siègent le plus souvent dans le lobe frontal, *aux confins de la zone motrice* (tumeurs-frontières).

j) Accès de sommeil prolongé. Automatisme ambulatoire, phénomènes procursifs. — Ces manifestations, dont nous avons déjà parlé suffisamment à propos de la *symptomatologie générale*, se sont montrées très fréquentes dans les *néoplasmes frontaux* : mais il ne semble pas que cette localisation ait une valeur constante.

1. Devic et Gauthier (*Arch. de méd.*, 1900, II, p. 765). Les exceptions sont : un kyste hydatique de la région temporo-sphénoïdale, comprimant la partie postérieure du lobe frontal (Brault et Lœper), un sarcome de la région pariétale sous-corticale du volume d'une mandarine, s'étendant jusque sous la frontale ascendante (Touche, *Soc. anat.*, 1899, p. 816).

k) Ataxie frontale. — Bruns insiste avec prédilection sur ce symptôme, qu'il considère comme important. Dans un cas, il lui permit de faire le diagnostic du siège de la tumeur; le malade fut opéré, et guérit. Dans un autre cas, au contraire, il induisit Hitzig en erreur : en raison des troubles ataxiques, celui-ci crut à une tumeur du cervelet, trépana sur l'occiput; en réalité, il s'agissait d'une tumeur du lobe frontal [1].

Il existe d'autres faits semblables. L'ataxie frontale consiste, essentiellement, en un trouble de l'équilibre dans la marche et la station debout. Le malade ne décrit pas aussi nettement des zigzags, ne titube pas de la même manière que dans les lésions cérébelleuses; mais, lorsqu'on le met debout, il oscille à droite et à gauche, et il tombe si on ne le retient. Il paraît affecté d'astasie-abasie, comme dans le cas de Cenas (ostéome de la faux de la dure-mère comprimant le lobule paracentral) [2]. Dans d'autres cas, il se sent attiré en arrière, comme le malade de Marcel Labbé [3]. Noeli et Wernicke attribuaient cette ataxie à une *faiblesse des muscles* du tronc. C'est aussi l'opinion de Bruns, qui n'admet guère une ataxie vraie, mais une parésie des muscles du tronc, et quelquefois de la tête et du cou, qui trouble la démarche et empêche de garder l'équilibre. Il rappelle que Munk a placé dans les lobes frontaux, les centres des muscles du tronc, et qu'il attribuait le grand développement de ces lobes, à leur rôle dans la station debout. Horsley et Schöffer ont aussi placé le centre des muscles du tronc, chez le singe, sur la première circonvolution frontale (circonvolution marginale) : on conçoit, que si une tumeur occupe cette région, elle agisse sur les deux côtés à la fois, et trouble l'équilibre à droite et à gauche. D'ailleurs, nous savons, d'après Oppenheim et Bruns, que les tumeurs de cette région déterminent de l'emprosthotonos et de l'opisthotonos. Dans un cas de tubercule géant du lobe frontal, Bruns vit survenir une torsion de la colonne vertébrale, durable et tonique, à convexité gauche. — Il n'est pas toujours facile de distinguer *l'ataxie frontale* de *l'ataxie cérébelleuse;* Bruns insiste minutieusement sur les signes différentiels : mais il nous semble que, le plus souvent, le diagnostic sera basé sur les troubles concomitants. Quoi qu'il en soit, il semble que *l'ataxie frontale* doive être considérée comme un bon signe de localisation.

1. Hitzig (*Thérapeut. Wochens.*, 1896, et *Rev. neurol.*, 1896, p. 521).
2. Cenas (*Loire méd.*, 1895, et *Rev. neurol.*, 1895, p. 299).
3. Marcel Labbé (*Soc. anat.*, 1896, p. 702). Gliôme occupant la face interne de l'hémisphère gauche, sur la première frontale et l'extrémité antérieure des trois frontales. Voyez les observations de Lépine, Burr, Eiselberg, Patel et Mayet, Ballet (*loc. cit.*).

l) Conclusions. Si nous jetons un coup d'œil d'ensemble sur la symptomatologie des tumeurs du lobe frontal, nous voyons qu'elle offre une *complexité de manifestations*, plus grande qu'on ne le pense communément. On observe fréquemment des crises convulsives d'*épilepsie partielle* ou d'*épilepsie généralisée*, des parésies, des paralysies de diverses natures, suivies de contractures; elles sont le résultat d'une *action du voisinage*, sur les centres moteurs, ou sur les *irradiations de la capsule interne* : dans quelques cas particuliers, les *troubles moteurs* sont spéciaux au *lobe frontal* (paralysies des mouvements du tronc, de la tête et du cou, de la tête et des yeux, de la pupille), — des *troubles du langage* (paraphasies, paragraphies, anarthrie, aphasie motrice), — des *troubles intellectuels variés* : torpeur, psychoses, ataxie frontale.

Il est très important, de tenir compte de l'*ordre d'évolution* de ces symptômes : si les troubles *psychiques* ont débuté, précédé les troubles *moteurs*, la tumeur a un siège frontal; elle peut occuper la région motrice, s'ils sont *consécutifs* et dus à l'action de voisinage, sur la région frontale, de la *tumeur rolandique*. Enfin, s'ils sont contemporains, accusés dans les deux sens, si on est en présence de ces troubles psycho-paralytiques de Brault et Lœper, la tumeur est à cheval sur les deux régions, ou dans la zone tout à fait limitrophe (tumeur-frontière), ou encore a envahi profondément la substance blanche, jusqu'à atteindre les *expansions motrices.*

Coulommiers. Imp. Paul Brodard